NO ES HISTERIA

DRA. KAREN TANG

NO ES HISTERIA

Todo lo que siempre quisiste saber sobre tu salud reproductiva (y nunca te contaron)

Traducción de Ana Pedrero Verge

Autoconocimiento

DIANA

La información contenida en este libro no pretende sustituir el asesoramiento de un médico u otro profesional sanitario. Se recomienda consultar con un profesional de la salud en cuestiones relacionadas con el bienestar, especialmente si se padecen afecciones médicas preexistentes, y antes de iniciar, suspender o modificar la dosis de cualquier medicación. Cada lector y lectora es el único responsable de sus propias decisiones en materia de salud.

La autora y la editorial no asumen ninguna responsabilidad por los posibles efectos adversos que los lectores puedan experimentar, ya sea de forma directa o indirecta, como resultado de la información contenida en este libro.

Título original: *It's Not Hysteria*

Diana es un sello editorial de Editorial Planeta, S. A.
Diagonal, 662-664, 08034 Barcelona (España)
www.dianaeditorial.com
www.planetadelibros.com

Primera edición: junio de 2025
Depósito legal: B. 9.398-2025
ISBN: 978-84-1119-28-3
Composición: Realización Planeta
Impresión y encuadernación: Rotoprint by Domingo, S. L.
Impreso en España - *Printed in Spain*

PEFC Certificado
Este libro procede de bosques gestionados de forma sostenible
PEFC
PEFC/14-38-00305
www.pefc.es

A todas las personas cuya salud ha sufrido a manos del patriarcado.
Se os ve, se os cree, y merecéis que las cosas cambien.

SUMARIO

TERCERA PARTE

¿QUÉ TRATAMIENTOS HAY?

INTRODUCCIÓN

Esta es tu historia

Lo que me motivó a escribir este libro fueron las incontables historias que he ido oyendo a lo largo de los años en boca de pacientes en mi consulta, de personas que han sufrido enormemente a causa de un amplísimo abanico de problemas ginecológicos: dolor pélvico, menopausia, reglas atípicas, disfunción sexual e infertilidad, entre otros. Me di cuenta de que no podía centrarme en la experiencia de una única persona para ilustrar por qué los problemas ginecológicos son problemáticos. Y es que si tienes este libro en las manos, es probable que tengas tu propia historia, y me aventuraría a decir que implica alguna de estas situaciones:

- Has padecido un dolor pélvico terrible, un sangrado menstrual horroroso o ambos, seguramente durante años.
- Los problemas menstruales o el dolor pélvico han afectado a tu capacidad para desenvolverte en el día a día, para ir a clase o al trabajo, o para participar en actividades de las que disfrutas, como el deporte o el sexo. Tu vida ha empezado a girar en torno a la regla o a la ovulación, cuando el dolor, el sangrado y los cambios de humor se hacen con el control de todo.
- Has tratado de explicar tus experiencias a familiares, amigos e incluso médicos, pero te han respondido con frases como «Es normal», «Todo el mundo tiene reglas así», «Estás haciendo un drama» o «Tómate la pastilla anticonceptiva».

- Puede que tengas problemas digestivos, como estreñimiento, diarrea, dolor al defecar, distensión abdominal y náuseas, o problemas en la vejiga que te provocan frecuencia y urgencia urinaria. Y te preguntas si son imaginaciones tuyas.
- Puede que padezcas disfunción sexual, prolapso de los órganos pélvicos, infertilidad o síntomas vulvovaginales que te da vergüenza comentar con tu familia, amigos e incluso con tu médico, y no tienes claro qué preguntas plantear ni cómo obtener ayuda.
- Puede que seas una persona trans o no binaria a la que se le asignó el sexo femenino al nacer. Puede que ya no tengas la regla por la testosterona, pero por alguna razón sigues experimentando dolor pélvico o sangrados irregulares. No sabes qué puede estar pasando, y estos problemas menstruales y pélvicos no hacen más que empeorar tu disforia de género.

Tu historia es más que suficiente, y ya sabes por qué estos temas son de vital importancia. Tu experiencia es una entre millones, profundamente individual y, a la vez, asombrosamente parecida.

En mi carrera como cirujana ginecológica especializada en intervenciones poco invasivas he oído más historias de este tipo de las que puedo contar, historias de personas que, como tú, se han sentido frustradas, abrumadas, ignoradas. Personas que estaban desesperadas por recibir información y soluciones para sus insoportables síntomas y que buscaban orientación para encontrar la ayuda que necesitaban. En muchos casos ya habían visto a varios médicos y habían pasado de consulta en consulta, e incluso por urgencias, donde les habían hecho análisis de sangre y pruebas diagnósticas por imagen que no se habían traducido en respuestas. Cuando las pacientes encuentran por fin a un médico que se pone de su lado en este camino, sienten un alivio inmenso al confirmar que lo que han estado padeciendo no es producto de su imaginación, sino que es real. Su sufrimiento tiene una causa y hay opciones para ponerle fin. Este libro es para todas ellas; es para ti. Hay esperanza. Y más que esperanza, hay pasos concretos que te pueden llevar del sufrimiento al empoderamiento y a liberarte de los síntomas que te han impedido llevar la vida que quieres y mereces. Quiero proporcionarte la información que necesitas para que puedas entender tus síntomas, valores tus opciones de tratamiento y encuentres y te comuniques con profesionales sanitarios. Quiero ayudarte a recuperar tu vida.

Se han escrito infinidad de libros sobre dietas, pérdida de peso y cómo evitar el cáncer, pero los libros sobre problemas menstruales, dolor pélvico, salud sexual y problemas de fertilidad escasean. Estos problemas ginecológicos afectan a más de la mitad de la población, pero no se habla de ellos. ¿Por qué? Porque se han estigmatizado y se consideran motivo de vergüenza, y porque existe una gran falta de investigación y financiación de los problemas de salud de las mujeres. Tenemos que cambiar hasta el último aspecto de esta situación. Merecemos contar con recursos para poder aprender sobre nuestros cuerpos y conocer las opciones que están a nuestra disposición para tratar los síntomas que presentamos, y hoy en día, los sistemas educativos y médicos no están a la altura de las circunstancias. Con este libro espero contribuir a cubrir la enorme necesidad de información que tenemos sobre salud ginecológica accesible y de calidad.

Quiero que este libro revolucione la forma en que quien lo lea entiende su cuerpo y sus elecciones, y también la manera en que la comunidad médica se comunica con sus pacientes. Una de mis cómicas favoritas, Ali Wong, dijo: «Ya he sufrido bastante» en relación con las dificultades físicas y emocionales que traen consigo el embarazo y el parto. Que una función biológica pueda ser dolorosa no significa que ese dolor sea aceptable o que debas seguir padeciéndolo. Si eres como la mayoría de las personas a las que se les asignó el sexo femenino al nacer, estoy prácticamente segura de que ya has sufrido más de lo que te tocaba. Esta injusticia tiene que terminar ahora mismo, y yo empezaré proporcionándote la información que te ayudará a tomar las riendas de tu salud.

Cómo utilizar este libro

Este no es un libro de texto. Los libros de texto son necesarios, pero no era mi intención escribir uno. Cada uno de los temas que trataré podrían llenar su propio libro de texto y cualquier médico necesitaría años de educación y formación para llegar a dominarlos. Es imposible que este libro abarque todas las enfermedades de salud reproductiva que existen, y por eso he preferido ofrecer explicaciones claras sobre los fundamentos de la educación y la anatomía sexuales, una visión general de ciertos problemas ginecológicos comunes, un marco para entender los síntomas que presentas y las opciones de tratamiento que tienes a tu alcance, y una guía práctica sobre cómo encontrar ayuda.

Podrías considerar este libro como una recopilación de los grandes éxitos de temas ginecológicos. Puedes limitarte a leer los apartados que te conciernen, o todos si te interesa saber lo máximo posible sobre estas afecciones.

Y, sobre todo, con este libro aprenderás a dar pasos concretos para cambiar tu salud. En él encontrarás datos que te ayudarán a entender mejor tu propio cuerpo y a valorar las opciones que tienes a tu alcance.

Sobre el uso del lenguaje inclusivo

Enseguida notarás que he optado por utilizar un lenguaje inclusivo al escribir este libro. Como médica que atiende a pacientes trans y no binarios y como aliada de la comunidad LGTBIQA+, soy consciente de la importancia del lenguaje y del respeto. Soy ginecóloga, pero no trato solo a mujeres. Hombres trans, personas intersexuales y personas no binarias a las que se les asignó el sexo femenino al nacer también padecen problemas ginecológicos. Quiero que cualquiera que pueda estar lidiando con estos problemas de salud se sienta tenido en cuenta e incluido en esta conversación. El uso del lenguaje inclusivo puede ser sumamente importante para personas que han sido objeto de discriminación o amenazas físicas por ser quienes son. Personalmente, espero que cada vez más médicos se esfuercen por utilizar un lenguaje inclusivo y neutro. Asimismo, espero que si hay lectores que no saben mucho sobre estas cuestiones, puedan aprender con este libro.

De hecho, en algunos contextos médicos, el lenguaje de género inclusivo puede resultar más preciso. Por ejemplo, puede que me refiera a «personas con útero» al hablar de los miomas uterinos porque algunas mujeres han sido sometidas a una histerectomía, de forma que el útero se les ha extraído quirúrgicamente, y algunas personas intersexuales se identifican como mujeres, pero carecen de útero. En muchas partes de este libro, en concreto en el capítulo sobre historia y los apartados en los que hablo de estudios de investigación, utilizo el término *mujeres* para referirme a las mujeres cisgénero porque esa es la terminología empleada en los documentos de referencia. Lamentablemente, apenas hay estudios sobre las experiencias ginecológicas de los hombres trans y de las personas no binarias, aunque esperemos que en el futuro aparezcan más estudios e información al respecto. En este libro, igual que en mi consulta, trato de honrar las experiencias de las mujeres al tiempo que reconozco la diversidad de la población actual, donde se incluyen los millones de personas que no se identifican como mujeres, pero padecen problemas ginecológicos. Agradezco al lector su comprensión por tratar de hacer que este libro sea una fuente de información para todo el mundo.

Descargo de responsabilidad médica

Este libro ofrece información sobre afecciones médicas, pruebas y tratamientos; sin embargo, no puede diagnosticar tus síntomas concretos ni decirte qué tratamiento debes escoger. Si tienes cualquier duda sobre tu salud, debes hacérselo saber a un médico que pueda repasar contigo los riesgos y beneficios de cada opción y ayudarte a escoger el tratamiento más adecuado para ti.

Un mensaje para el personal médico

A cualquier lector que trabaje en el ámbito sanitario, ya sea médico, enfermero, auxiliar, fisioterapeuta, asistente médico, estudiante o cualquier otra persona que haya dedicado su vida al cuidado de los pacientes, quiero decirle que he aprendido de vosotros y me habéis inspirado profundamente. Espero poder colaborar juntos para cambiar la situación de la salud reproductiva.

A mis compañeros de obstetricia y ginecología: ya conocéis tanto la belleza como los defectos de nuestra especialidad. Elegimos una rama de la medicina que acumula uno de los índices más elevados de mala praxis y algunos de los momentos más difíciles, donde incluso los tratamientos médicos estándar están sujetos a luchas políticas feroces. Si permanecemos en este campo es porque apreciamos a nuestros pacientes y creemos en la importancia de lo que hacemos.

A pesar de nuestra compasión y dedicación personal, el sistema sanitario también está fallando a muchos de nuestros pacientes. La mayoría de las personas con endometriosis deben esperar siete años y pasar por las consultas de al menos tres médicos para recibir un diagnóstico. Imagina padecer un dolor debilitante durante siete años mientras tratas de obtener ayuda de un médico tras otro. Sé que esto no se debe ni a la falta de interés del personal sanitario ni a que los médicos sean misóginos. Todos queremos ofrecer los mejores cuidados y diagnósticos posibles, pero no dejamos de ser el producto del sistema médico educativo y formativo del que formamos parte. Por desgracia, lo que hemos aprendido surge de una sociedad patriarcal que en muchos casos se equivocó. A los estudiantes de Medicina se les enseña que las mujeres que se quejan de dolor, sangrado, síntomas digestivos y urinarios, migrañas y fatiga, pero presentan ecografías normales, padecen ansiedad, y no que todos esos síntomas son signos clásicos de endometriosis. Si como médicos perpetuamos estas ideas erróneas, nos habremos equivocado, a pesar de nuestras buenas intenciones.

La información que presento en los apartados médicos de este libro puede ser nueva o ya conocida para los profesionales de la salud. Incluso si ya conoces los fundamentos, espero que este libro no deje de ser una fuente útil para ti y tus pacientes. Puede que el sistema no funcione, pero nosotros no dejamos de esforzarnos. Sabemos lo extraordinario que es oír a un paciente decir que sus síntomas han desaparecido, que su vida ha cambiado y que nosotros hemos desempeñado un papel fundamental. Tanto los médicos como los pacientes tenemos el mismo objetivo: aliviar los síntomas para que la persona pueda vivir su vida de la forma más saludable y feliz posible. Juntos podemos luchar por este objetivo. Estoy deseando compartir este camino con todos vosotros.

PRIMERA PARTE

¿Cuál es el contexto?

CAPÍTULO 1

La historia de la histeria

¿Cómo hemos llegado hasta aquí? El tratamiento que se ha proporcionado a las mujeres a lo largo de la historia nos permite ver por qué hoy en día es tan frecuente que se minimicen o se ignoren los problemas menstruales, el dolor pélvico y otras afecciones ginecológicas. Desde los médicos de la Grecia clásica, pasando por las cazas de brujas, hasta la medicina moderna, las funciones reproductivas, la salud mental y emocional y el carácter moral percibido de las mujeres han estado inextricablemente ligados. Aunque estas creencias eran erróneas en su mayoría, se consideraban tan ampliamente aceptadas que aún hoy resulta difícil distinguir entre la verdad y el mito. Las humillaciones, las injusticias y los traumas que las mujeres han sufrido a lo largo de los siglos han calado en las perspectivas modernas de los cuerpos y la salud de las mujeres.

Los cuerpos de las mujeres y sus problemas médicos han sido malinterpretados, mal gestionados e incluso directamente ignorados desde los inicios de la historia de la que tenemos registros. Los padres de la medicina y de la filosofía occidentales, ampliamente respetados por sus pioneras aportaciones en algunos sentidos, plantearon muchas teorías sobre la salud de las mujeres que hoy suenan absurdas, pero que durante generaciones se aceptaron como si fuesen verdades absolutas. Por ejemplo, si una mujer presentaba síntomas inexplicables, se le diagnosticaban órganos sexuales defectuosos, fuerzas siniestras como la brujería o la explicación que servía para todo: histeria. Esta palabra, *histeria*, encierra todos los juicios y presuposiciones sobre los cuerpos femeninos que han existido durante miles de años. Sugiere que los preocupantes síntomas físicos de las mujeres provienen de una combinación de ansiedad, debilidad mental o neurológica y úteros dañados y no de afecciones médicas todavía por desentrañar.

Se creía que la histeria, un concepto originado en la antigua Grecia, era una combinación de malestar físico, emocional y psicológico, de alguna manera vinculado con el útero o a la feminidad; durante cientos de años, se consideró una afección médica de pleno derecho. En el lenguaje actual, la palabra *histérica* hace referencia a una persona que está fuera de sí, que exagera o se imagina cosas, pero el concepto como tal surgió para denotar una enfermedad física. A lo largo de los siglos, la histeria pasó de ser una enfermedad del cuerpo a una enfermedad de la mente, pero la conexión entre los supuestos defectos de los órganos reproductivos de las mujeres y su bienestar mental perduró.

La historia ofrece el marco filosófico de los sistemas médicos de hoy. Aunque algunos de los términos estén anticuados, ciertos conceptos persisten en el trasfondo de la percepción y el tratamiento de la salud ginecológica actuales. Someter las falacias y los errores del pasado a escrutinio puede arrojar luz sobre todo aquello que los sistemas médicos deberían cambiar en el presente.

El útero errante

Uno de los pilares de la medicina occidental es una obra llamada *Tratados hipocráticos*, una colección de teorías y enseñanzas de los médicos griegos que se remontan al siglo V a. e. c. Muchas personas han oído hablar del juramento hipocrático, el código ético que recitan los estudiantes al ingresar en la facultad de Medicina. Sin embargo, pocos saben que Hipócrates teorizó que muchos problemas médicos eran causados por el útero, que se desplazaba literalmente por el cuerpo para huir de sensaciones desagradables como el frío o acercarse hacia objetivos deseables como el sexo y el embarazo. Se creía que este concepto, llamado *útero errante*, surgía de la falta de actividad sexual. Los sanadores recomendaban tratamientos como el masaje genital, las relaciones sexuales y el embarazo para apaciguar el útero, e incluso colocar miel u otros alimentos dulces cerca de los genitales para atraer al útero y que regresase así al lugar que le correspondía.[1] Así explicaba el útero errante el filósofo griego Platón:

> Y de nuevo en las mujeres [...] cuando la matriz o el útero, como se lo conoce —una criatura permanentemente deseosa de tener hijos—, permanece sin dar fruto una vez pasada la época debida, se enoja y enferma; y al deambular por todas las partes del cuerpo y tapar los pasajes del aliento y evitar la respiración, provoca en el cuerpo un malestar máximo y causa, además, todo tipo de dolencias, hasta que el deseo y el amor de los dos sexos los unen.[2]

Hoy en día ningún médico cree que el útero vaya correteando literalmente por el cuerpo, pero hay algunos remanentes de estas ideas en el tratamiento actual de ciertos problemas ginecológicos. A las personas con endometriosis a veces se les dice que se queden embarazadas para tratar la dolencia, un plan que no se sostiene en el tiempo, especialmente en el caso de quienes no quieren buscar un embarazo. La comunidad médica y la sociedad en general también suelen dar por sentado que cualquiera que tenga útero querrá utilizarlo para embarazarse, incluso cuando la propia persona dice que no quiere concebir o que ya no quiere tener más hijos.

A muchas de las personas que quieren someterse a una ligadura de trompas o a una histerectomía (una cirugía para extraer el útero), algunas de las cuales ya superan los treinta o cuarenta años y tienen hijos, los médicos les dicen que son demasiado jóvenes para tomar esa decisión y que algún día se arrepentirán. Incluso en la actualidad, la sociedad sigue dando por hecho que las mujeres siempre querrán ser fértiles, solo que todavía no lo saben. Cuesta imaginar un escenario médico fuera de la ginecología en el que los médicos les digan a pacientes adultos y competentes que en realidad no saben lo que quieren y, por lo tanto, no pueden tomar decisiones sobre su salud. En este sentido, las influencias históricas del concepto del útero errante siguen presentes.

De la Antigua Grecia a los juicios por brujería

El término *histeria* deriva de la palabra del griego clásico que denominaba al útero, *hystera*, y durante siglos se consideró que era una afección física provocada por el útero, lo cual venía a ampliar el concepto del útero errante. La histeria abarcaba un amplio abanico de síntomas, entre los que se encontraban los ataques, las convulsiones, los movimientos extraños, las alucinaciones, la ansiedad, la demencia y el dolor.

Aunque en la Europa medieval y renacentista se creía que los comportamientos inquietantes y la locura eran signos de posesión demoníaca o de brujería, algunos médicos seguían atribuyendo dichos síntomas a los úteros frustrados. En 1602, un médico inglés, Edward Jorden, publicó un libro titulado *A Briefe Discourse of a Disease Called the Suffocation of the Mother* [Un breve discurso de una enfermedad llamada asfixia de la madre],[3] en el que «madre» se empleaba en la acepción arcaica que hacía referencia al útero. En él, Jorden explicaba que los síntomas físicos que se atribuían a la brujería eran provocados en realidad por la *passio hysterica* o «asfixia uterina». De una forma parecida al útero errante, el útero asfixiado —es decir, un útero que no veía suplidas sus necesidades sexuales o de embarazo— podía provocar síntomas inquietantes en el resto del cuerpo. Jorden decía que esta era la razón por la que las vírgenes y las viudas eran más susceptibles de presentar los ataques que se interpretaban como brujería. Declaró en juicios a favor de mujeres acusadas de brujería en intentos infructuosos de explicar que no eran brujas, sino víctimas de un útero asfixiado. Se considera que el libro de Jorden es la primera descripción de la histeria en lengua inglesa. Al tratar de presentar un contraargumento científico para rebatir la brujería y la posesión demoníaca, Jorden recurrió a la idea igualmente errónea de que la culpable de los síntomas de estas mujeres era la histeria.

Hoy en día, a pesar de siglos de avances en otros campos de la medicina, muchos aspectos de la salud de las mujeres siguen sin investigarse como es debido y carecen de los datos necesarios para orientar su tratamiento. A lo largo de los años, un sorprendente número de recomendaciones ofrecidas por ginecólogos profesionales se han basado más en las opiniones de los líderes del campo que en hechos objetivos o estudios científicos. Por eso, las teorías y los tratamientos médicos más avanzados de su época se han considerado incorrectos posteriormente, y, en algunos casos, después de haber causado un sufrimiento que superaba al problema original que se estaba tratando.

El clítoris y los ovarios en el siglo XIX

La histeria alcanzó su máximo apogeo en el siglo XIX, cuando los médicos intentaron entender sus orígenes y tratamiento a través de un enfoque médico formal. Ya no se creía que el útero fuese el origen del problema, por lo que se empezó a examinar otros órganos sexuales femeninos como posibles causas. Al mismo tiempo, la ginecología empezó a desarrollarse como especialidad en el marco de la medicina occidental.

A mediados del siglo XIX, los ginecólogos experimentaron con la extracción quirúrgica del clítoris (en una intervención conocida como *clitoridectomía*) o los ovarios (u *ooforectomía*) para tratar la histeria. Isaac Baker Brown fue un reconocido ginecólogo de Inglaterra y presidente de la Sociedad Médica de Londres. Recomendaba la clitoridectomía como tratamiento para la demencia, la epilepsia y la histeria, por su hipótesis de que estas afecciones estaban provocadas por la masturbación.[4] En Estados Unidos, el doctor Robert Battey, presidente de la Asociación de Medicina de Georgia, fue uno de los primeros médicos en extraer quirúrgicamente los ovarios; en aquel entonces, las ooforectomías se conocían como *operaciones de Battey*. Battey atribuía a los ovarios distintos problemas médicos, incluidas la epilepsia y la histeria, y recomendaba su extracción en los casos en que la paciente no respondiese ante otros tratamientos.[5] A finales del siglo XIX se practicaron miles de ooforectomías en Estados Unidos debido a estas creencias erróneas.[6]

Afortunadamente, las clitoridectomías «terapéuticas» y la extracción de ovarios normales perdieron popularidad con relativa rapidez dados los riesgos quirúrgicos, el índice de mortalidad y la falta de efectividad que entrañaban, pero no antes de que decenas de mujeres fueran sometidas a la extracción innecesaria de sus órganos sexuales.

Hoy los médicos ya no diagnostican histeria ni llevan a cabo clitoridectomías u ooforectomías para remediarla. Los procedimientos quirúrgicos para extraer el útero y los ovarios tienen cabida en la medicina moderna para tratar ciertas afecciones, como los miomas y la disforia de género, o para reducir el riesgo de cáncer. El problema surge cuando a la persona se le dice que su única opción es optar por una histerectomía o una ooforectomía, incluso cuando quiere preservar su fertilidad, o cuando no se la informa adecuadamente de los riesgos potenciales o de las alternativas disponibles. He tenido muchas pacientes que se sometieron a una histerectomía o a una ooforectomía sin saber muy bien por qué, y lo único que dicen es que «El médico me dijo que la necesitaba».

La histeria y el sistema nervioso central

A finales del siglo XIX, el tratamiento de la histeria recayó en los neurólogos, quienes la consideraron un trastorno del sistema nervioso. El doctor Silas Weir Mitchell es considerado uno de los fundadores de la neurología moderna. Su trabajo atendiendo a soldados heridos durante la guerra de Secesión lo convirtió en un experto en lesiones nerviosas e incluso acuñó el nombre del *síndrome del miembro fantasma*.[7] Observó que el daño nervioso podía provocar síntomas histéricos y desarrolló una famosa cura de descanso para las víctimas de trauma neurológico que consistía en una combinación de aislamiento social, reposo absoluto, actividad física e intelectual limitada, una dieta de alimentos nutritivos y terapia de electrochoque para restablecer los nervios. Una vez terminada la guerra, estableció una lucrativa consulta donde administraba esta cura de descanso a mujeres blancas de clase media y alta que padecían lo que se les diagnosticaba como histeria y agotamiento nervioso. Algunas de las pacientes que recibieron este tratamiento fueron intelectuales, escritoras y artistas, entre ellas, Virginia Woolf, Edith Wharton y Jane Addams. Aunque lo de descansar y comer saludablemente suena bien, las mujeres sometidas a esta cura de descanso solían enfrentarse a restricciones físicas, sociales e intelectuales extremas.

Charlotte Perkins Gilman fue paciente de Mitchell, y se inspiró en su experiencia con la cura de descanso para escribir su famoso relato «El papel pintado amarillo». Se creía que las actividades intelectuales y creativas agotaban los nervios y dejaban al cuerpo sin energía, por lo que las pacientes eran aisladas y mantenidas en inactividad. Gilman creía que esto provocaba una «agonía mental» aún peor que la depresión que se pretendía curar.[8] En «El papel pintado amarillo», una protagonista cuyo nombre no se revela es sometida a la cura de descanso a manos de su marido, que es médico. La mantiene en un estado infantilizado en una habitación infantil en Nueva Inglaterra y le prohíbe trabajar o escribir. La situación la lleva a la locura y se imagina que hay una mujer atrapada en el papel pintado. Al final de la historia, ella se ha convertido en esa mujer del papel de la pared y se libera arrancando el papel de las paredes.

Aunque a las mujeres ya no se las encierra literalmente en habitaciones para administrarles los tratamientos ginecológicos modernos, el patrón de una atención paternalista hacia las pacientes femeninas sigue presente. Todavía se trata a las mujeres como si fuera necesario protegerlas de sus propias mentes cuando se trata de decisiones reproductivas como el uso de anticonceptivos, la esterilización y el aborto. Asimismo, aún se utilizan tratamientos que pueden provocar un malestar mayor que el problema de raíz. Por ejemplo, los anticonceptivos hormonales y los antidepresivos pueden ser un cambio transformador para muchas personas, pero para otras, los efectos secundarios mentales y físicos son peores que los síntomas que pretenden regular. El problema no es que se ofrezcan estas opciones, sino que algunos profesionales médicos insisten en que las pacientes sigan dichos tratamientos incluso cuando les están provocando un malestar significativo y no les están aliviando los síntomas.

Charcot, Freud y la mente

Para finales del siglo XIX, la causa percibida de la histeria había pasado de focalizarse en los órganos sexuales para centrarse en los nervios y, finalmente, en la mente. Al doctor Jean-Martin Charcot, un médico francés, se le considera uno de los fundadores de la neurología moderna. Fue el primero en identificar afecciones como la esclerosis múltiple, la enfermedad de Charcot-Marie-Tooth y la esclerosis lateral amiotrófica (ELA). También se hizo famoso por tratar a las mujeres diagnosticadas como histéricas mediante hipnosis, y llevó a cabo demostraciones públicas de gran envergadura en las que las mujeres se retorcían, chillaban, gemían y cambiaban su comportamiento bajo la influencia de la hipnosis. Las fotografías de estas dramáticas actuaciones aún se utilizan como una representación visual del concepto de la histeria.

El doctor Sigmund Freud fue alumno de Charcot e inicialmente también intentó curar la histeria con la hipnosis. En el libro que coescribió con el doctor Josef Breuer, *Estudios sobre la histeria*, planteaba que la histeria era la manifestación física de los recuerdos reprimidos.[9] Freud profundizó en estas ideas en sus teorías psicoanalíticas al decir que los recuerdos reprimidos de experiencias sexuales traumáticas en la infancia y las fantasías sexuales también reprimidas eran la causa de la histeria, y que hacer que la paciente identificase dichos recuerdos y fantasías reprimidos por medio de la terapia conversacional podría curar sus síntomas físicos. Charcot y Freud tomaron el concepto de la histeria como enfermedad física y pasaron a considerarla una enfermedad mental, lo cual dio paso a la percepción moderna de que si un paciente presenta síntomas alarmantes sin que pueda identificarse una causa física, el problema debe ser psicológico.

En la edición actual del *Manual diagnóstico y estadístico de trastornos mentales* (o *DSM*, por sus siglas en inglés), un material de referencia usado por los profesionales de la salud mental, se incluye una categoría llamada *trastornos de síntomas somáticos*. Los pacientes con estos trastornos presentan malestares físicos que carecen de una causa médica identificable y que suelen considerarse una consecuencia de un estrés o trauma psicosocial. La inmensa mayoría de los pacientes a los que se les diagnostican trastornos de síntomas somáticos son mujeres: por cada hombre diagnosticado, hay diez mujeres.[10] Dado que a muchas mujeres que presentan afecciones médicas como la endometriosis y enfermedades autoinmunes inicialmente se les dice que sus síntomas son imaginados, es probable que muchas de las personas a las que se les diagnostican trastornos de síntomas somáticos en realidad padezcan una enfermedad física sin diagnosticar. Puesto que las enfermedades ginecológicas como la endometriosis, la disfunción de suelo pélvico y el trastorno disfórico premenstrual pueden provocar una gran variedad de síntomas, pero no aparecen en pruebas diagnósticas por imagen o de laboratorio, es frecuente que un médico tras otro les diga que no les pasa nada y que el problema debe de ser emocional o mental. Por desgracia, esta es la versión de la histeria del siglo XXI.

Las mujeres negras y la autonomía física

En Estados Unidos, los registros históricos y las investigaciones sobre la salud de las mujeres han tendido a centrarse en la salud de las mujeres blancas, cisgénero y heterosexuales. Las experiencias de las personas de color y de las que integran la comunidad LGBTIQA+ han sido ampliamente excluidas de los libros de texto y estudios de investigación.

En los últimos años hemos visto claras evidencias de unas graves disparidades en los resultados en la salud de las mujeres negras, sobre todo en lo referente a las tasas de mortalidad materna en comparación con las de las mujeres blancas. Actualmente se está investigando a qué se deben estas grandes diferencias, y aunque las causas son complejas, el Colegio Americano de Obstetras y Ginecólogos (ACOG, por sus siglas en inglés) y otras organizaciones profesionales del campo de la obstetricia y la ginecología reconocieron el papel que ha desempeñado el racismo en esta cuestión en una declaración conjunta emitida en 2020:

> Reconocer que la raza es un constructo social sin base biológica es importante para entender que es el racismo, y no la raza, lo que afecta a la atención médica, a la salud y a los resultados en la salud. El racismo sistémico e institucional está muy extendido en nuestro país y en nuestras instituciones de atención médica, donde entran también los campos de la obstetricia y de la ginecología. Muchos ejemplos de los avances fundacionales en la especialidad de la obstetricia y de la ginecología tienen su origen en el racismo y la opresión.[11]

Los sesgos raciales se pueden rastrear hasta los albores de la ginecología. El médico al que se considera el padre de la ginecología, James

Marion Sims, fundó el primer hospital para mujeres en Estados Unidos e inventó la versión moderna del espéculo que se utiliza para examinar la vagina a partir de una cuchara de peltre doblada.[12] Fue pionero en la aplicación de técnicas quirúrgicas para reparar fístulas vaginales, unas lesiones que se dan entre la vagina y la vejiga o el recto y que aparecen a causa de un parto obstruido. Presidió la Asociación Médica Americana y se convirtió en uno de los médicos más famosos del país, y numerosas estatuas y monumentos se erigieron en su honor. Hasta hace poco, ni la comunidad médica ni el público general sabían que había desarrollado varias de sus técnicas quirúrgicas operando sin anestesia a mujeres negras esclavizadas. Los registros del propio Sims sugieren que hubo quizá una docena de mujeres en total, pero solo se conoce el nombre de tres de ellas: Anarcha, Betsey y Lucy. Anarcha pasó por treinta procedimientos quirúrgicos experimentales. Sims llevó a cabo sus experimentos en la década de 1840, cuando el uso de anestesia en las operaciones todavía no se había extendido, y según las notas de Sims, aquellas mujeres sufrieron terriblemente durante las intervenciones.[13] En aquella época, la creencia mayoritaria era que las personas negras eran menos sensibles al dolor que las blancas, tanto en referencia a las dificultades de la esclavitud como al dolor que provocaban los accidentes y los procedimientos quirúrgicos. Por mucho que Sims no declarase dicha creencia abiertamente, cabe destacar que no llevó a cabo cirugías de reparación de fístulas con mujeres blancas hasta años después, cuando había perfeccionado sus técnicas y ya utilizaba anestesia. Varios estudios recientes han demostrado que todavía existen sesgos inconscientes en el tratamiento de los pacientes negros, y en especial en el caso de las mujeres negras. El dolor de los pacientes negros se trata con menos frecuencia, y reciben menos medicación para el dolor que los pacientes blancos en circunstancias objetivamente dolorosas como huesos rotos y apendicitis. Es menos probable que a las pacientes negras se les ofrezcan cirugías mínimamente invasivas[14] para el tratamiento de miomas, y presentan tasas de complicaciones posoperatorias más elevadas. Un estudio de 2016 puso de manifiesto que la mitad de los estudiantes de Medicina y residentes entrevistados creían que las personas negras presentaban terminaciones nerviosas menos sensibles y una percepción más baja del dolor que las personas blancas, lo cual carece de fundamento científico alguno.[15]

Las mujeres negras también se enfrentan a unos índices de mortalidad materna marcadamente elevados. En Estados Unidos, tienen el triple de probabilidades de morir durante el embarazo o el parto que las mujeres blancas, incluso después de tener en cuenta factores como los ingresos, el nivel educativo, el seguro médico y la atención prenatal.[16] En el Reino Unido, esta estadística aumenta hasta cuadruplicarse.[17] Un amplio estudio llevado a cabo por la Oficina Nacional de Investigación Económica en el que se observaron los registros de nacimientos en California a lo largo de un período de diez años demostró que la tasa de mortalidad materna de las mujeres negras con más ingresos (situadas en el quintil superior de ingresos) era similar a la de las mujeres blancas más pobres (en el quintil más bajo).[18] Así pues, las diferencias en los resultados de salud no solo se deben a los recursos, a la alimentación o al acceso a una atención médica de calidad. Seguramente se deba a una compleja combinación de factores que incluye los posibles sesgos implícitos que pueden hacer que los profesionales de la salud den menos importancia a las quejas relacionadas con el dolor u otros síntomas que apuntan a la preeclampsia o a la formación de coágulos. Algunos investigadores apuntan a que el estrés crónico provocado por la discriminación y el hecho de estar constantemente en un estado de lucha o huida, lo que eleva los niveles de cortisol y de epinefrina, dan lugar a efectos adversos o desgaste físico[19] que empeoran la tensión arterial, aumentan el riesgo de cardiopatías e incluso cambian el propio ADN. La hipótesis del desgaste podría explicar por qué las personas de todas las razas que padecen estrés social crónico presentan una salud más débil, pero se trata de un fenómeno que se ha estudiado sobre todo en el contexto de las disparidades en materia de salud que afectan a las comunidades negras. Los estudios demuestran que las personas negras experimentan más factores de estrés social que las personas blancas,[20] como es el caso de la discriminación, incluso después de ajustar los parámetros de estatus socioeconómico, y la relación entre los factores de estrés y la mala salud es evidente.

Los sesgos raciales sistémicos también pueden afectar a la salud de formas inesperadas, incluso a través de algo tan aparentemente inocuo como un peinado. En un estudio de la Facultad de Empresariales de la Universidad Duke en el que a los participantes se les dieron distintas fotografías de posibles candidatos a un puesto de trabajo con cualificaciones idénticas, las mujeres negras con el cabello natural recibieron peores puntuaciones en la categoría de profesionalidad y se recomendó menos veces que se las entrevistara que en el caso de las mujeres negras que se habían alisado el cabello o que las mujeres blancas de pelo liso o rizado.[21] Estos sesgos hacen que las mujeres negras se sientan presionadas a alterar su cabello con alisadores o planchas para que encaje con los cánones de belleza eurocéntricos. Por desgracia, se ha demostrado que algunos alisadores químicos aumentan el riesgo de padecer miomas y cáncer de útero. Y este es solo uno de los mecanismos por los que el racismo puede provocar graves disparidades en la salud.

Investigación y representación

El sistema médico moderno se enorgullece de basarse en la evidencia y de guiar los tratamientos a partir de estudios de investigación y ensayos clínicos de calidad, pero los sesgos y la desigualdad de género también afectan a los métodos de investigación científica. Los Institutos Nacionales de Salud (NIH, por sus siglas en inglés) constituyen una de las principales fuentes de financiación de las investigaciones médicas del mundo, y aun así algunos de los ensayos clínicos multicentro de mayor envergadura financiados por los NIH en el siglo XX excluyeron totalmente a las mujeres, y no fue hasta el año 1993 que el presidente Clinton firmó una ley que establecía que los proyectos de investigación con humanos financiados por los NIH debían incluir a las mujeres y a las minorías raciales.[22] Fue el mismo año en que la Administración de Alimentos y Medicamentos de Estados Unidos (FDA, por sus siglas en inglés) eliminó por fin una política de 1977 que excluía expresamente a las mujeres con potencial reproductivo de los ensayos de medicamentos en fase temprana porque las medicaciones podrían causar defectos de nacimiento.[23] Eso significaba que se prohibía a todas las mujeres en edad reproductiva participar en estos estudios, incluso si no eran sexualmente activas, utilizaban anticonceptivos o tenían relaciones con personas del mismo sexo. Todas esas décadas en las que se excluyó a las mujeres de los ensayos clínicos hicieron que los datos sobre todo tipo de aspectos, desde las cardiopatías hasta la eficacia de los medicamentos, no incluyeran información sobre los efectos en las mujeres o sobre las posibles diferencias entre los géneros en sus resultados.

Además, se ha dedicado muy poca financiación para investigar las afecciones ginecológicas y las enfermedades que afectan mayoritariamente a las mujeres. A finales de la década de 1980, se asignó menos del 15 % del presupuesto de los NIH al estudio de enfermedades «exclusivas o más prevalentes o graves en las mujeres»,[24] entre las que se encontraban los cánceres de mama y ginecológicos, la osteoporosis, las enfermedades autoinmunes y otras afecciones comunes. Se invierte mucho más en la investigación de enfermedades no ginecológicas que afectan al mismo número de personas, o incluso a muchas menos, que en el estudio de afecciones ginecológicas frecuentes. En 2022, los NIH asignaron 37 millones de dólares al estudio de la viruela, una enfermedad que se erradicó por completo en Estados Unidos en 1949.[25] Merece la pena comparar esa cifra con los 27 millones de dólares que se presupuestaron para estudiar la endometriosis, la cual afecta al menos al 10 % de las mujeres, o a los 15 millones de dólares asignados a los miomas, los cuales afectan al 70 % de las mujeres blancas y al 80 % de las mujeres negras.[26]

La falta de financiación e investigación adecuadas hacen que los médicos desconozcan las causas básicas de muchas afecciones ginecológicas y que naturalmente tampoco dispongan de opciones de diagnóstico temprano o de tratamientos efectivos. En el caso de muchas afecciones médicas crónicas no ginecológicas como la hipertensión, la diabetes y el asma, existen diversas opciones de tratamiento dirigidas a sus causas biológicas. Sin embargo, como las causas de muchas de las enfermedades ginecológicas como la endometriosis, los miomas y el síndrome del ovario poliquístico se desconocen, los tratamientos se limitan a gestionar los síntomas o a extirpar quirúrgicamente los órganos una vez que la enfermedad se ha desarrollado. La consecuencia de ello es que los síntomas presentan una persistencia desquiciante y que es necesario someterse a repetidas intervenciones y cirugías sin garantía alguna de que vayan a suponer un alivio duradero. En muchos lugares del mundo, a las personas que padecen de una letanía de afecciones ginecológicas solo se les ofrece la posibilidad de tomar anticonceptivos o de someterse a una histerectomía, sin que se les hable siquiera de posibles alternativas, a menudo porque no se dispone de otras opciones accesibles. Y a pesar del extendido uso de los anticonceptivos hormonales, existen muy pocos estudios que comparen las distintas marcas y formulaciones en cuanto a efectos secundarios, tolerabilidad y eficacia. La elección del anticonceptivo suele estar determinada por la preferencia de la paciente y a base de ir probando, mientras que el tipo de medicaciones que se emplean para tratar afecciones no ginecológicas como la hipertensión y la diabetes está respaldado por estudios e investigaciones.

Sistemas sanitarios y acceso a la atención médica

El mal funcionamiento de los sistemas de salud puede dificultar, cuando no impedir, que las personas reciban una atención ginecológica adecuada. En muchas consultas de obstetricia y ginecología, los bajos reembolsos por parte de las aseguradoras, la escasez de médicos y el agotamiento de los profesionales son la norma. Los médicos, sobrepasados de trabajo, atienden a un número excesivo de pacientes a diario: en Estados Unidos y el Reino Unido algunos llegan a visitar a 40 o 50 pacientes cada día. Cuando el personal sanitario cuenta solamente con entre 10 y 30 minutos para ver a cada paciente, es imposible tratar adecuadamente problemas de salud complejos o relacionados con el dolor.

Fuera de las principales áreas metropolitanas hay escasez de especialistas que proporcionen atención de afirmación de género o traten la endometriosis, la infertilidad, la disfunción del suelo pélvico y la disfunción sexual, lo cual puede hacer que las pacientes tengan que desplazarse durante horas, se gasten dinero de su propio bolsillo o tengan que esperar muchos meses (en algunos lugares incluso más de un año) para ver a un especialista. Algunas personas, simplemente, no tienen acceso a ningún tipo de tratamiento. Además, los seguros médicos no suelen cubrir ciertos servicios, como la atención a la infertilidad, lo que hace que este tipo de tratamientos estén totalmente fuera del alcance de muchos pacientes.

También se observan claras desigualdades de género en la forma en que los seguros médicos, tanto privados como públicos, reembolsan los servicios sanitarios proporcionados a las mujeres en comparación con cómo lo hacen cuando son los hombres quienes hacen uso de los servicios o reciben atención de especialistas de campos mayoritariamente masculinos. Los procedimientos ginecológicos se reembolsan mucho menos que las intervenciones de cualquier otro campo quirúrgico, entre ellos la urología, la cual se centra en el tratamiento de los órganos reproductivos masculinos. El índice de compensación por biopsias de útero o de vulva es muy inferior al que se da en el caso de biopsias de próstata o escroto.[27] Las aseguradoras médicas consideran que las cirugías sumamente complejas y prolongadas que tratan la endometriosis y los miomas valen mucho menos que las cirugías no ginecológicas que se efectúan en el mismo tiempo o incluso menos.

Los pagos insuficientes de las aseguradoras, combinados con el elevado coste de las negligencias, el estrés de tener que lidiar con situaciones de vida o muerte y los ataques legislativos contra los derechos reproductivos han dado lugar a una epidemia de médicos quemados. En Estados Unidos, entre el 40 y el 75 % de los obstetras y ginecólogos afirman sentirse quemados, y muchos terminan dejando la práctica de la medicina.[28] Este éxodo de especialistas en obstetricia y ginecología está exacerbando la falta de acceso a la atención médica, especialmente en zonas rurales, y quienes sufrirán las consecuencias serán los pacientes.

¿Qué podemos hacer al respecto?

Para que los médicos puedan ofrecer una atención ginecológica de calidad a todos los pacientes es fundamental llevar a cabo una revolución en los sistemas médicos actuales. La investigación y la financiación de las necesidades de la salud reproductiva deben aumentar notablemente. Las poblaciones minoritarias infrarrepresentadas deben tener acceso a unos recursos de salud equitativos. Debe implementarse una formación y educación más extensa para los profesionales de la salud. La cobertura de los seguros médicos en cuanto a la atención obstétrica y ginecológica debe aumentar, y los sistemas médicos deben invertir en unos programas de salud sexual y reproductiva más amplios. Por último, el público en general debe tener acceso a una educación básica sobre salud para entender mejor su propio cuerpo.

Las asociaciones que se dedican a la concienciación sobre las afecciones ginecológicas como los miomas, la endometriosis y el síndrome del ovario poliquístico trabajan sin descanso para informar al público e influir en los legisladores para que aumenten el apoyo federal a la investigación, movidas por la frustración que provoca la falta de recursos y de respuestas por parte de la comunidad médica. Sin embargo, este cambio en el sistema no debería recaer únicamente en las personas afectadas por estos problemas médicos, y los profesionales de la salud, los administradores médicos, las aseguradoras, los miembros del gobierno y los educadores deberían desempeñar el papel que les corresponde. Las mujeres y las personas que padecen problemas ginecológicos llevan miles de años sufriendo, y ha llegado el momento de romper este ciclo. No es histeria; nunca lo fue.

CAPÍTULO 2

Anatomía y educación sexual

Mi marido es especialista en ética, y durante una época dio clases de ética sexual en la universidad. Cada semestre empezaba haciendo un examen sobre conceptos básicos de anatomía reproductiva femenina y masculina, así como de educación sexual. La idea era que, si no se entiende cómo funciona la reproducción, no se puede debatir sobre sus implicaciones éticas. Cada semestre, los resultados eran sorprendentes, por decirlo de alguna manera. La mayoría de los estudiantes no eran capaces de identificar las partes de la anatomía femenina y masculina en un diagrama. Cuando se les pedía que dibujasen los órganos reproductivos sin ayuda, representaban los ovarios conectados con la vagina, y las trompas de Falopio y el útero ni siquiera aparecían. Muy pocos lograban hacer un dibujo preciso.

Insisto, hablamos de estudiantes universitarios. Según la Administración de Recursos y Servicios de la Salud de Estados Unidos, más del 90 % de los universitarios son sexualmente activos.[1] Se trataba de personas consideradas adultas ante la ley que habían pasado por el instituto y que nunca habían aprendido lo básico sobre sus cuerpos de sus profesores de educación sexual, de sus padres ni de ninguna otra fuente. Quiero dejar claro que no culpo a los alumnos: nadie nace sabiendo esta información básica sobre la salud. La culpa recae en el sistema y en la sociedad. El sexo y la reproducción se consideran tan tabú que las personas que son lo suficientemente maduras como para votar, casarse y tener hijos no siempre cuentan con un conocimiento básico sobre las partes de su propio cuerpo.

Cuando atiendo a pacientes de cirugía en mi consulta, siempre les dibujo la anatomía de la zona pélvica. Siempre. Me da igual si estoy delante de otro médico, de una enfermera, de una astrofísica o de una alumna de secundaria. Empiezo desde cero porque todo el mundo merece el mismo fundamento de conocimiento. Asimismo, cuando estoy formando a los estudiantes de Medicina que están en rotación conmigo, siempre les digo que deben saber lo que es normal antes de poder entender lo que significa que algo se salga de la normalidad.

Antes de pasar a explorar problemas como la endometriosis y el síndrome del ovario poliquístico, es esencial que repasemos los conceptos básicos de la anatomía de la zona pélvica, del ciclo menstrual y la concepción para poder entender cómo suele funcionar el sistema reproductivo femenino. También hablaré de las partes de los sistemas gastrointestinal y urinario que se ubican en la pelvis, ya que están cerca de los órganos reproductivos y es frecuente que las afecciones ginecológicas provoquen síntomas intestinales o en la vejiga.

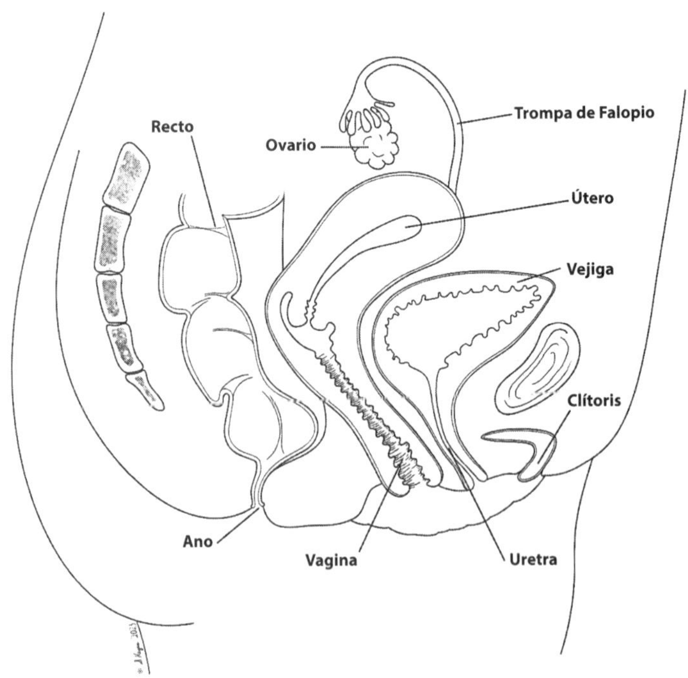

Los órganos ginecológicos internos

La anatomía reproductiva se compone de órganos internos y de genitales externos. Los órganos reproductivos internos femeninos son los ovarios, las trompas de Falopio, el útero y la vagina.

Los ovarios

Hay dos ovarios, y sus funciones son liberar óvulos y producir hormonas. Cada ovario mide varios centímetros de longitud y está conectado al útero y a las arterias ováricas, las cuales los mantienen unidos a la pared de la pelvis.

Óvulos/folículos

Cuando nacen, las personas a las que se les asigna el sexo femenino ya tienen en los ovarios todos los óvulos, también llamados *ovocitos*, con los que contarán a lo largo de su vida. A diferencia de los testículos, que pueden seguir produciendo esperma durante toda la vida, los ovarios no generan nuevos ovocitos. Durante un ciclo menstrual se libera un óvulo (normalmente es solo uno) en un proceso llamado *ovulación*. Los óvulos que no se liberan de los ovarios terminarán descomponiéndose y siendo reabsorbidos por el cuerpo. Además, la calidad de los óvulos restantes se reduce con el tiempo. A medida que la persona envejece, la fertilidad disminuye y el riesgo de padecer abortos espontáneos o de que el feto presente ciertas alteraciones genéticas, como el síndrome de Down, aumenta. Los ovarios empiezan teniendo entre uno y dos millones de óvulos, pero esta cantidad se reduce rápidamente, y, de media, las mujeres solo liberan varios cientos de óvulos a lo largo de su vida.[2]

Producción hormonal

Los ovarios producen lo que se conoce como hormonas femeninas: estrógeno y progesterona. Los folículos son unas estructuras del ovario que consisten en un ovocito rodeado de fluido y una anilla de células que producen las hormonas. Algunas de estas células segregan estrógeno, y cuando el óvulo ya ha sido liberado durante la ovulación, esas mismas células se convierten en el cuerpo lúteo, una estructura parecida a un quiste que libera progesterona. La progesterona ayuda a controlar el crecimiento del endometrio, que es el tejido que recubre la cavidad del útero por dentro y sale en forma de sangrado menstrual. Al tiempo que el cuerpo lúteo se va descomponiendo, los niveles de progesterona caen, dando así inicio a la menstruación. Las subidas y bajadas de progesterona determinan la regularidad de la menstruación. Si la regla llega puntualmente una vez al mes, puedes darle las gracias al cuerpo lúteo, porque está trabajando de un modo muy uniforme y predecible. Si la persona se queda embarazada, el cuerpo lúteo y la progesterona que libera sostienen el embarazo mientras se implanta en el útero.

Las células foliculares también segregan andrógenos como la testosterona, que comúnmente se consideran hormonas masculinas. Muchas personas creen que los andrógenos solo se producen en los testículos y pasan por alto que los ovarios también los generan. Tanto el estrógeno como la testosterona pueden influir en la libido y el deseo sexual. Ciertas pastillas anticonceptivas y la menopausia pueden reducir la cantidad de estrógeno y de testosterona que liberan los ovarios, lo cual puede hacer que la libido disminuya.

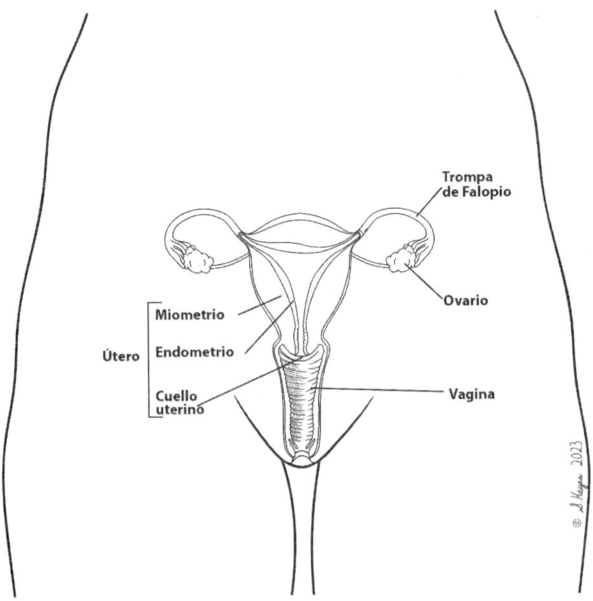

Las trompas de Falopio y la concepción

Las trompas de Falopio actúan como pasillos que discurren desde los ovarios hacia el útero. No están directamente unidas a los ovarios, sino que el extremo plumoso de cada trompa, llamado *fimbria*, se encuentra encima o cerca del ovario. Durante la ovulación, el óvulo pasa al interior del extremo fimbriado de la trompa. Muchas personas se sorprenden al descubrir que el espermatozoide fecunda el óvulo en la trompa y no en el útero. También se quedan de piedra al saber que, después de la ovulación, la ventana fértil en la que el óvulo puede ser fecundado es de entre 12 y 24 horas, porque el óvulo solo es viable durante ese breve período de tiempo.[3]

Si un espermatozoide logra fecundar el óvulo, el embrión que ya empieza a desarrollarse atraviesa el resto de la trompa y se implanta en el útero unos cinco o seis días después de la fecundación. El embrión existe durante casi una semana antes de implantarse en el útero o de empezar a producir hormonas del embarazo detectables. Curiosamente, un óvulo liberado por un ovario puede ser recogido por la trompa del lado opuesto. Esto es importante para las personas a las que les han extraído una trompa a causa del daño provocado, por ejemplo, por un embarazo ectópico. Si la trompa que conservan puede recoger óvulos de ambos ovarios es porque estos se encuentran bastante cerca entre ellos y porque el extremo fimbriado de una trompa puede introducir en ella los óvulos del ovario del lado opuesto.[4]

El útero

El útero es un órgano muscular en el que se desarrolla el embarazo. Durante los años reproductivos, el útero medio es del tamaño aproximado de un puño humano, pero se puede expandir para contener a un feto a término o hasta ocupar todo el abdomen si aparecen miomas de gran tamaño. En relación con su tamaño, el útero es capaz de provocar unos daños terribles en lo que a problemas menstruales, dolor, sangrados irregulares y problemas de fertilidad se refiere.

La forma del útero es similar a la de una pera, y la anatomía uterina se puede explicar como si fueran sus partes. La piel de la pera sería la serosa, que es la membrana exterior que recubre el útero. La carne de la pera serían las paredes musculares del útero, llamadas *miometrio*. La mayoría de los miomas se originan en el miometrio, ya que se trata de tumores hechos de células miometriales. El corazón de la pera es la cavidad uterina, el espacio donde se implanta y se desarrolla el embarazo. El tejido que recubre la cavidad por dentro es el endometrio, un tejido flojo y glandular que se genera todos los meses para preparar el cuerpo para el embarazo. En el caso de que haya embarazo, el embrión se implantará en el endometrio y la placenta se desarrollará y se fijará al tejido endometrial para dar sustento al feto mientras crece. Si ese mes no hay embarazo, el endometrio se desprenderá y saldrá en forma de sangrado menstrual. Normalmente, el endometrio y el miometrio forman parte de capas independientes, pero la adenomiosis es una afección en la que el tejido endometrial, o unas células que se le parecen mucho, crecen en el miometrio de forma que puede que ya no exista esa separación entre las capas.

Por último, la parte puntiaguda de la pera representaría el cuello uterino, que es la abertura del útero que lleva hacia la vagina. El cuello uterino se dilata, o se abre, para permitir que el feto baje a la vagina durante el parto. La citología, también llamada *prueba de Papanicolau* en honor al nombre del científico que la desarrolló, se utiliza para diagnosticar precánceres o cánceres de útero y se efectúa durante los exámenes pélvicos con un cepillito que recoge células del cuello uterino.

El útero está conectado a los ovarios mediante unos vasos sanguíneos cortos, y también está unido ligeramente a la vejiga por una capa de tejido conjuntivo. Muchos se sorprenden al saber que el útero y la vejiga están unidos y que no flotan el uno separado de la otra. Cuando los médicos llevan a cabo operaciones de útero, como pueden ser las cesáreas o las histerectomías, cortan el tejido conjuntivo que sostiene la vejiga y el útero para poder apartar la vejiga de forma segura antes de ponerse a trabajar en el útero. Por delante y por detrás del útero hay más de este tejido conjuntivo, llamado *ligamento ancho del útero*, que lo fija a las paredes pélvicas. Otros dos tipos de ligamentos, los ligamentos redondos y los ligamentos uterosacros, unen el útero a la pared abdominal y a la espalda, respectivamente, y evitan que el útero caiga hacia la vagina. Es habitual que la endometriosis crezca en los ligamentos uterosacros, y como se extienden hacia el sacro, en la base de la columna, la endometriosis de los ligamentos uterosacros puede provocar dolor en las lumbares.

La vagina

La vagina es un canal que va desde el cuello uterino hasta el exterior del cuerpo. Facilita las relaciones sexuales, la expulsión de la sangre menstrual y el parto, y se compone de una capa interior hecha de una membrana mucosa y una capa exterior hecha de músculo. Durante los años reproductivos, las paredes internas de la vagina están cubiertas de pliegues llamados *rugae* que permiten que la vagina se estire y se expanda durante las relaciones sexuales y el parto. En las paredes vaginales hay unos receptores que responden al estrógeno, el cual ayuda a la vagina a mantener sus niveles de lubricación, producir colágeno y mantenerse elástica.

En la vagina encontramos un ecosistema fascinante llamado *microbioma* formado por bacterias normales que viven en la vagina para mantenerla sana. Los lactobacilos son la especie de flora vaginal más común; generan ácido láctico y peróxido de oxígeno, los cuales le dan a la vagina su pH ácido habitual. Este entorno ácido ayuda a prevenir el crecimiento de bacterias y hongos causantes de enfermedades; por eso, los ginecólogos advierten que las duchas vaginales no solo son innecesarias, sino que también son perjudiciales, ya que eliminan las bacterias buenas que tan necesarias son para mantener una buena salud vaginal.

El punto de Grafenberg, conocido comúnmente como *el punto G*, es un concepto envuelto en cierta controversia. Se trata de una zona erógena y sensible que se encuentra en la parte baja de la pared frontal de la vagina y que puede resultar rugosa al tacto. En la literatura científica no se ha alcanzado el consenso sobre si el punto G existe como estructura física, y, de existir, de qué tipo de tejido está hecho. Pero en una revisión de estudios, la mayoría de las mujeres afirmaron tener un punto G que se podía sentir durante las autoexploraciones.[5] Algunas personas afirman que estimular el punto G puede causar sensaciones de placer muy intensas u orgasmos, y algunas mujeres son capaces de llegar al orgasmo únicamente estimulando el punto G. Para otras, en cambio, la sensación resulta desagradable, o bien dicen que no tienen punto G.

El tracto urinario bajo

El tracto urinario es el sistema orgánico en el que se genera la orina y por el que se le da salida. El tracto urinario bajo incluye las partes del sistema que se ubican en la pelvis: la vejiga, los uréteres y la uretra.

La vejiga

La vejiga es el órgano que contiene la orina. El músculo que compone la pared de la vejiga se llama *músculo detrusor* y es el que se contrae para vaciar la vejiga. A veces puede tener espasmos excesivos o contraerse demasiado, lo que puede dar lugar a los síntomas de la vejiga hiperactiva, que incluyen urgencia o frecuencia urinaria, pérdidas de orina o incontinencia.

La capa que recubre el interior de la vejiga se conoce como *mucosa*. Esta capa se puede inflamar o irritar y causar cistitis intersticial, la cual a su vez puede provocar molestias crónicas en la vejiga y dolor pélvico. Normalmente, cuando alguien contrae una infección del tracto urinario, se trata de una infección de la vejiga, de la uretra o de ambas.

La uretra

La uretra es el tubo por el que la orina sale de la vejiga primero y luego del cuerpo. La abertura de la uretra se encuentra en la parte frontal de la abertura de la vagina. Cuando se dice que las mujeres tienen tres agujeros, se refieren a la uretra, a la vagina y al ano. Los esfínteres uretrales, que son los músculos que envuelven la uretra, ayudan a evitar que haya pérdidas de orina. Los ejercicios de Kegel, que consisten en cortar el chorro de orina, tensan el esfínter uretral y los músculos vaginales del suelo pélvico.

Los uréteres

Los uréteres son los tubos por los que discurre la orina entre los riñones y la vejiga. Transcurren por las paredes de la pelvis y entran por la pared posterior de la vejiga, que se encuentra cerca del cuello uterino y del útero.

Estas estructuras gozan de importancia en las cirugías ginecológicas por varias razones. Es frecuente que la endometriosis crezca en las paredes de la pelvis en la zona donde se encuentran los uréteres. La endometriosis avanzada puede dejar cicatrices o bloquear los uréteres, y generar así una acumulación de orina que puede ejercer tanta presión en el riñón que termina provocando un fallo renal.[6] Los uréteres pueden salir dañados de una operación ginecológica de endometriosis o en una histerectomía, y por eso los ginecólogos comprueban constantemente su ubicación mientras operan fijándose en el movimiento de la orina que contienen. Los uréteres se encuentran justo debajo de la superficie de las paredes pélvicas, y como el flujo de la orina forma ondas mientras pasa por los uréteres, se puede ver durante la cirugía.

El tracto gastrointestinal bajo

Los alimentos pasan por el tracto gastrointestinal, el cual se compone del estómago, el intestino delgado, el intestino grueso (o colon), el recto y el ano. El colon, el recto y el ano, también conocidos como el *tracto gastrointestinal bajo*, atraviesan la pelvis y se encuentran justo al lado de los órganos internos femeninos. Esta proximidad es lo que hace que las afecciones ginecológicas como la endometriosis y los miomas puedan causar molestos síntomas intestinales.

El colon sigmoide

El colon sigmoide es la última parte del colon. También se lo conoce como *colon descendente*, y se encuentra en la parte izquierda de la pelvis; cuando pasa por detrás del útero, se convierte en el recto. En los casos de estreñimiento severo o cuando otros problemas del colon están presentes, como la diverticulitis, la persona puede experimentar un fuerte dolor pélvico que se puede confundir con problemas ginecológicos. No es extraño que la paciente crea que le duele el ovario izquierdo, cuando lo que le causa el dolor es un problema gastrointestinal, como por ejemplo tener una gran cantidad de heces duras en el colon sigmoide.

El recto

El recto es el extremo del colon, la parte en la que se encuentran las heces antes de salir del cuerpo por el ano. Está ubicado detrás del útero y de la vagina. El tejido conjuntivo que une el útero y el recto se llama *saco de Douglas*. El útero y el recto están el uno encima del otro. Las afecciones ginecológicas como la endometriosis, la adenomiosis y los miomas que aparecen en el saco o el útero pueden inflamar o comprimir el recto, causando así una serie de molestos síntomas en la zona. La endometriosis y la adenomiosis pueden causar diarrea, estreñimiento, dolor al defecar o sangrado en las heces, y los miomas de gran tamaño pueden ejercer presión sobre el recto y provocar un estreñimiento severo. En su forma más grave, la endometriosis puede crecer dentro del colon o del recto y hacer que el útero y el recto se unan.[7]

El ano

El ano es la abertura por la que las heces salen del recto y, por ende, del cuerpo. Igual que en el caso de la uretra y de los esfínteres uretrales que la rodean, alrededor del ano también hay unos músculos llamados *esfínteres anales*. Las hemorroides son unas venas inflamadas que se encuentran en la parte baja del recto (en el caso de las hemorroides internas) o justo debajo de la piel del ano (en el caso de las hemorroides externas). Su causa puede ser el esfuerzo crónico a causa del estreñimiento o el aumento de la presión en dichas venas durante el embarazo.

Los genitales externos

Los genitales externos femeninos, conocidos en su conjunto como la *vulva*, constan de los labios menores, los labios mayores, el monte de Venus y el complejo del clítoris. La vulva y la vagina suelen confundirse entre ellas, pero la vulva es externa, mientras que la vagina es interna.

Los labios menores

Los labios menores son los labios de tejido que se encuentran justo fuera de la abertura de la vagina. Pueden ser de distintas longitudes y colores. Algunas personas se avergüenzan de la apariencia de sus labios, a veces porque una pareja les ha dicho que son demasiado oscuros, demasiado rosados, demasiado pálidos o de una forma extraña. Lo cierto es que los labios se presentan de formas muy variadas, y, a menos que la persona sienta dolor, incomodidad durante las relaciones sexuales o al hacer deporte, o lesiones, es casi seguro que sus labios son normales. Si estos labios no cambian de apariencia ni provocan síntomas, es que son justo como deben ser, independientemente de los comentarios de las parejas o de las presiones sociales.

Los labios mayores

Las partes carnosas de la vulva que se encuentran a los lados de los labios menores son los labios mayores. Básicamente, son los pliegues de piel y tejido que hay entre los labios menores y la ingle y la cara interna del muslo. Contienen glándulas sudoríparas y lubricantes y se agrandan con la sangre durante la excitación sexual.

El monte de Venus

El monte de Venus es el montículo de tejido adiposo que encontramos justo encima del clítoris y del capuchón del clítoris. La mayor parte del vello púbico nace en esta parte.

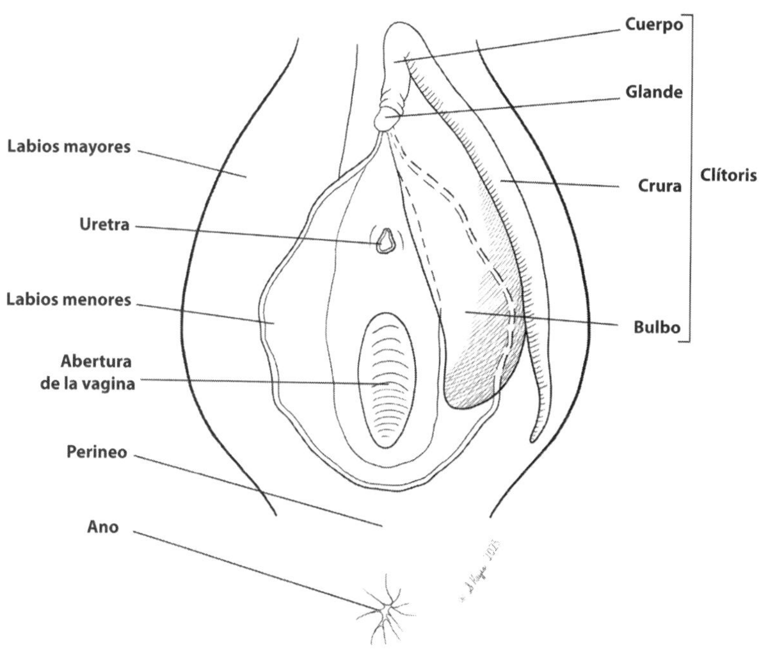

El clítoris

Se suele pensar que la parte que se parece a un botoncito es el clítoris, cuando en realidad no es más que el glande, la punta. El clítoris es una estructura mucho más grande que se compone de distintas partes. El glande contiene miles de terminaciones nerviosas y es sumamente sensible al tacto. Está cubierto por un pliegue de piel vulvar que se conoce como el *capuchón del clítoris*. Por su parte, el glande se extiende por debajo de la superficie y pasa a ser el cuerpo del clítoris, el cual se divide en dos brazos llamados *crura*. El cuerpo y las crura están hechos de un tejido eréctil parecido al del pene. Las crura se extienden bastante por debajo de la piel, hasta unos diez centímetros por los laterales de la vagina y de la uretra.[8] Los bulbos vestibulares del clítoris son estructuras eréctiles pareadas que bajan por la pared vaginal y se pueden agrandar hasta doblar su tamaño durante la excitación. La mayor parte del clítoris no es visible desde fuera, y el sistema completo es mucho más extenso de lo que muchos creen.

El ciclo menstrual

El ciclo menstrual es una interacción compleja entre el cerebro, los ovarios y el útero que todos los meses prepara al cuerpo para un posible embarazo. Desde el primer período en la pubertad hasta el último en la menopausia, el aparato reproductor prepara al cuerpo para la concepción, y si ese mes no se da un embarazo, el proceso empieza de nuevo.

Durante el ciclo menstrual, un óvulo del grupo de folículos madura y se libera por medio de un proceso llamado *ovulación*. El tejido endometrial de la cavidad uterina se engrosa para prepararse para la implantación de un embrión. Si el óvulo no se fecunda, el endometrio se desprende y sale del cuerpo mezclado con sangre, algo que se conoce como *período*, *regla* o *menstruación*.

Lo que controla este ciclo es un patrón de señales hormonales que se desplazan entre el cerebro, los ovarios y el útero. Cada señal debe estar perfectamente calibrada para desencadenar el siguiente paso del proceso. El hipotálamo, que se encuentra en el cerebro, emite pulsos para liberar la hormona liberadora de gonadotropina (GnRH). La glándula pituitaria, que también se encuentra en el cerebro y controla muchas de las funciones hormonales del resto del cuerpo, recibe estos pulsos de GnRH y libera la hormona foliculoestimulante (FSH), que estimula el desarrollo de los folículos en el ovario, y entonces un folículo dominante empieza a crecer. Los folículos producen estrógeno, que engrosa el tejido endometrial que recubre la cavidad uterina. La hormona luteinizante (LH) de la pituitaria también aumenta, lo que provoca la maduración del folículo, y un pico de LH a la mitad del ciclo da lugar a la ovulación entre 24 y 48 horas después.

Lo que quizá muchas personas no saben es que los kits que se usan para predecir la ovulación, que consisten en unas tiras para hacer pruebas de orina y se usan para saber cuándo tener relaciones sexuales para concebir, en realidad detectan ese pico de LH y no la ovulación en sí. Por eso, el test de ovulación dará positivo antes de que ocurra la ovulación; asimismo, a veces se da este pico de LH sin que luego se llegue a ovular, de forma que ese positivo no garantiza que se vaya a ovular. Ahora bien, estos kits son útiles durante la búsqueda del embarazo porque cuando se da el pico de LH es el mejor momento del ciclo para tener relaciones sexuales con el fin de concebir. Los espermatozoides necesitan uno o dos días para desplazarse por el cuerpo y llegar al óvulo, y tienen que estar ya en el cuerpo antes de que se libere el óvulo. Si se mantienen relaciones en el día en que se ovula, para cuando los espermatozoides lleguen al óvulo, este estará ya deteriorándose, y lo más probable es que la ventana fértil ya haya terminado.

Tras la ovulación, las células foliculares del ovario se convierten en el cuerpo lúteo, que segrega progesterona. Si ese mes no se ha producido un embarazo, el cuerpo lúteo se desintegrará y los niveles de progesterona disminuirán. Esta caída de progesterona es precisamente lo que desencadena el inicio del sangrado menstrual. En cuanto el tejido endometrial se ha expulsado por completo, el proceso se restablece y vuelve a empezar.

La progesterona también ayuda a controlar el crecimiento del tejido endometrial y evita que crezca demasiado. Sin ella, el endometrio se puede engrosar demasiado y formar pólipos (unas masas carnosas y benignas que pueden sangrar abundantemente) o incluso llegar a dar lugar a un precáncer o a un cáncer. La progesterona desempeña un papel crucial en muchas afecciones, como el síndrome de ovarios poliquísticos, los abortos espontáneos y el cáncer de útero, así como en medicaciones como los anticonceptivos y la terapia de reemplazo hormonal después de la menopausia.

La menstruación: ¿qué es normal?

Cuando alguien se pregunta si sus períodos son normales, debe tener en cuenta la duración del ciclo y de la regla en sí, y el volumen del flujo menstrual.

La duración del ciclo hace referencia al número de días que pasan entre el primer día del sangrado completo (es decir, sin incluir los días de manchado) y el primer día de sangrado completo del ciclo siguiente. Si el médico te pregunta cuánto duran tus ciclos, lo que le interesa es la duración del ciclo y no cuántos días sangras, ya que a eso se referiría como la duración de la menstruación. De media, los ciclos duran 28 días, pero los ciclos que van entre los 21 y los 45 días entran dentro de la normalidad.[9] También es normal que haya cierta variación entre un mes y el siguiente, y muy pocas personas tienen ciclos de 28 días exactos todos los meses, a menos que tomen anticonceptivos.

La duración del ciclo es el número de días de sangrado activo, sin incluir el manchado previo. La duración normal del ciclo va desde los dos hasta los siete días.

El flujo es el volumen del sangrado. No es raro no saber cuántos mililitros se sangra, así que los ginecólogos nos hacemos una idea de la cantidad del flujo menstrual preguntando cuántas compresas o tampones se usan al día, o cada cuánto tiempo hace falta cambiar una compresa o tampón empapado. Empapar una compresa o un tampón cada hora, necesitar usar ambos a la vez para evitar fugas o llenar una copa menstrual varias veces al día se considera un flujo abundante. Las copas menstruales tienen capacidad para mucho más líquido que un tampón o una compresa, de forma que no hace falta cambiarlas tan a menudo.

La concepción y el embarazo

Con demasiada frecuencia, la información sobre la concepción y el embarazo no se enseña ni en el colegio ni en casa. Estos datos son esenciales tanto si se desea quedar embarazada como si se quiere evitar. También es necesario entender cómo suele ser la fecundación y el inicio del embarazo para poder hablar de cuestiones como la infertilidad, los abortos espontáneos, los embarazos ectópicos y los anticonceptivos.

La ovulación suele tener lugar más o menos a la mitad del ciclo, lo que en un ciclo típico de 28 días sería unos 14 días antes del inicio del siguiente período. El ovario libera el óvulo maduro, el cual entra en la trompa de Falopio y se desplaza hacia el útero. Después de mantener relaciones sexuales, los espermatozoides suben por la vagina, atraviesan el moco cervical y llegan al útero, desde donde pasan a la trompa de Falopio, donde encuentran el óvulo y se da la fecundación. Los espermatozoides pueden vivir hasta cinco días en la vagina y el útero, así que, si mantienes relaciones sexuales casi una semana antes de que se produzca la ovulación, es posible que haya un embarazo.[10] El fluido preseminal que sale de la punta del pene antes de la eyaculación también puede contener espermatozoides, lo que significa que se puede producir un embarazo a pesar de que se haya usado el método de la marcha atrás y la eyaculación no se dé en la vagina.

El proceso de fecundación empieza cuando la cabeza de un espermatozoide se une al óvulo. El espermatozoide y el óvulo contienen 23 cromosomas cada uno, los cuales son las estructuras diminutas que se encuentran en el interior de las células y que almacenan el material genético. Cuando un espermatozoide y un óvulo se unen, el embrión resultante cuenta con un conjunto completo de 46 cromosomas, entre los cuales hay dos cromosomas sexuales, uno de cada progenitor. El óvulo fecundado empieza a dividirse, formando así nuevas células a medida que se desplaza por la trompa en dirección al útero.

El óvulo fecundado tarda cinco o seis días en llegar al útero e implantarse. Para entonces, ya se ha convertido en una bola de células llamada *blastocisto* que se adhiere al endometrio. Una parte del blastocisto forma el embrión, que se convertirá en el bebé; otra forma la placenta, un órgano que se asemeja a un disco y a través del cual el oxígeno y los nutrientes se transfieren entre el útero y el embrión; y otra parte forma la bolsa amniótica, una membrana llena de fluido que envuelve al embrión. Si el embarazo se implanta en algún lugar que no sea el endometrio, se le llama *embarazo ectópico*. Este tipo de embarazos suelen tener lugar en la trompa de Falopio, pero también pueden producirse en el músculo del útero, el cuello uterino, las cicatrices que dejan las cesáreas, el ovario, los intestinos y otros órganos del abdomen.

El embarazo implica una compleja secuencia de acontecimientos que tienen que darse sin que haya fallo alguno. Desgraciadamente, esta es la razón por la que los abortos espontáneos, los embarazos ectópicos y la infertilidad son tan frecuentes, pero es importante saber cómo funcionan los ciclos menstruales y el embarazo para entender si algo no anda bien, y es también la base necesaria para poder hablar de estas cuestiones con el médico.

CAPÍTULO

3

La autoevaluación y la comunicación con el médico

Cuando se tienen problemas ginecológicos, puede ser abrumador tener que verbalizarlos. La persona en cuestión sabe que algo no está bien, pero no siempre es fácil identificar los problemas específicos y expresárselos al médico. El primer reto consiste en descifrar si eso que sientes se sale de la normalidad: si has tenido ciertas experiencias con la regla desde siempre, puede que no sepas si tus síntomas son efectos normales de la menstruación o si indican la posibilidad de un problema médico. Infinidad de pacientes sufren períodos extremadamente dolorosos, sangrado abundante o problemas intestinales durante años, incluso décadas, porque creen que son síntomas normales, a menudo porque así lo han oído de la sociedad o de sus médicos.

Puede que los síntomas sean frecuentes, pero no tienes por qué tolerarlos si afectan a tu calidad de vida. La pregunta más importante que puedes hacerte al reflexionar sobre tu salud es si tu experiencia te está causando sufrimiento o malestar. ¿Te impide trabajar o asistir a clase, participar en actividades como el sexo o el ejercicio físico, o afecta de alguna manera a tu bienestar emocional o físico?

Los análisis de sangre, las pruebas por imagen y las cirugías pueden confirmar diagnósticos, pero tus experiencias son las que le dan al médico el mapa que necesita para entender tu salud. Antes de acudir a la consulta, trata de identificar y organizar tus preocupaciones para poder expresarlas de una forma efectiva. Lleva un registro de los síntomas que experimentes, así como de las características de tus menstruaciones. Puedes usar una aplicación para el seguimiento del ciclo, un calendario, la función de Notas del móvil o un cuaderno físico.

Los períodos no son solo un indicador de la salud ginecológica, sino también de la salud y el bienestar general. Identificar patrones en el ciclo menstrual y problemas como el sangrado abundante u otros síntomas relacionados con la menstruación puede proporcionarte información que será esencial tanto para ti como para tus médicos.

Si sientes dolor, la localización, el tipo y los desencadenantes suelen ser clave para determinar su causa. Lleva un diario de los síntomas dolorosos que presentes; si tienes dolor, apunta su intensidad del uno al diez (donde uno es un dolor mínimo y diez, el peor dolor posible), qué comiste y bebiste ese día, las actividades que llevaste a cabo, cualquier otro síntoma asociado y en qué fase de tu ciclo menstrual te encontrabas.

Puedes responder a las preguntas de este capítulo para prepararte antes de acudir al médico y como punto de partida para empezar a entender tu salud. No se trata de una lista exhaustiva; he incluido los síntomas que los ginecólogos suelen tratar con más frecuencia, pero si tienes alguno que no haya mencionado, anótalo y coméntaselo a tu médico. He añadido ciertas categorías que a primera vista no parecen guardar relación con la salud ginecológica, como los síntomas intestinales y los problemas de salud mental, porque las afecciones ginecológicas suelen afectar a otros sistemas del cuerpo y pueden provocar síntomas que no tienen nada que ver con el útero.

En muchas consultas médicas, las visitas son breves y a veces no duran más de 15 o 20 minutos. En parte, si muchos problemas de salud tardan tanto en diagnosticarse es porque los médicos no siempre disponen del tiempo necesario para explorar problemas complejos. Por eso puede ser útil preguntar cuánto tiempo durará la visita cuando llames para concertarla. Es importante saber que los chequeos médicos anuales que los seguros ofrecen de forma gratuita dentro de sus planes suelen ser muy breves. Se centran en la atención preventiva y llevan a cabo pruebas como la de Papanicolau o las revisiones para prevenir el cáncer de mama, y no están pensadas para cubrir más que los problemas más básicos. Cuando llames para concertar la visita, asegúrate de que sepan que quieres hacer una consulta sobre un problema o una cirugía para que te asignen más tiempo.

Incluso si la visita es corta, organizar tus pensamientos para poder describir tus síntomas rápidamente os permitirá tanto a ti como a tu médico aprovechar al máximo el tiempo del que dispongáis. Los pacientes que presentan historiales complicados o tienen muchos problemas de los que hablar a veces necesitan volver en varias ocasiones para zanjar sus consultas. Si es tu caso, utiliza la primera visita para explicarle al médico tus preocupaciones más urgentes y en qué quieres centrarte de momento.

Historia menstrual

- ¿Cuántos años tenías cuando tuviste la primera regla?
- ¿Cuándo tuviste tu última regla? (El primer día de sangrado completo de tu período más reciente).
- ¿Cuánto duran tus ciclos? (Los días que pasan entre el primer día de un período y el primer día del siguiente).
  - ¿La duración de tus reglas es regular cada mes o va variando?
  - ¿Hay meses en los que no tienes la regla? Si es así, ¿cuánto es el máximo de tiempo que has estado sin tenerla?
- ¿Cuánto te dura la regla? (Durante cuántos días sangras).
- ¿Cómo de abundante es el sangrado? (La abundancia se estima a partir de cuántas compresas o tampones empapas o cuántas copas menstruales llenas al día durante los días de más flujo).
  - ¿Qué tipo de producto menstrual utilizas? ¿Es de absorbencia normal, súper, ultra o de noche?
  - ¿Tienes coágulos? ¿De qué tamaño son? ¿Son del tamaño de una moneda, de una ciruela o más grandes?
  - ¿Manchas a pesar de llevar compresa o tampón? ¿Afecta a tu capacidad para ir a trabajar o hacer ejercicio?
  - ¿Te sientes débil o mareada durante la regla? ¿Se te ha diagnosticado anemia o deficiencia de hierro?
- ¿Presentas sangrados entre reglas?
- ¿Tienes otros problemas de salud durante la regla o en la semana previa a la regla? Estos problemas podrían incluir dolor, cambios de humor o en tu salud mental, o síntomas intestinales o urinarios.

Dolor

- ¿Desde cuándo sientes dolor? ¿Hubo algún incidente que lo provocase? ¿Has sentido dolor desde que empezaste a tener la regla o crees que ha aparecido después de tener una lesión, de una cirugía, un embarazo o un parto?
- ¿Cada cuánto aparece el dolor? ¿Cuánto tiempo dura?
- ¿Qué te despierta ese dolor o lo empeora? Es importante saberlo, porque si el dolor empeora al correr, levantar peso o pasar mucho tiempo de pie, pero no cambia en absoluto con la regla, puede que la causa sea muscular y no ginecológica.
- ¿Cómo describirías el dolor? Puede ser agudo, punzante, como si fuese un tirón, como si te ardiera, ser un dolor sordo, hacer que sientas la zona dolorida...
- ¿Afecta a tu calidad de vida o a tu capacidad para ir a trabajar o a clase, para hacer ejercicio o mantener relaciones sexuales?
- ¿Qué tratamientos has probado para aliviar el dolor? ¿Funcionaron? (Pueden incluir analgésicos sin receta, aplicación de calor, descanso, estiramientos y cambios en la dieta).

Síntomas gastrointestinales

- ¿Presentas diarrea, estreñimiento, dolor al defecar, distensión abdominal, náuseas, vómitos, sangre en las heces o cambios de apetito o peso?
- ¿Notas que tus síntomas gastrointestinales empeoran si consumes ciertos alimentos o durante la regla?

Síntomas genitourinarios

- ¿Sientes urgencia urinaria o que tienes que orinar con más frecuencia, dolor al orinar, dificultad para vaciar la vejiga del todo o tienes pérdidas de orina?
- ¿Notas que tus síntomas urinarios empeoran si consumes ciertos alimentos o durante la regla?

- Si tienes pérdidas de orina, ¿te pasa cuando la vejiga está estresada (por ejemplo, al toser, hacer ejercicio o hacer fuerza) o cuando sientes la necesidad de orinar? ¿Las pérdidas son constantes?

Síntomas vulvovaginales

- ¿Tienes la piel irritada o algún bulto, llaga o cambio en la apariencia de la vulva? (Puede que necesites usar un espejo de mano para inspeccionarte la vulva).
- ¿Experimentas dolor al mantener relaciones sexuales o al tocar la vulva? ¿Qué parte de la vulva o de la vagina te duele?
- ¿Sientes sequedad vaginal o irritación en las paredes vaginales?
- ¿Tienes flujo vaginal? De ser así, ¿qué aspecto tiene? ¿Cómo huele? ¿Te pica o te provoca escozor?
- ¿Te depilas con cera o cuchilla? ¿Utilizas productos de higiene femenina, haces duchas vaginales, usas salvaslips, o algún jabón o loción con fragancia o tinte?

Síntomas anímicos

- ¿Tienes síntomas como depresión, ansiedad, cambios de humor, irritabilidad o rabia? De ser así, ¿con qué frecuencia? ¿Afectan a tu calidad de vida o a tus relaciones?
- ¿Tus síntomas empeoran en la semana previa o durante la regla?
- ¿Alguna vez has sentido síntomas anímicos graves como desesperanza o pensamientos suicidas o el impulso de autolesionarte?

Salud sexual

- ¿Tienes algún problema respecto de tu salud sexual como dolor durante las relaciones sexuales, libido baja, dificultad para excitarte, lubricación vaginal insuficiente o incapacidad de alcanzar el orgasmo? De ser así, ¿te incomodan o afectan a tus relaciones?
- Si tienes dolor durante el sexo, ¿cuándo aparece? ¿Sientes dolor cuando te excitas, al tocar los genitales, al inicio de la penetración,

con la penetración profunda, durante el orgasmo? ¿Sientes dolor después de la relación sexual?
- ¿Tienes problemas durante las actividades sexuales compartidas, durante la masturbación, o en ambos casos?
- ¿Necesitas tomar anticonceptivos para evitar el embarazo? ¿Has probado algún método anticonceptivo anteriormente? De ser así, ¿cómo fue tu experiencia?

Fertilidad

- ¿Quieres quedarte embarazada? De ser así, ¿cuándo?
- Si no quieres quedarte embarazada en ningún momento, ¿qué métodos anticonceptivos o de esterilización te plantearías usar?
- Si estás buscando el embarazo, ¿cuánto llevas intentándolo? ¿Has utilizado kits de predicción de la ovulación u otros métodos que te informen sobre tu fertilidad para saber cuándo mantener relaciones sexuales, o has seguido algún tratamiento de fertilidad?
- ¿Alguna vez has estado embarazada? De ser así, ¿cómo terminó el embarazo? ¿Tuviste un aborto espontáneo o voluntario? ¿Diste a luz?

Reflexión

- ¿Cuáles son tus mayores preocupaciones y prioridades? Si tienes varios problemas, ¿en qué problema o par de problemas te gustaría centrarte de momento?
- ¿Qué necesitas de tu médico? (Puede ser un diagnóstico, opciones de tratamiento, información sobre una afección médica o que te confirme que lo que sientes es normal).
- ¿Qué objetivos personales tienes respecto a tu salud?

A medida que leas los siguientes capítulos sobre varias afecciones ginecológicas, puede que te des cuenta de que presentas los síntomas clásicos de la endometriosis, del síndrome del ovario poliquístico, del trastorno disfórico premenstrual o alguna otra enfermedad. Aunque no es posible diagnosticar un problema médico a partir de una descripción en un libro, que te reconozcas en estas páginas puede ser un punto de partida importante.

SEGUNDA PARTE

¿Cuál es la situación?

CAPÍTULO 4

Miomas

Los miomas son unos tumores extremadamente frecuentes que aparecen en el músculo uterino y que la mayoría de las personas con útero acabarán desarrollando en algún momento de sus vidas. Afortunadamente, son benignos, es decir, no cancerosos. A los cincuenta años, hasta el 80 % de las mujeres negras y el 70 % de las mujeres blancas los presentan.[1] Aunque no todas las personas que los tienen experimentan síntomas, hasta la mitad padecerán una serie de problemas inquietantes, como dolor severo, sangrados abundantes o persistentes, distensión abdominal, presión pélvica, infertilidad o abortos espontáneos.

Información básica sobre los miomas

También conocidos como *leiomiomas* o *fibromas*, se forman cuando las células de la pared muscular del útero empiezan a multiplicarse rápidamente. Curiosamente, todas las células de un mioma son clones genéticamente idénticos las unas de las otras. El estrógeno y la progesterona que generan los ovarios los estimulan, empiezan a crecer en la veintena o treintena, y pueden seguir creciendo hasta la menopausia. A partir de entonces, su tamaño suele reducirse, aunque no siempre desaparecen del todo.

Síntomas

Los síntomas de los miomas suelen depender del tamaño, la cantidad y la ubicación de los tumores en el útero. Las personas que presentan miomas de gran tamaño o varios suelen tener síntomas más severos, pero no siempre es así. Es posible tener tumores muy grandes sin presentar problemas, o miomas diminutos que causen sangrados y dolores intensos.

Los síntomas de los miomas se dividen en tres categorías: presión, sangrado y dolor.

Síntomas de presión

Al crecer, los miomas pueden ejercer presión sobre la vejiga, el recto y el intestino, provocando así unos síntomas parecidos a los que se experimentan durante el embarazo. Se conocen como *síntomas de presión* y pueden incluir una sensación de distensión o pesadez abdominal, frecuencia o incontinencia urinaria y estreñimiento. A veces, crecen tanto que parece que la mujer está embarazada.

Los tumores grandes pueden bloquear los uréteres, es decir, los tubos que trasladan la orina desde los riñones a la vejiga; si un uréter queda totalmente obstruido, puede provocar un fallo renal. Los miomas también comprimen las venas pélvicas, lo que lleva a la formación de un tipo de coágulo sanguíneo peligroso llamado *trombosis venosa profunda* (TVP). No es frecuente que ocurra, pero en caso de que aparezca, puede ser necesaria una cirugía urgente para extirpar los miomas y tratar el problema.

Sangrado

Los miomas pueden provocar períodos muy abundantes o prolongados, sangrados persistentes o sangrado entre menstruaciones. El volumen del sangrado puede resultar aterrador, ya que no es extraño que las personas con miomas expulsen coágulos grandes o que empapen una compresa o un tampón en cuestión de minutos. Pueden acabar yendo a urgencias con hemorragias y necesitar transfusiones sanguíneas debido a los bajísimos niveles de hierro y glóbulos rojos.

Dolor

Los miomas pueden provocar dolor intenso durante la menstruación, pero también en otros momentos del ciclo menstrual. Si el mioma es grande o ejerce presión en la vagina, mantener relaciones sexuales puede ser doloroso. A veces, los miomas exceden su propia irrigación sanguínea, lo que hace que algunas de sus células mueran. A esto se lo conoce como *degeneración* y puede ser sumamente doloroso. La degeneración puede darse durante el embarazo, ya que el estrógeno y la progesterona aumentan y pueden provocar el crecimiento acelerado del mioma.

Anatomía de los miomas

La ubicación del mioma en el útero suele determinar los síntomas que provoca. Por ejemplo, si ejerce presión sobre la cavidad uterina, puede causar sangrados abundantes o abortos espontáneos, mientras que si se proyecta hacia la superficie externa del útero, puede provocar síntomas de presión o dolor, pero no suele provocar sangrados abundantes o problemas de fertilidad. En el apartado que sigue explicaré la anatomía de los

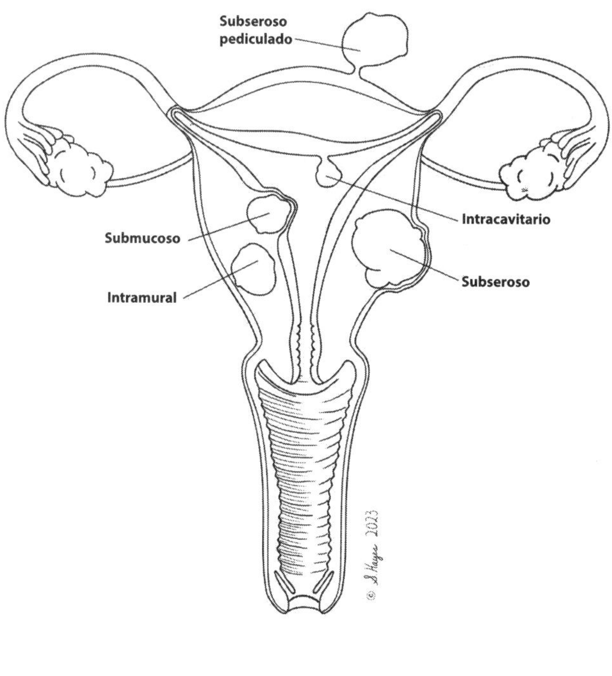

miomas y hablaré un poco más de cómo su ubicación afecta a lo que siente la paciente y a las opciones de tratamiento.

En ginecología, los miomas se clasifican según la parte del útero en la que se encuentran: pueden estar en la cavidad, en el músculo o en la superficie externa.

Submucosos o intracavitarios

Los miomas que ejercen presión en la cavidad del útero se conocen como *miomas submucosos*. Si todo el mioma se encuentra alojado en el interior de la cavidad, se llama *mioma intracavitario*. A veces, el mioma crece sobre un pequeño tallo, como si fuese una seta, y entonces se lo conoce como *mioma intracavitario pediculado*. Los miomas submucosos e intracavitarios pueden provocar sangrados abundantes, incluso si son diminutos, porque afectan al tejido endometrial que se expulsa con la menstruación. Los miomas que bloquean o deforman la cavidad pueden provocar infertilidad al impedir que los embriones se implanten, y también pueden aumentar el riesgo de aborto espontáneo si el embarazo no dispone del espacio necesario para crecer.

Intramurales

Los miomas que crecen en la pared muscular del útero se conocen como *intramurales*, ya que están «dentro de la pared». Los miomas intramurales pueden provocar síntomas relacionados con la presión, el sangrado y el dolor, y si crecen lo suficiente como para comprimir o deformar la cavidad uterina o las trompas de Falopio, pueden aumentar el riesgo de infertilidad o pérdida del embarazo. Los miomas intramurales muy pequeños son difíciles de localizar quirúrgicamente porque están totalmente escondidos en la pared y no son visibles ni desde la superficie externa del útero ni desde el interior de la cavidad endometrial.

Subserosos

Los miomas subserosos se encuentran justo debajo de la superficie externa del útero. Con ellos ocurre algo parecido que con los miomas intramurales, ya que pueden provocar dolor o síntomas de presión al presionar los órganos adyacentes. Estos tumores no suelen provocar sangrado o problemas de fertilidad porque no están en contacto con el endometrio, a menos que sean muy grandes y ocupen toda la pared del útero. Algunos miomas subserosos también pueden ser pediculados y crecer en la superficie del útero sobre un tallo; cuando esto ocurre, se conocen como *miomas subserosos pediculados*.

Leiomiosarcoma

Los miomas son benignos, pero existen ciertos tumores uterinos cancerígenos extremadamente raros llamados *leiomiosarcomas* que se parecen mucho a los miomas en las exploraciones por imagen y durante la cirugía.[2] No es posible hacer biopsias fiables de los miomas antes de la cirugía, y no hay forma de distinguir claramente los miomas benignos de los leiomiosarcomas por medio de una ecografía, aunque a veces se pueden detectar ciertos rasgos más indicativos de cáncer con una resonancia magnética. Todo esto significa que los leiomiosarcomas se suelen encontrar inesperadamente cuando la persona se somete a cirugía para extirpar miomas y se identifica un cáncer en la muestra durante su estudio patológico.

Afortunadamente, estos cánceres son sumamente raros. Se encuentran en menos del 0,1 % de las pacientes que reciben tratamiento para los miomas, aunque se vuelven algo más frecuentes con la edad, y entre pacientes de sesenta y setenta años, el índice puede elevarse entre el 6 y el 7 %. Por eso, a las mujeres posmenopáusicas que presentan miomas que siguen creciendo o las pacientes cuyos miomas revelan rasgos atípicos en las pruebas por la imagen se las suele derivar a un oncólogo ginecológico. Por suerte, la gran mayoría de las personas tienen miomas benignos, y especialmente si son jóvenes.

Diagnóstico

A menos que sean de tamaño considerable, los miomas no suelen detectarse en los exámenes pélvicos rutinarios. Cuando las pacientes presentan síntomas de miomas, como dolor pélvico o sangrados menstruales abundantes, el ginecólogo debería solicitar pruebas de diagnóstico por imagen que detecten y evalúen los miomas. Las ecografías pélvicas y las resonancias magnéticas son dos tipos de pruebas por imagen indicadas en este caso.

ECOGRAFÍA PÉLVICA

Las ecografías utilizan ondas sonoras que se proyectan a través de unas sondas de mano para generar una imagen de los órganos internos. Las ecografías pélvicas suelen ser el primer estudio por la imagen que se lleva a cabo en caso de problemas ginecológicos porque tienden a ser muy accesibles, baratas, no implican exposición a la radiación y ofrecen una muy buena vista del útero y de los ovarios. Las ecografías pélvicas acostumbran a incluir una parte abdominal, en la que se coloca una sonda sobre la pared abdominal, y una parte vaginal, en la que se introduce una sonda estrecha en la vagina. Las ecografías transvaginales ofrecen una visión detallada del útero y de los ovarios, pero algunos miomas grandes pueden encontrarse más cerca de la superficie del abdomen. Por eso, las ecografías pélvicas suelen hacerse tanto desde el abdomen como desde el interior de la vagina, para poder disponer del conjunto más completo posible de imágenes.

Para la mayoría de las pacientes, las ecografías transvaginales provocan cierta presión, aunque resultan indoloras, incluso si no son sexualmente activas. En el caso de que la paciente experimente un dolor significativo o ansiedad durante los exámenes pélvicos, lo mejor sería que comentase la prueba y lo que puede esperar de ella con su médico antes de llevarla a cabo. En última instancia, si no se siente cómoda con la parte transvaginal de la ecografía, estará en su derecho de rechazarla, aunque se le deberá informar de que la ecografía abdominal podría no ofrecer una valoración precisa de los órganos pélvicos.

RESONANCIA MAGNÉTICA

Las resonancias magnéticas utilizan imanes y ondas de radio para crear imágenes del cuerpo. Este tipo de prueba ofrece una visión mucho más detallada de los miomas que las ecografías, pero tienen ciertas desventajas. Son mucho más caras, no siempre son tan accesibles como las ecografías y suele ser necesario poner una vía intravenosa en el brazo para administrar un contraste. Además, hacerse una resonancia magnética puede provocar ansiedad si se padece claustrofobia, ya que el paciente debe tumbarse y permanecer quieto en un tubo muy estrecho durante la prueba.

El médico puede pedir una resonancia magnética cuando esté considerando opciones quirúrgicas para extirpar o destruir los miomas, ya que ofrece un mapa muy preciso de su ubicación. También es posible que se lleve a cabo una resonancia cuando se sospecha la presencia de tumores uterinos cancerosos.

Factores de riesgo

Hay varios factores de riesgo que aumentan la posibilidad de tener miomas. Aunque algunos de ellos son evitables, no siempre se conseguirá prevenir el crecimiento de los miomas, y, de hecho, estos suelen aparecer en pacientes que no presentan factores de riesgo importantes. Su aparición nunca es culpa de la paciente.

RAZA

La incidencia de los miomas es hasta tres veces más elevada entre las pacientes negras[3] y hasta dos en el caso de las pacientes hispanas[4] en comparación con las pacientes blancas. Las pacientes asiáticas también los desarrollan, aunque la información sobre miomas y población asiática disponible a partir de estudios llevados a cabo en inglés es limitada.

Las mujeres negras tienen más probabilidades de desarrollar miomas más grandes y de crecimiento más rápido, así como de presentar síntomas más acusados y a una edad más temprana, ya que de media suelen aparecer entre diez y quince años antes que en las pacientes blancas.[5] Es probable que las diferencias raciales en la prevalencia de los miomas puedan atribuirse a una interacción compleja de historial familiar y genético, exposición ambiental, alimentación y factores psicosociales como el estrés. Existen ciertas diferencias en los genes específicos que se han descubierto en las células de los miomas, pero no disponemos de una explicación genética que explique por qué son más frecuentes entre las personas negras.

HISTORIAL FAMILIAR

Si en la familia hay presencia de miomas, el riesgo de desarrollarlos aumenta significativamente; asimismo, pueden surgir patrones sociales cuando los miomas son más frecuentes en una familia. Por ejemplo, en una familia en la que hay muchas mujeres con miomas asociados a menstruaciones abundantes y dolorosas, los miembros de dicha familia pueden pensar que es normal que la regla sea dolorosa y abundante. No sabría decir cuántas pacientes me han dicho que pensaban que tener hemorragias, empapar tampones y compresas y tener dolores intensos con la regla era algo normal porque sus madres, abuelas y hermanas tuvieron la misma experiencia. Esto puede provocar un retraso en el diagnóstico y el tratamiento porque la persona puede no ser consciente de que algo anda mal hasta que termina en urgencias con hemorragias o un dolor debilitante. Si tienes problemas menstruales graves, pide a tus familiares que describan sus reglas. Es probable que hayan estado padeciendo los mismos problemas en silencio y que, o bien no sepan que es un problema, o bien les dé demasiada vergüenza hablar de ello. Como sociedad, debemos desestigmatizar las conversaciones sobre la menstruación para que todo el mundo pueda acceder a un diagnóstico y tratamiento lo antes posible. Empezar a hablar del tema en casa puede ser un primer paso importantísimo.

MENARQUIA TEMPRANA

La edad temprana de la aparición de la regla, o menarquia, se asocia a un riesgo más elevado de miomas. Es posible que la causa sea una exposición más prolongada al estrógeno y a la progesterona a lo largo de la vida. De media, las adolescentes negras e hispanas empiezan a tener la regla a una edad más temprana, lo que puede contribuir al riesgo más elevado de miomas que presentan.

ALIMENTACIÓN

Hay ciertos factores alimentarios que se asocian a un riesgo más elevado de tener miomas, entre los cuales la deficiencia de vitamina D es el que más se ha estudiado. Las personas que presentan un nivel de vitamina D adecuado tienen un riesgo más bajo de tener miomas que las que tienen una deficiencia.[6] La deficiencia de vitamina D es más frecuente entre las personas negras porque la melanina, que es el pigmento que le da su color a la piel, absorbe los rayos ultravioletas de la luz solar, la cual es necesaria para producir vitamina D. En los experimentos de laboratorio, la vitamina D parece inhibir el crecimiento de las células tumorales, incluidas las células de los miomas.[7] Se han llevado a cabo estudios con un número limitado de participantes que apuntan a que tomar suplementos de vitamina D puede reducir ligeramente el tamaño de los miomas.[8] Es necesario seguir investigando en este sentido, pero plantéate pedirle a tu médico que te mire los niveles de vitamina D, y, si son bajos, coméntale la posibilidad de tomar suplementos, ya que tener unos niveles de vitamina D adecuados también tiene otros beneficios para la salud.

La obesidad, el consumo de alcohol (especialmente de cerveza), un consumo elevado de carne roja y bajo de frutas y verduras también aumentan el riesgo de desarrollar miomas. No está claro si el cambio de alimentación hace que los miomas se reduzcan, pero dado que los beneficios de seguir una alimentación sana y equilibrada son muchos, merece la pena comentar estos factores con tu médico.

ESTRÉS

Los niveles de estrés crónico elevados se asocian a un mayor riesgo de presentar miomas, especialmente entre las pacientes negras no hispanas.[9] No existen estudios que expliquen por qué el estrés se asocia con el crecimiento de los miomas, pero en teoría podría estar relacionado con la influencia de hormonas como el cortisol y la adrenalina.

EXPOSICIÓN AMBIENTAL

Las sustancias químicas como los ftalatos y el bisfenol A (BPA) pueden dar lugar a un riesgo elevado de tener miomas.[10] Los ftalatos se utilizan para aumentar la durabilidad de los plásticos y estabilizar perfumes, cosméticos y champús. El BPA, presente en algunos plásticos como los de las botellas de agua, puede filtrarse en los alimentos o líquidos del interior de los envases. Algunos ftalatos y el BPA son disruptores endocrinos u hormonales porque se unen a los receptores de estrógeno y los activan. Es posible que ese sea el mecanismo por el que aumentan el riesgo del crecimiento de miomas.

Los estudios al respecto sugieren que los productos como las cremas alisadoras de cabello (algunas de las cuales contienen ftalatos) se asocian a una mayor probabilidad de desarrollar miomas y cáncer de útero.[11] Estos productos pueden causar úlceras en el cuero cabelludo que, a su vez, pueden aumentar la absorción en el cuerpo. El uso de productos alisadores químicos puede ser otro factor de riesgo en cuanto al desarrollo de miomas entre las mujeres negras, ya que suelen utilizar más productos de este tipo que las mujeres blancas, asiáticas e hispanas.

Tratamiento

Los tratamientos indicados para los miomas benignos se dividen en dos categorías: medicamentos para controlar el sangrado o el dolor, e intervenciones o cirugías para reducir o extirpar los miomas o el útero. A la hora de tratar los miomas no existe un enfoque que sirva para todo el mundo por igual, así que suele ser cuestión de ir probando. Las decisiones sobre qué tratamiento seguir deben tener en cuenta los síntomas, los planes de fertilidad para el futuro y la opinión de la paciente sobre los medicamentos y las cirugías. Por desgracia, a veces a las pacientes solo se les ofrecen anticonceptivos o una histerectomía para tratar sus miomas. Nunca existe una única opción, aunque puede haber una que sea más adecuada que el resto dada la anatomía o los síntomas de la paciente. Si crees que tu médico no tiene en cuenta tu opinión o no puede satisfacer tus necesidades de tratamiento, busca a un especialista en miomas que te dé una segunda opinión.

Medicaciones

El sangrado y el dolor que provocan los miomas se pueden tratar con medicación. Existen dos tipos de medicamentos para tratar los miomas: los analgésicos y los medicamentos con receta que contienen hormonas o ajustan los niveles hormonales.

Medicamentos sin receta

Los medicamentos antiinflamatorios no esteroides, como el ibuprofeno (Motrin o Advil) y el naproxeno (Aleve), son los más efectivos sin receta para el dolor uterino. Este tipo de medicación aumenta el sangrado en otras partes del cuerpo, pero reduce el sangrado menstrual. De hecho, es casi tan efectivo como los métodos anticonceptivos a la hora de reducir el sangrado uterino. El paracetamol también puede aliviar el dolor, pero no tanto como el ibuprofeno, y no tiene el mismo impacto beneficioso sobre el sangrado.

Medicamentos hormonales

A pesar de que el estrógeno y la progesterona de los ovarios estimulan los miomas, los medicamentos que contienen estas hormonas reducen el sangrado y el dolor menstruales porque suprimen la cantidad de hormonas que liberan los ovarios. Por eso, los métodos hormonales como los anticonceptivos y las pastillas de progesterona no anticonceptivas suelen ser la primera línea de tratamiento de los síntomas de los miomas. Son fáciles de encontrar y suelen ser baratos, y muchas pacientes en edad reproductiva los tomarían de todas formas para evitar el embarazo.

El impacto de los anticonceptivos en el tamaño del mioma no está claro; algunos estudios llevados a cabo con grupos reducidos de participantes sugieren que los miomas podrían aumentar ligeramente de tamaño al tomar anticonceptivos,[12] mientras que otros estudios muestran que el riesgo de desarrollar miomas o de que vayan a más es más bajo si se toman anticonceptivos.[13]

Los dispositivos intrauterinos con progesterona, también conocidos como *DIU*, son otra opción para suprimir las reglas en el caso de que se quieran minimizar las hormonas sistémicas. Lamentablemente, los miomas a veces bloquean o deforman la cavidad uterina, lo que puede impedir la introducción del DIU.

Ácido tranexámico

El ácido tranexámico bloquea la descomposición de los coágulos sanguíneos y, por tanto, ralentiza o detiene el sangrado. Se trata de una pastilla que se toma solo en el caso de tener un sangrado abundante. Hay quien prefiere optar por este método porque busca una opción que reduzca la pérdida de sangre pero que no necesite tomarse a diario o porque quiere evitar las hormonas. El ácido tranexámico no afecta al tamaño de los miomas ni mejora los síntomas relacionados con el dolor o la presión.

Agonistas y antagonistas de la hormona liberadora de gonadotropina (GnRH)

Estas medicaciones reprimen los ovarios y aligeran o detienen la regla. Funcionan al apagar o bloquear el sistema de señalización de la GnRH, que controla el ciclo menstrual desde el cerebro, lo cual reduce los niveles de estrógeno y el sangrado menstrual. Las medicaciones de GnRH se pueden administrar en forma de inyección o de pastillas. La leuprorelina y la goserelina son inyecciones, mientras que el elagolix y el relugolix son unas pastillas que también incluyen una pequeña cantidad de estrógeno y progesterona para minimizar el riesgo de padecer efectos secundarios como los sofocos. Cabe destacar que es la única categoría de medicamentos que puede reducir el tamaño de los miomas, ya que los demás solo ayudan con el sangrado y el dolor. Por desgracia, su uso está limitado a una duración de uno o dos años a causa de los posibles efectos secundarios que pueden provocar, como la disminución de masa ósea causada por los niveles de estrógeno bajos. Además, dicha reducción de tamaño no es permanente, ya que se revierte una vez que se deja de tomar el medicamento. Puede resultar útil tomar agonistas o antagonistas de la hormona liberadora de gonadotropina antes de una cirugía, para controlar los síntomas temporalmente si la cirugía está descartada, o para acompañar a las pacientes hasta la menopausia natural si por su edad están cerca de pasarla.

Intervenciones y cirugías

Las medicaciones ayudan a aliviar los síntomas, pero las intervenciones y las cirugías pueden destruir o extirpar los miomas. Las intervenciones que los destruyen incluyen la embolización de miomas uterinos y la ablación por radiofrecuencia, mientras que las cirugías que los extirpan son las miomectomías y las histerectomías.

Embolización de miomas uterinos

Quienes efectúan este procedimiento son los radiólogos intervencionistas, no los ginecólogos. Se introduce un catéter a través de una vena en la muñeca o la ingle, y siguiendo una imagen que se obtiene por rayos X, se hace llegar a los vasos sanguíneos que irrigan los miomas. Entonces se inyectan unas partículas diminutas que bloquearán esos vasos sanguíneos y privarán a los miomas de su flujo sanguíneo. Con esto se consigue reducir el sangrado y disminuir el tamaño de los miomas en un 50 % de media.[14] Se trata de una opción muy poco invasiva que permite conservar el útero y una recuperación relativamente rápida si se compara con la cirugía.

Esta intervención no se recomienda en el caso de las pacientes que quieran preservar su fertilidad porque bloquear el flujo sanguíneo hacia ciertas partes del útero podría afectar al crecimiento de un futuro feto, y las partículas inyectadas también podrían afectar al flujo sanguíneo de los ovarios. Algunos miomas se gestionan mejor con la extirpación quirúrgica, especialmente los que tienen tallo, porque este se puede descomponer tras la embolización y el mioma podría llegar a separarse del útero.

Después de esta intervención, el tejido muerto del mioma a veces puede provocar un flujo vaginal maloliente.

Si te interesa esta opción, pide cita con un radiólogo intervencionista para que te explique el procedimiento. Tu ginecólogo te podrá recomendar o derivar a un radiólogo intervencionista, y puede que pida una resonancia magnética para identificar la ubicación de los miomas antes de la visita.

Miomectomía

La intervención quirúrgica mediante la cual se extirpan los miomas del útero se conoce como *miomectomía*. Es el tratamiento de referencia para las pacientes que quieren preservar la fertilidad, ya que ha sido estudiado durante mucho más tiempo que otros procedimientos, lo que proporciona más datos sobre la seguridad de un futuro embarazo.

Las miomectomías se pueden practicar de varias formas, dependiendo de la ubicación, el tamaño y la cantidad de miomas.

Miomectomía histeroscópica

Los miomas submucosos o intracavitarios, que se hallan en la cavidad del útero, se extirpan por medio de un histeroscopio, una cámara estrecha que se introduce por la vagina y el cuello uterino hasta llegar al interior del útero. Luego, la cavidad uterina se llena con solución salina y se utiliza un histeroscopio con una cuchilla giratoria o un aro metálico electrificado para reducir los miomas y poder extraerlos en fragmentos. Las miomectomías histeroscópicas ofrecen una recuperación muy rápida, no requieren de incisiones abdominales y, a veces, si los miomas son pequeños, pueden incluso efectuarse de forma ambulatoria. Sin embargo, el equipo utilizado es muy pequeño, por lo que puede ser necesario realizar varios tratamientos para eliminar completamente miomas de gran tamaño. Asimismo, los miomas muy grandes no se pueden extraer por esta vía.

Miomectomía laparoscópica o robótica

Los miomas intramurales o subserosos se extirpan por el abdomen, no por la vagina. Estos tipos de miomectomías se efectúan con anestesia general, de forma que la paciente está completamente dormida y no es consciente de la cirugía. Los miomas se seccionan de la pared uterina, la cual luego se repara con puntos absorbibles.

Este tipo de miomectomía se puede hacer con laparoscopia, un tipo de cirugía muy poco invasiva que consiste en hacer unas incisiones pequeñas en la pared abdominal, llenar el abdomen con dióxido de carbono e introducir una cámara y unos instrumentos estrechos en el abdomen para llevar a cabo la operación. Este tipo de cirugía también se puede hacer con un robot quirúrgico. En las cirugías robóticas, se unen unos brazos mecánicos a la cámara y al instrumental; entonces, el cirujano se coloca ante una consola a cierta distancia del paciente y mueve los brazos robóticos con unos mandos que controla con los dedos y unos pedales. Hay cirujanos que prefieren el procedimiento robótico porque hace que algunas intervenciones, como la sutura laparoscópica, resulten más sencillas de hacer, pero en última instancia el robot no deja de ser una herramienta controlada por el cirujano y no un tipo distinto o superior de cirugía.

Las pequeñas incisiones que se hacen en el caso de la cirugía laparoscópica o robótica permiten una recuperación más rápida e implican un riesgo menor de complicaciones en comparación con cirugías en que la incisión es más grande. Lamentablemente, esta opción puede no estar al alcance de pacientes con miomas muy grandes o numerosos, ya que habría que trocearlos para poder extraerlos por las diminutas incisiones laparoscópicas, y tampoco todos los ginecólogos están formados para llevar a cabo miomectomías mínimamente invasivas.

Miomectomía abierta

Las miomectomías abdominales también se pueden hacer mediante una cirugía abierta tradicional, a través de una incisión grande en la pared abdominal. Al practicar una miomectomía abierta, puede ser necesario hacer una incisión a lo largo del bajo vientre, parecida a la de una cesárea, o en vertical en el centro del abdomen, hasta el ombligo o un poco más arriba. La cirugía abierta suele ser más rápida que la laparoscópica; la paciente no tiene que pasar tanto tiempo anestesiada y al cirujano le resulta más fácil identificar y extirpar los miomas muy pequeños que no se pueden encontrar durante una cirugía laparoscópica. Por otro lado, dado que la incisión es más grande, hace falta más tiempo de recuperación y también existen más riesgos de que haya complicaciones. La decisión de qué tipo de cirugía practicar es sumamente individualizada y dependerá de la experiencia del médico, la salud de la paciente y las características de los miomas.

Qué riesgos entrañan las miomectomías

Hay ciertos riesgos quirúrgicos que aparecen con frecuencia tanto en las miomectomías laparoscópicas como en las abiertas. Dado que los miomas tienen unos vasos sanguíneos que pueden sangrar abundantemente al cortarlos, las pacientes deben dar su consentimiento por si hiciese falta una transfusión sanguínea antes de someterse a una miomectomía del tipo que sea. Las cirugías para las que hace falta hacer una incisión significativa en la pared uterina también pueden tener el riesgo de que esa parte debilitada del músculo se rasgue durante un embarazo futuro. Esto se conoce como *ruptura uterina* y puede ser sumamente peligroso tanto para la persona embarazada como para el feto. Por eso, si se hace una incisión profunda en la pared uterina durante la miomectomía, a la paciente se le aconsejará que dé a luz a sus futuros bebés por cesárea y no por parto vaginal, ya que las contracciones podrían provocar esa ruptura del útero. Las miomectomías histeroscópicas no conllevan estos riesgos porque el músculo uterino y los vasos sanguíneos no se someten a incisiones significativas.

En el caso de cualquier miomectomía que afecte a la cavidad uterina, existe la posibilidad de que se formen cicatrices en la cavidad, lo que podría afectar a la fertilidad en un futuro.

Es importante saber que los miomas pueden reaparecer tras ser extirpados quirúrgicamente, y que hasta la mitad de las mujeres que se someten a una miomectomía podrían necesitar otra intervención quirúrgica en el futuro.

Ablación por radiofrecuencia guiada por ecografía

Existen dos tipos de cirugía más recientes, las intervenciones Acessa y Sonata, que utilizan la radiofrecuencia para realizar una ablación de los miomas (es decir, destruirlos). Se anestesia a la paciente y se utiliza una ecografía para guiar la inserción de sondas en forma de aguja en cada tumor, con el fin de aplicar ondas de energía que calientan y destruyen los miomas. La cirugía Acessa se practica a través del abdomen con laparoscopia, mientras que la Sonata se lleva a cabo por la vagina mediante histeroscopia. A lo largo de varios meses, el cuerpo reabsorbe parte del tejido muerto, lo que hace que los miomas reduzcan su tamaño. Estos métodos pueden tratar el sangrado, el dolor y los síntomas de presión de los miomas al tiempo que preservan el útero.

Las intervenciones de ablación por radiofrecuencia tienen riesgos quirúrgicos mucho menores que las miomectomías, entre ellos, un sangrado significativamente menor y menos tiempo de anestesia. Los dispositivos utilizados presentan limitaciones en cuanto al tamaño de los miomas que pueden destruir, y actualmente no están aprobados para su uso en personas que deseen quedarse embarazadas en el futuro, ya que todavía no hay suficiente información acerca de sus efectos sobre el embarazo.

Además, debido a que no hay muchos ginecólogos que se hayan formado para llevar a cabo estas intervenciones, por el momento no son muy accesibles. Sin embargo, estos tratamientos son una opción prometedora para quienes quieran preservar el útero, y cada año más cirujanos empiezan a ofrecerlos.

Ultrasonido focalizado

Cuando se concentran ondas de ultrasonido en una zona, pueden calentar el tejido. El ultrasonido focalizado guiado por resonancia magnética se ha utilizado para destruir miomas, y se trata de otra intervención llevada a cabo por radiólogos intervencionistas. Por desgracia, solo se ofrece en una serie de lugares muy limitados y puede no estar disponible incluso en ciudades grandes, de forma que la mayoría de las personas no tendrán acceso a esta opción.

Histerectomía

La histerectomía se considera el tratamiento definitivo de los miomas, lo que significa que es el único que garantiza que los miomas no se reproduzcan nunca más. Todos los demás métodos preservan el útero, de forma que los miomas existentes pueden seguir creciendo o surgir otros nuevos, y la reaparición de los miomas continúa hasta la menopausia.

Es posible que algunos ginecólogos les digan a las pacientes que presentan muchos miomas o muy grandes que su única opción es la histerectomía. Esta recomendación suele darse porque el médico considera que una miomectomía u otras intervenciones que preservan el útero presentan un riesgo demasiado elevado de recurrencia de los miomas o de complicaciones durante la cirugía como el sangrado. En realidad, nunca es necesario hacer una histerectomía, a menos que exista la preocupación de un cáncer. Si el médico solo ofrece la histerectomía y no plantea ninguna otra opción, convendría buscar una segunda opinión con otro cirujano ginecológico, especialmente si se quiere preservar la fertilidad. A ningún paciente debería decírsele que tiene que extirparse un órgano si no se siente cómodo con esa opción.

Opciones holísticas

Al margen de los tratamientos tradicionales como la medicación y la cirugía, existen formas de mejorar la salud y el bienestar en general que tienen en cuenta a toda la persona, es decir, tanto al cuerpo como a la mente. Este abordaje se conoce como el *enfoque holístico* de la atención médica, y puede incluir factores como la nutrición, la salud mental, el alivio del estrés, el ejercicio físico, la acupuntura y los suplementos alimenticios para complementar los tratamientos médicos tradicionales. Dado que seguir una alimentación sana, hacer ejercicio y cuidar de la salud mental siempre será beneficioso, los profesionales de la salud suelen animar a sus pacientes a modificar su estilo de vida en este sentido.

Suplementos de hierbas

Los estudios sobre los suplementos alimenticios y de hierbas son mínimos, por lo que se debe tener cuidado al valorar sus posibles riesgos y beneficios. Algunas empresas podrían aprovecharse del deseo de adoptar un enfoque más natural ofreciendo suplementos que prometen eliminar los miomas de forma milagrosa con hierbas o vitaminas. La seguridad y la eficacia de la mayoría de los suplementos de hierbas no se han estudiado, y pueden salir caros sin que haya garantía alguna de obtener resultados.

Hay suplementos elaborados a partir del sauzgatillo, el fruto de la planta vitex, que se anuncian para el tratamiento de los miomas y de las reglas abundantes o dolorosas. No existen evidencias de calidad que demuestren su eficacia, pero algunas mujeres dicen sentirse mejor después de tomarlos.

Cambios en la alimentación

El tratamiento natural que cuenta con más respaldo científico es la suplementación con vitamina D para las mujeres que presentan niveles bajos.[15] Existe evidencia de que restaurar los niveles normales puede estabilizar o incluso reducir ligeramente el tamaño de los miomas. La vitamina D está presente de forma natural en el hígado de ternera, en los pescados grasos como el salmón, y en productos como la leche y los cereales que están enriquecidos con vitaminas adicionales. A las personas que presentan una deficiencia de vitamina D se les suelen recetar suplementos con o sin receta porque puede ser difícil obtener la vitamina D necesaria solo a través de la dieta o de la exposición al sol.

Hay otros cambios en la alimentación que pueden resultar beneficiosos. Algunos estudios han arrojado que las mujeres que consumen varias porciones de fruta y verdura al día parecen tener menos probabilidades de desarrollar miomas.[16] El mayor efecto parecen producirlo las frutas cítricas y las verduras crucíferas, como el brócoli, la col rizada y el repollo.

Alivio del estrés

El estrés crónico puede elevar el riesgo de desarrollar miomas. Reducir el estrés no hará que los miomas se reduzcan o desaparezcan, pero podría mejorar los síntomas y minimizar su crecimiento.

Puntos clave

- Los miomas son tumores uterinos benignos que afectan hasta al 80 % de las mujeres negras y hasta al 70 % de las mujeres blancas.
- En un mioma, todas las células son clones idénticos las unas de las otras.
- Los factores de riesgo del crecimiento de miomas incluyen la exposición al BPA, el uso de productos alisadores del cabello, los niveles bajos de vitamina D y el estrés crónico.
- Nuevas opciones de tratamiento quirúrgico utilizan energía de radiofrecuencia para calentar y destruir los miomas.
- Las histerectomías garantizan que los miomas desaparezcan y no vuelvan a aparecer, pero nunca son la única opción.

CAPÍTULO 5

Endometriosis y adenomiosis

La endometriosis y la adenomiosis pueden parecer enfermedades invisibles, ya que, al no existir análisis de sangre ni prueba de imagen capaz de diagnosticarlas de forma definitiva, es frecuente que al principio se les diga a las pacientes que no les pasa nada. Las personas que padecen endometriosis y adenomiosis suelen someterse a múltiples ecografías, TAC y análisis de sangre, además de acudir varias veces a urgencias, sin que los resultados muestren alteraciones significativas. Sin embargo, la endometriosis puede afectar prácticamente a todos los sistemas de órganos del abdomen y la pelvis, causando un dolor debilitante y problemas en los intestinos, la vejiga, los nervios y los músculos. Recibir unos resultados normales al tiempo que se experimentan síntomas extensos y de lo más variados hace que las pacientes no solo sufran dolor físico, sino también la angustia de que los médicos les digan que quizá todos esos síntomas son imaginaciones suyas. Los profesionales de la salud suelen guiarse por datos objetivos y medibles, como los resultados de laboratorio, los signos vitales y los electrocardiogramas. No es sencillo identificar una afección que provoca un amplio abanico de síntomas, pero que no se puede detectar a través de las pruebas diagnósticas estándar. Todo ello hace que las pacientes con endometriosis tarden una media de siete años en recibir por fin el diagnóstico correcto y que a menudo hayan tenido que pasar por varios especialistas.[1]

En el caso de muchas de las enfermedades de las que trata este libro, las propias pacientes han encabezado la lucha por investigar, financiar y educar al público sobre sus afecciones. Las defensoras de la causa de la endometriosis tienen que luchar con uñas y dientes simplemente para recibir el diagnóstico correcto, y es frecuente que tengan problemas para acceder a especialistas y a tratamientos efectivos. Frustradas por un sistema que no funciona, han formado comunidades en internet, como la de Nancy's Nook, donde comparten recursos educativos y recomendaciones de especialistas. Han liderado esta lucha y logrado ejercer la presión necesaria para aumentar la financiación gubernamental destinada a la concienciación e investigación sobre la endometriosis.

Información básica sobre la endometriosis y la adenomiosis

La endometriosis y la adenomiosis aparecen cuando un tejido parecido al del endometrio crece fuera de la cavidad uterina. Estas dos afecciones tienen muchas cosas en común, pueden provocar síntomas que se solapan y se gestionan de formas parecidas, pero se dan en lugares distintos. En el caso de la endometriosis, el tejido crece fuera del útero, normalmente entre el útero y el recto, en la superficie de la vejiga o del intestino, en las paredes de la pelvis o del abdomen, en los ovarios, en el diafragma o incluso en el ombligo, en las cicatrices de operaciones pasadas o en el tórax. Hablamos de adenomiosis cuando el tejido crece dentro del miometrio, que es la pared muscular del útero.

Ambas son sumamente frecuentes. La endometriosis afecta al menos a una de cada diez mujeres y hasta la mitad de las mujeres que padecen infertilidad.[2, 3] Casi todo el mundo conoce a alguien que tiene endometriosis. Cuesta más hacer seguimiento de la adenomiosis, ya que suele hacer falta practicar una histerectomía para diagnosticarla, pero se ha encontrado en hasta un tercio de las muestras obtenidas de histerectomías.[4] Es muy probable que las cifras verdaderas de los casos de endometriosis y de adenomiosis estén muy por encima de las que manejamos, ya que deben diagnosticarse quirúrgicamente y muchas personas presentan síntomas, pero nunca llegan a pasar por el quirófano.

Al igual que sucede con los miomas, se desconocen las causas de la

Endometriosis

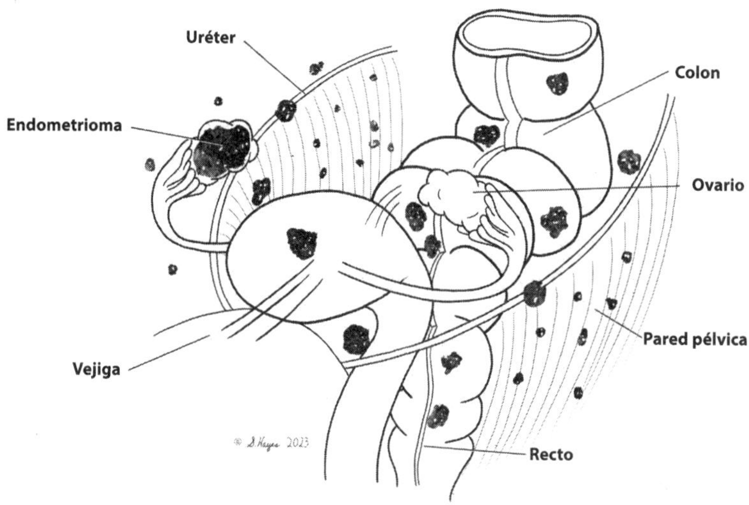

Adenomiosis

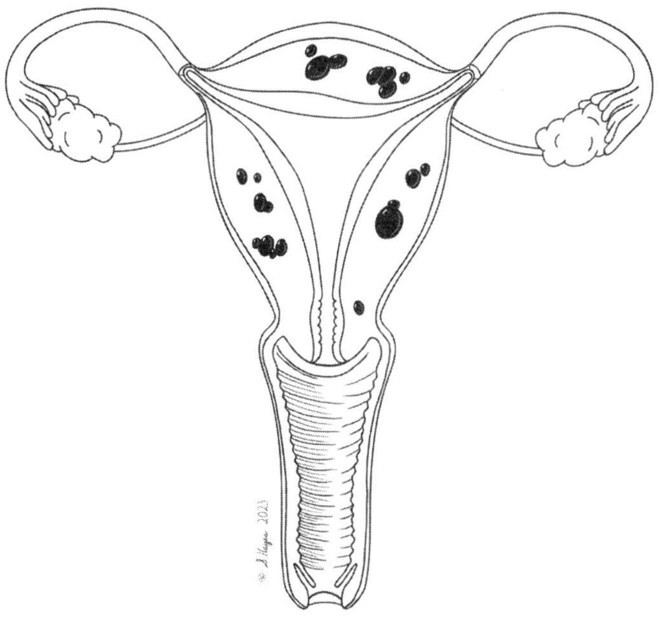

endometriosis y de la adenomiosis. Es probable que exista algún tipo de relación genética que todavía no se ha descubierto, ya que a veces la endometriosis afecta a varios miembros de la misma familia. Existen varias teorías sobre sus orígenes. Puede que surja en las estructuras que luego forman el útero en las primeras etapas del desarrollo del embrión.[5] Puede que otro tipo de células se transformen en células como las del endometrio, o que algún tejido o señal biológica que se desplace por el sistema linfático o el flujo sanguíneo desencadene el crecimiento del tejido endometrial. La adenomiosis es más frecuente entre las pacientes a las que se les ha practicado una cesárea u alguna otra intervención en el útero, de forma que es posible que se propague al seccionar la pared del útero, pero muchas pacientes con adenomiosis nunca se han sometido a ninguna operación.

Una de las primeras teorías sobre la endometriosis fue la teoría de Sampson de la menstruación retrógrada, la cual sugería que parte del tejido endometrial de la cavidad uterina viajaba hacia atrás por las trompas de Falopio durante las reglas y se implantaba en las superficies de la pelvis.[6] Pero esta teoría no explica cómo es posible que la endometriosis crezca en lugares como el ombligo y en el interior del pecho, ni cómo puede aparecer tras una histerectomía. Incluso los hombres cisgénero pueden tener endometriosis; existen casos en los que se ha hallado endometriosis en hombres que se quejaban de dolor abdominal, habitualmente en hombres con niveles de estrógeno más elevados de lo normal.[7] Es evidente, pues, que la menstruación retrógrada no es la causa principal de la formación de la endometriosis, pero todavía hay algunos profesionales de la salud que a veces propagan esta teoría anticuada. Por ejemplo, muchos médicos les dicen a sus pacientes que una histerectomía les curará la endometriosis, porque creen que, si no hay útero, no puede reaparecer; sin embargo, la endometriosis puede reaparecer, y de hecho lo hace, en mujeres que se han sometido a una histerectomía. Aunque existen muchas teorías, no disponemos de una respuesta definitiva que explique el origen de la endometriosis y de la adenomiosis. Es posible que surjan a través de más de una vía, y que la endometriosis que aparece en hombres o fuera de la pelvis responda a causas ligeramente distintas. Es fundamental que se siga investigando para que podamos diseñar tratamientos más específicos y hallar métodos que prevengan la aparición de estas enfermedades ya desde el inicio. Al igual que los miomas, la endometriosis y la adenomiosis no tienen una causa conocida, por lo que nuestro enfoque se limita a extirpar la enfermedad o a administrar medicaciones para suprimir los síntomas.

Síntomas

La endometriosis y la adenomiosis provocan dolor y otros síntomas al inflamar las estructuras que las rodean. Dado que el útero y los ovarios están cerca de varios órganos pélvicos, estas enfermedades pueden dar lugar a una amplia gama de síntomas en función de las partes del cuerpo que se vean afectadas. Los órganos y las estructuras a las que pueden afectar incluyen el útero, los intestinos y el recto, la vejiga y los uréteres, los músculos y los nervios.

Útero

La adenomiosis puede provocar un sangrado uterino severo y persistente similar al que aparece con los miomas. En menor grado, la endometriosis también puede dar lugar a síntomas de sangrado, como reglas abundantes o manchados irregulares.

Intestino y recto

Algunos de los síntomas más comunes de la endometriosis tienen que ver con los intestinos, dado que muchas personas pueden tenerla localizada en puntos contiguos al recto y al colon. De hecho, a muchas pacientes primero se les diagnostica incorrectamente síndrome del colon irritable porque presentan síntomas persistentes como estreñimiento, diarrea, dolor al defecar, distensión abdominal, náuseas o sangrado rectal. Los síntomas pueden ser tan severos que no es raro que antes que al ginecólogo acudan al médico de cabecera o a un especialista en problemas gastrointestinales. Si los síntomas del colon irritable parecen empeorar marcadamente alrededor de la ovulación o la menstruación, es una señal muy clara de que podría tener endometriosis.

La adenomiosis también puede provocar síntomas gastrointestinales, pero son mucho más frecuentes con la endometriosis, y la severidad de la diarrea, del estreñimiento, del dolor y de la distensión abdominal suele ser mucho peor con la endometriosis.

Vejiga y uréteres

Aunque los síntomas relacionados con la vejiga son menos comunes que los intestinales cuando se tiene endometriosis y adenomiosis, ambas pueden provocar urgencia y frecuencia urinaria, sensación de ardor o la aparición de sangre en la orina. Es posible que la persona que las padece crea que tiene infecciones de orina constantemente, pero en la orina no aparece ninguna bacteria. En los casos graves, la endometriosis puede crecer en el interior de la vejiga o de los uréteres.

Músculo

Los músculos del suelo pélvico rodean la vejiga, la vagina y el recto y conectan con las piernas, las caderas y la zona lumbar. Tanto la endometriosis como la adenomiosis pueden inflamar estos músculos, lo que puede provocar dolor durante las relaciones sexuales o al hacer ejercicio, o dolores sordos que bajan por las piernas. Los espasmos musculares pueden dificultar el control de ciertas funciones corporales, como defecar u orinar, lo que puede dar pie a estreñimiento o a la sensación de que la vejiga no se ha vaciado del todo tras ir al baño.

Nervios

Los nervios se extienden por la pelvis y bajan por las piernas, y si se inflaman a causa de la endometriosis o de la adenomiosis, pueden provocar dolores intensos o sensación de ardor en la zona lumbar, las nalgas y las piernas. En los casos graves, puede haber entumecimiento o debilitamiento en las extremidades inferiores.

Síntomas sistémicos

Los síntomas sistémicos afectan a varios sistemas de órganos o al cuerpo entero en lugar de a una parte en concreto. Las pacientes con endometriosis o adenomiosis pueden presentar síntomas sistémicos que no se sienten en la pelvis. Por ejemplo, la endometriosis puede provocar fatiga extrema o migrañas. Estos síntomas son más difíciles de explicar que los síntomas pélvicos, los cuales aparecen porque la endometriosis o la adenomiosis inflaman los órganos cercanos directamente. Es posible que haya relación entre la endometriosis y la adenomiosis y la inflamación más sistémica que afecta al resto del cuerpo.

La endometriosis y la adenomiosis también pueden empeorar el estado de ánimo. Los síntomas físicos pueden ser tan angustiantes que llegan a provocar depresión o ansiedad, las cuales, a su vez, empeoran el dolor y los síntomas intestinales y musculares, dando lugar así a un ciclo terrible de sufrimiento físico y emocional.

Cuándo aparecen los síntomas

Se cree que las hormonas producidas por los ovarios, y el estrógeno en especial, estimulan la endometriosis y la adenomiosis, de forma que el dolor y los síntomas tienden a empeorar durante los picos hormonales que se dan con la ovulación y la menstruación. Los síntomas suelen resolverse pasada la menopausia, cuando las hormonas se reducen, pero es importante saber que algunas personas siguen teniendo problemas después de la menopausia porque todavía conservan cierta producción de estrógenos por parte de los ovarios, de las células adiposas del resto del cuerpo, e incluso de la propia endometriosis. Los hombres transgénero pueden padecer endometriosis por la misma razón, incluso si toman testosterona y ya no tienen la menstruación.

Factores de riesgo

Existen ciertos factores de riesgo para el desarrollo de endometriosis, entre ellos, el historial menstrual, la anatomía uterina y los casos de endometriosis en la familia. No aparece a causa de las acciones de la persona; no es culpa de la paciente, y, en muchos casos, aparece en personas que no presentan ningún factor de riesgo. Sobre los factores de riesgo de la adenomiosis se sabe menos, pero se asocia a cirugías uterinas previas.

Exposición al estrógeno

Varios de los factores de riesgo de la endometriosis tienen que ver con una mayor exposición al estrógeno de los ovarios, por ejemplo, al tener la primera regla a una edad temprana o la menopausia a una edad más tardía.

Historial familiar

La endometriosis suele ser cosa de familia, y tener familiares que la padecen es un factor de riesgo para desarrollarla. Es posible que a las mujeres más mayores de la familia no se les diagnosticara, pero pueden tener un historial de dolor intenso con la regla, infertilidad o abortos espontáneos que sea indicativo de endometriosis.

Trastornos pélvicos

Las personas que presentan trastornos en la anatomía pélvica, como una pared (septum) en el medio de la vagina o de la cavidad uterina, o un útero en forma de corazón (bicorne) o duplicado (didelfo), también presentan un mayor riesgo de padecer endometriosis.

Embarazo y cirugía

Las mujeres que han tenido varios hijos o que se han sometido a cirugías uterinas como cesáreas o dilataciones y legrados tienen un mayor riesgo de desarrollar adenomiosis. Es posible que el embarazo y las cirugías afecten a la frontera entre el endometrio y el miometrio en el útero, lo que daría vía libre al crecimiento de la adenomiosis.

Fertilidad

La endometriosis puede aumentar el riesgo de infertilidad y de tener abortos espontáneos. La adenomiosis también puede afectar a los índices de fertilidad y de pérdida del embarazo, pero se han hecho menos estudios sobre la adenomiosis y el embarazo. Hasta la mitad de las pacientes a las que se les asignó el sexo femenino al nacer que presentan infertilidad tienen endometriosis, de forma que existe un vínculo muy estrecho entre la endometriosis y los problemas de fertilidad. Puede provocar cicatrices en las trompas de Falopio, lo que puede causar problemas al concebir o un mayor riesgo de tener un embarazo ectópico. Las trompas que tienen estas cicatrices pueden llenarse de fluido inflamatorio o de sangre menstrual que se ha quedado atrapada; a estas trompas inflamadas se las conoce como *hidrosalpinges*, y existen estudios sobre la fecundación *in vitro* que han arrojado que la presencia de un hidrosalpinx reduce los índices de implantación del embrión y aumenta el riesgo de pérdida del embarazo.[8] Se cree que esto se debe a la presencia de factores inflamatorios en el fluido de la trompa, el cual se desplaza hasta la cavidad uterina y podría afectar al funcionamiento del endometrio.

Aparte de las causas de infertilidad relacionadas con las trompas, tanto la endometriosis como la adenomiosis se asocian a índices de implantación más bajos a través de la fecundación *in vitro* (FIV)[9] y un mayor riesgo general de tener un aborto espontáneo, teóricamente debido a la inflamación del endometrio o al empeoramiento de la calidad de los óvulos, aunque los mecanismos exactos se desconocen. En las etapas más avanzadas del embarazo, la endometriosis y la adenomiosis se asocian a riesgos más elevados de nacimientos prematuros, y las pacientes con endometriosis también presentan índices más elevados de preeclampsia y de parto por cesárea, por razones que no están claras.[10] El tratamiento quirúrgico de la endometriosis y de la adenomiosis podría reducir algunos de estos riesgos.

Algunas personas que presentan infertilidad pueden haber sido diagnosticadas previamente con endometriosis a causa de un dolor severo u otros síntomas molestos. Otras se sorprenderán al saber que tienen endometriosis al recibir los resultados de las pruebas para determinar la causa de sus problemas para concebir o mantener el embarazo. Y es que es posible tener endometriosis severa con cicatrices pélvicas y lesiones en las trompas sin tener síntomas significativos. La primera pista de que algo no anda bien puede ser el descubrimiento de las trompas bloqueadas durante las pruebas de fertilidad.

Descubrir que tienes endometriosis mientras lidias con la infertilidad puede resultar angustiante. Por un lado, el diagnóstico puede proporcionar al fin una respuesta que las pacientes llevan mucho tiempo buscando a sus problemas de fertilidad y ofrecer opciones de tratamiento que quizá mejoren sus probabilidades de concebir y llevar adelante el embarazo. Por el otro, lidiar con una enfermedad crónica en ocasiones difícil de tratar puede ser otra fuente de frustración y confusión en un proceso doloroso emocionalmente. Por suerte, muchos médicos especializados en fertilidad tienen cierta experiencia con la endometriosis, e incluso si no la tratan quirúrgicamente ellos mismos, podrán derivar a sus pacientes a un especialista en endometriosis si es necesario.

Diagnóstico

Dado que no existe una prueba de laboratorio sencilla o un estudio por imagen capaz de identificar la endometriosis o la adenomiosis de manera definitiva, ambas deben diagnosticarse por la vía quirúrgica. Un ginecólogo debe operar y extirpar un tejido que luego se examina bajo el microscopio. Si se observan células similares a las del endometrio en las muestras extraídas, se confirma la presencia de endometriosis o adenomiosis.

Antes de someterse a cirugía para diagnosticar la endometriosis, es importante consultar primero con el médico de cabecera o un ginecólogo, quien seguramente recomendará pruebas básicas, como un examen pélvico y estudios por imagen. También ofrecerá opciones para gestionar la enfermedad, como cirugía laparoscópica para el diagnóstico y el tratamiento, o derivará a la paciente a un especialista en endometriosis si no practica la cirugía.

Por imagen: ecografías y resonancias magnéticas

Si la paciente presenta dolor pélvico, sangrados irregulares o problemas de fertilidad, lo más probable es que el ginecólogo pida una ecografía pélvica para hacer una valoración del útero y los ovarios. Sin embargo, es posible que en dicha ecografía no se observe nada atípico en el caso de las personas con endometriosis, porque esta enfermedad suele empezar en forma de puntos planos pequeños en las superficies de las paredes de la pelvis o de los órganos, casi como si fuesen puntitos dibujados sobre una hoja de papel, lo que hace que sean demasiado pequeños para detectarlos con pruebas por imagen.

A medida que avanza, la endometriosis puede formar quistes en los ovarios o nódulos de tejido denso que crecen en las paredes de la pelvis, de la vagina o de órganos cercanos; a esto se lo conoce como *endometriosis profunda*. Los radiólogos o ginecólogos especializados en endometriosis son capaces de identificar indicios sutiles en una ecografía, como el engrosamiento de las paredes vaginales o rectales, que sugieran la posibilidad de una endometriosis profunda.

Los quistes provocados por la endometriosis, llamados *endometriomas*, se ven en la ecografía como una acumulación de fluido en los ovarios. Los endometriomas están llenos de un líquido denso marrón que en la ecografía tiene un aspecto parecido a la sangre.

La resonancia magnética es una prueba más precisa que permite valorar mejor las estructuras colindantes, como los intestinos. La endometriosis severa se ve en las resonancias como zonas inflamadas o pequeñas masas en las paredes de la vagina, de los intestinos o de la vejiga. La endometriosis puede hacer que órganos como el útero y los intestinos se peguen entre ellos con tejido cicatrizado, que también puede verse en la resonancia.

Por su parte, la adenomiosis puede aparecer en la ecografía o la resonancia como un miometrio heterogéneo —es decir, músculo irregular o con apariencia manchada—, pequeñas acumulaciones de sangre en la pared uterina o una difuminación de la línea que separa el endometrio del miometrio.

Las resonancias magnéticas son más precisas que las ecografías para detectar la adenomiosis y la endometriosis sutil, pero incluso estas pruebas pueden pasar por alto muchos casos.

Pruebas de laboratorio

Se está investigando para encontrar biomarcadores de la endometriosis, los cuales permitirán diagnosticar la enfermedad a través de análisis de sangre o de la biopsia del tejido endometrial que se encuentra en el interior del útero. Estas pruebas todavía no están disponibles para el público general, pero son un avance diagnóstico muy prometedor.

Tratamiento

En lo referente a la endometriosis y la adenomiosis, las opciones de tratamiento se engloban en dos categorías: la cirugía para extirpar el tejido y la medicación para gestionar los síntomas. La cirugía es el único método que permite confirmar el diagnóstico y la única forma de eliminar por completo la enfermedad. Pero eso no quiere decir que todas las pacientes tengan que someterse a una operación, ya que el objetivo del tratamiento de la endometriosis y de la adenomiosis es optimizar la calidad de vida de la persona, y en algunos casos basta con medicaciones como los anticonceptivos para aliviar del todo el dolor y otros síntomas. El tratamiento quirúrgico de la endometriosis es más sencillo que el de la adenomiosis; en muchos casos, esta última se encuentra en toda la pared uterina, de forma que su extirpación quirúrgica suele implicar una histerectomía, y no todas las personas que tienen adenomiosis están preparadas o quieren que se les extirpe el útero.

Tratamiento quirúrgico de la endometriosis

El mecanismo de referencia para diagnosticar y eliminar la endometriosis es la extirpación, y consiste en extraer el tejido en el que está creciendo la endometriosis. La mayoría de las cirugías de endometriosis se hacen por la vía laparoscópica o robótica. La endometriosis también puede afectar a otras partes del cuerpo, como el ombligo o las cicatrices de una cesárea, y, en estos casos, para extirpar la enfermedad basta con abrir la piel con un bisturí y eliminar el tejido y la grasa afectados de debajo de la piel mientras la paciente se encuentra anestesiada.

Dado que en la mayoría de los casos la endometriosis se encuentra en la pelvis y el abdomen, el tipo de cirugía más empleado es la laparoscopia. Una laparoscopia sencilla para extirpar endometriosis resulta muy poco invasiva, se lleva a cabo en el mismo día y el período de recuperación es relativamente rápido. Las pacientes suelen poder volver a trabajar o a hacer ejercicio entre unos días y cuatro semanas después de la operación, según cómo se sientan y la magnitud de la cirugía.

Extirpación de endometriosis por laparoscopia

El peritoneo es una capa transparente de tejido conjuntivo que recubre las superficies de la pelvis. Este es el tejido que suele extirparse durante el tratamiento laparoscópico de la endometriosis, a veces junto al tejido adiposo que se encuentra debajo de esta capa superficial. La endometriosis puede adoptar muchas apariencias distintas: llagas transparentes; lesiones blancas, rojas, negras o marrones; rupturas en el peritoneo; o nódulos de grasa y tejido cicatrizado. Estas lesiones pueden ser puntos muy pequeños en las paredes de la pelvis o de los órganos pélvicos, o pueden ser zonas extensas que provocan inflamación en toda la pelvis. Incluso a los cirujanos expertos les puede costar discernir si una lesión es endometriosis solo por su apariencia durante la laparoscopia; no todas las llagas o puntos blancos o pigmentados son endometriosis, por lo que la mayoría de los especialistas extirpan tanto tejido de apariencia atípica como pueden para garantizar la precisión y finalización del tratamiento. Las lesiones provocadas por la endometriosis pueden ser diminutas, de un milímetro o menos, y estos puntitos son prácticamente imposibles de ver a simple vista, de ahí que la laparoscopia sea el enfoque quirúrgico preferido. Se introduce un laparoscopio o cámara pequeño en el abdomen para examinar de cerca el tejido de la pelvis. Si se observa una posible lesión de endometriosis, se extirpa con unas tijeras laparoscópicas diminutas, un rayo láser u otros instrumentos quirúrgicos largos y estrechos que se introducen a través de unas pequeñas incisiones en el abdomen.

La ablación es otro enfoque del tratamiento laparoscópico de la endometriosis, y consiste en destruir el tejido en lugar de extraerlo. La ablación de endometriosis se puede llevar a cabo con unos instrumentos electrificados que destruyen el tejido con calor. En los casos leves, puede que optar por la ablación en lugar de por la extirpación no dé lugar a diferencias en cuanto a la mejora postoperatoria de los síntomas o a la probabilidad de reaparición.[11] No se han hecho demasiados estudios de los resultados de las cirugías, de forma que el enfoque elegido para tratar la endometriosis depende en gran medida de la experiencia de los cirujanos especializados en endometriosis.

La mayoría de los expertos en endometriosis optan por extirparla siempre que se pueda, por varios motivos. Si se queman todas las lesiones en lugar de extirparlas, no se dispondrá de ninguna muestra para confirmar el diagnóstico de endometriosis. Además, la ablación conlleva el riesgo de dañar las estructuras cercanas, como los intestinos o los uréteres, porque el instrumental genera un calor que se puede extender hacia el tejido adyacente. Otra razón por la que los especialistas prefieren extirpar es que la ablación de la superficie no trata la enfermedad que se encuentra en el tejido más profundo y hace que sea más probable dejar gran parte de la endometriosis todavía en su sitio.

Endometriosis severa

A medida que avanza, la endometriosis puede afectar a otros órganos como los ovarios. Los quistes de endometriosis crecen en el interior del tejido ovárico normal. Pueden ser muy inflamatorios y provocar cicatrices en el ovario, los intestinos, el útero, las trompas o las paredes de la pelvis. Tener un endometrioma grande se relaciona estrechamente con tener más enfermedad severa en la pelvis, y la cirugía para extirparlo puede resultar complicada.

En los casos graves, la endometriosis también se puede extender a los intestinos, al apéndice, a la vejiga, a los uréteres o al diafragma, y para extirparla puede ser necesario un equipo multidisciplinario de cirujanos colorrectales, urológicos y torácicos para extirpar toda la enfermedad. Estas operaciones pueden ser sumamente complejas, y de ahí que sea tan importante diagnosticar y extirpar la endometriosis lo antes posible. Por fortuna, la mayoría de las cirugías de endometriosis son mucho más sencillas tanto para la paciente como para el cirujano, y en especial si se encuentra en sus etapas tempranas.

Extirpación robótica de la endometriosis

Algunos ginecólogos utilizan la cirugía robótica para el tratamiento de la endometriosis. Se han llevado a cabo algunos estudios sobre el uso de un tinte fluorescente intravenoso que hace que las lesiones de la endometriosis brillen al exponerlas a una luz infrarroja especial durante la cirugía robótica.[12] En teoría, esto ayuda a identificar y extirpar las lesiones que a simple vista se habrían pasado por alto. Sin embargo, dichos estudios no han demostrado que la cirugía robótica sea significativamente mejor o peor que la laparoscopia tradicional para el tratamiento de la endometriosis.[13] Esta tecnología, así como los dispositivos robóticos para cirugía, son caros y no siempre están disponibles. Además, el equipo en sí mismo no es tan importante como la experiencia y las habilidades del médico que lleva a cabo la intervención.

Valoración del estadio de la endometriosis

Cuando las pacientes dicen tener un estadio concreto de endometriosis, se refieren a la gravedad de la enfermedad. La Sociedad Americana de Medicina Reproductiva (ASRM, por sus siglas en inglés), la asociación profesional de especialistas en fertilidad, se encargó de desarrollar el sistema de estadios clásico. Los estadios de la ASRM consisten en un sistema de puntos que se basa en la apariencia de la enfermedad durante la cirugía, y va desde el estadio I (cantidades muy pequeñas de enfermedad superficial) hasta el estadio IV (la más grave, con quistes de endometriosis grandes o tejido cicatrizado denso entre los órganos).

Los estadios de la endometriosis son muy diferentes de los del cáncer: las decisiones y los pronósticos relacionados con el cáncer vienen determinados por el estadio, mientras que el sistema de estadios de la endometriosis se creó para estandarizar la extensión de la enfermedad para fines investigadores y para predecir la probabilidad de tener problemas de fertilidad, no para guiar las decisiones de tratamiento. La estrategia general para gestionar la endometriosis es la misma, indistintamente del estadio que se tenga.

Además, los estadios no determinan la gravedad de los síntomas.[14] De hecho, los estudios arrojan que, de media, las pacientes que presentan los peores dolores y síntomas suelen tener una versión leve de la enfermedad, mientras que las que la tienen más extendida tienden a mostrar menos síntomas. La razón se desconoce, pero es posible que las personas que tienen dolores graves busquen tratamiento antes y que se les detecte la endometriosis cuando está más limitada, mientras que en el caso de quienes no padecen tanto dolor, la enfermedad puede ir extendiéndose en silencio, de forma que no se someten a una cirugía hasta después de que la endometriosis se encuentra en un estadio más avanzado.

Encontrar un especialista en endometriosis

Es fácil decir que la escisión por laparoscopia es el tratamiento definitivo para la endometriosis, pero, por desgracia, conseguir que te realicen la cirugía puede ser tremendamente difícil. En muchos lugares, los ginecólogos generalistas gestionan la endometriosis, pero no siempre cuentan con la formación o los recursos necesarios para tratar los casos más graves. A veces, las pacientes se someten a varias cirugías porque el primer cirujano que las opera no se siente cómodo extirpando toda la enfermedad y deja parte de ella sin tocar.

Los ginecólogos generales pueden derivar a sus pacientes a cirujanos especializados en cirugía ginecológica poco invasiva para gestionar su enfermedad. Estos especialistas también suelen tener experiencia evaluando y gestionando dolores pélvicos crónicos procedentes de otras fuentes, como los músculos, los intestinos, la vejiga y los nervios. Dado que el tratamiento de la endometriosis puede ser difícil —desde identificar las lesiones sutiles y practicar cirugías complicadas hasta diagnosticar otras causas de dolor asociadas como la disfunción del suelo pélvico—, consultar a un especialista puede optimizar las probabilidades de la paciente de encontrar la forma de aliviar sus síntomas por completo. No obstante, para muchas pacientes que viven fuera de las zonas metropolitanas más importantes, encontrar a un experto en endometriosis puede resultar difícil o incluso imposible, y puede implicar viajar largas distancias o tener que pagar las consultas de su propio bolsillo. Esta es una de las mayores causas de indignación a las que se enfrentan muchas pacientes de endometriosis.

Los grupos de apoyo a las personas con endometriosis, como Nancy's Nook, publican listas de cirujanos especializados en endometriosis, pero es vital que se forme a muchos más expertos en esta enfermedad, y los sistemas de salud tienen que mejorar la cobertura de la atención en los casos de endometriosis y adenomiosis para que todo el mundo pueda acceder a la atención que merece.

Tratamiento quirúrgico de la adenomiosis

La adenomiosis plantea un desafío distinto en cuanto a su tratamiento. Para extirpar la enfermedad por completo, hay que practicar una histerectomía. Las personas que no tienen interés en la fertilidad pueden considerarlo una noticia maravillosa, ya que la adenomiosis no puede volver a reproducirse una vez extirpado el útero. Sin embargo, la falta de alternativas de tratamiento afecta a las pacientes que desean preservar su fertilidad o que no quieren pasar por una histerectomía.

En algunos casos, la paciente tiene la adenomiosis concentrada en una parte del útero. A esto se lo conoce como *adenomioma*, y al verlo puede parecerse a un mioma, solo que los bordes están menos definidos. Es posible extirpar los adenomiomas del útero por medio de la cirugía, pero suelen ser más complicados de extraer que los miomas porque no siempre hay un borde claro que separe los adenomiomas de la pared uterina normal.

Existe otro enfoque quirúrgico llamado *neurectomía presacra* que consiste en seccionar un puñado de fibras nerviosas de la superficie del sacro, en la base de la columna.[15] Esto puede ayudar a aliviar el dolor que se siente a media altura en la pelvis, incluido el dolor uterino provocado por la adenomiosis, pero conlleva ciertos riesgos, como la posibilidad de dañar los vasos sanguíneos cercanos o los uréteres, o provocar problemas funcionales como el estreñimiento o la urgencia urinaria. Además, la neurectomía presacra es una intervención altamente especializada, y son pocos los ginecólogos que cuentan con la formación necesaria para practicarla.

La histerectomía y la ooforectomía

Dado que la histerectomía es un tratamiento definitivo para la adenomiosis pero no para la endometriosis, la mayoría de los especialistas solo plantean la posibilidad de una histerectomía si sospechan la presencia de adenomiosis o si se sabe que hay endometriosis en la superficie o uniones del útero. Por ejemplo, si el útero está gravemente unido al recto y hay endometriosis entre los dos órganos, puede que se ofrezca una histerectomía. También se puede plantear en el caso de que la persona presente un sangrado grave difícil de controlar con otros métodos, pero la histerectomía nunca es obligatoria en el caso de la endometriosis, y, sobre todo, si la persona quiere preservar su fertilidad. Igual que ocurre con los miomas, a veces se dice a las pacientes que la única opción para tratar la endometriosis es la histerectomía, lo cual no es cierto.

Lo mismo ocurre con las ooforectomías bilaterales, o la extirpación de los ovarios, lo cual da pie a la menopausia quirúrgica. Una ooforectomía probablemente resolvería los síntomas y podría considerarse en el caso de una persona con endometriosis muy severa que haya reaparecido tras varias cirugías, pero puede acarrear problemas de salud graves, como enfermedades cardiovasculares, osteoporosis y síntomas menopáusicos como la sequedad vaginal, los sofocos y los cambios de ánimo. La extirpación de los ovarios debería ser el último recurso en los casos más graves de endometriosis que no han respondido a otros tratamientos.

Medicación

Los tratamientos no quirúrgicos de la endometriosis y de la adenomiosis suelen basarse en medicaciones con y sin receta para controlar el dolor, y en métodos hormonales como los anticonceptivos. Por desgracia, no existen medicaciones que eliminen o extraigan la endometriosis o la adenomiosis, y lo único que pueden hacer es suprimir o mejorar los síntomas.

Analgésicos sin receta

Dado que tanto la endometriosis como la adenomiosis son enfermedades inflamatorias, los medicamentos que suelen recomendarse para el dolor son los antiinflamatorios no esteroideos como el ibuprofeno y el naproxeno. El acetaminofeno (paracetamol) puede ayudar, pero los antiinflamatorios no esteroideos en general son más efectivos para controlar el dolor.

Medicaciones hormonales

Los anticonceptivos hormonales y las pastillas de progesterona suelen mejorar el dolor, el sangrado abundante y otros síntomas. Como mínimo, los tratamientos hormonales pueden suprimir la ovulación y la menstruación, que es cuando los síntomas de la endometriosis y de la adenomiosis suelen empeorar más. Los DIU de progesterona que se colocan en el útero pueden ayudar en el caso de períodos dolorosos o abundantes, pero no evitan la ovulación ni la formación de quistes de endometriosis en los ovarios.

Existe cierto debate sobre si tomar medicaciones hormonales tras la extirpación quirúrgica de la endometriosis puede ayudar a evitar que reaparezca. Todo cirujano especializado en endometriosis, independientemente de lo experimentado que sea, tendrá pacientes en quienes sí reaparecerá o que solo verán una resolución parcial de los síntomas. De ahí que haya personas que decidan continuar con los métodos hormonales tras la cirugía para controlar los síntomas que todavía estén presentes o, sencillamente, para evitar el embarazo.

Agonistas y antagonistas de la hormona liberadora de gonadotropina (GnRH)

El estrógeno estimula la endometriosis y la adenomiosis, de forma que los agonistas y antagonistas de la GnRH son efectivos para tratar el dolor que provocan, ya que reducen los niveles de estrógeno. Sin embargo, solo suelen administrarse entre seis y veinticuatro meses como máximo, ya que pueden causar pérdida de masa ósea.[16]

Opciones holísticas

Puesto que la endometriosis y, en menor grado, la adenomiosis pueden afectar a tantos órganos distintos, muchas pacientes no experimentan un alivio total de sus síntomas con la cirugía o la medicación por sí solas. A veces hace falta fisioterapia para tratar los músculos inflamados o implementar cambios en la alimentación para mejorar los síntomas gastrointestinales. La buena noticia es que adoptar un enfoque holístico suele hacer que tengan muchísimas probabilidades de controlar todos sus síntomas.

Cambios en la alimentación

Existen estudios que han demostrado que implementar ciertos cambios nutricionales podría mejorar los síntomas de la endometriosis, pero son estudios pequeños y los datos son limitados, de forma que no existen unas pautas claras que rijan las intervenciones alimentarias.[17] En un ensayo clínico con un grupo de control aleatorizado, se observó que tomar suplementos de vitamina D mejoraba el dolor, pero el grupo al que se le administró un placebo experimentó casi el mismo grado de mejora del dolor que quienes tomaron vitamina D.[18]

Algunas pacientes de endometriosis dicen, desde un punto de vista subjetivo, que sus síntomas mejoran al consumir cúrcuma. Se han llevado a cabo varios estudios que demuestran que la curcumina, el principal agente activo de la cúrcuma, presenta actividad antiinflamatoria y antioxidante, lo cual en teoría podría actuar sobre parte del dolor y de los síntomas de la endometriosis.[19] Lamentablemente, no existen estudios directos sobre el uso de la cúrcuma para tratar la endometriosis.

Muchas personas que padecen endometriosis o adenomiosis también comparten la experiencia subjetiva de mejora en cuanto al dolor y a los problemas gastrointestinales al evitar alimentos inflamatorios como los lácteos, la carne roja, el gluten y el azúcar. No existen estudios que confirmen que los cambios en la alimentación sean efectivos en lo que se refiere a reducir los síntomas de la endometriosis y de la adenomiosis, pero dado que limitar estos alimentos o consumirlos con moderación puede aportar otros beneficios para la salud, merece la pena tenerlos en cuenta. Llevar un diario puede ayudar a identificar los desencadenantes alimentarios: se trata de hacer un seguimiento diario de los síntomas, con una escala del dolor del uno al diez, y de anotar todos los alimentos y bebidas que se consumen, así como las actividades que se han llevado a cabo. Hacerlo puede ayudar a identificar qué factores están empeorando el dolor o los síntomas gastrointestinales o urinarios.

Fisioterapia del suelo pélvico

Muchas pacientes de endometriosis padecen de inflamación o contracciones en los músculos del suelo pélvico, y la fisioterapia del suelo pélvico las puede ayudar en ese sentido. Los fisioterapeutas del suelo pélvico se especializan en tratar las causas musculares del dolor crónico, así como las disfunciones del colon y de la vejiga que pueden surgir a raíz de la inflamación pélvica. Incluso si un cirujano ha llevado a cabo una extirpación muy minuciosa de la endometriosis, si la paciente tiene los músculos tensos y le duelen, es posible que sigan provocándole dolor y dificultades a la hora de ir de vientre, orinar o mantener relaciones sexuales hasta que se traten con fisioterapia. Es una opción de tratamiento maravillosa, ya que resulta muy efectiva y sus riesgos son mínimos.

Marihuana medicinal y CBD

Algunos estudios han mostrado que el uso de marihuana medicinal mejora el dolor y los síntomas de la endometriosis.[20] La marihuana medicinal debe ser siempre recetada por un profesional médico acreditado, ya que su uso entraña ciertos riesgos, como náuseas, vómitos y afectaciones en el estado de ánimo. Hay quien recurre al cannabidiol, o CBD, para tratar el dolor de la endometriosis. El CBD es un compuesto químico que está presente en la marihuana y que no provoca alteración de la conciencia. Los estudios al respecto son limitados debido al hecho de que los productos de CBD no están regulados y, por lo tanto, su concentración y formulación pueden variar significativamente.

Salud mental

Puesto que el dolor y los angustiantes síntomas de la endometriosis y de la adenomiosis pueden afectar directamente al estado de ánimo y al bienestar emocional de la persona, las intervenciones en materia de salud mental son una parte importante del proceso de curación. Cuidar de la salud mental siempre es importante, pero se ha demostrado que la ansiedad y la depresión empeoran el dolor, los síntomas gastrointestinales y la tensión muscular, de forma que gestionar los síntomas anímicos también puede ayudar a romper con el ciclo del dolor que padecen tantas personas con endometriosis y adenomiosis. La buena noticia es que hay algunos estudios que han demostrado que la terapia cognitivo-conductual (la cual se basa en la conversación para identificar patrones de pensamiento, mejorar las habilidades de gestión de las emociones y aliviar la angustia emocional) y ciertas prácticas como la conciencia plena (o *mindfulness*) y la meditación pueden mejorar los síntomas de la endometriosis. Se ha observado que la terapia cognitivo-conductual en concreto resulta efectiva en la gestión de distintas enfermedades médicas en las que se observa una conexión entre la mente y el cuerpo, entre las que se cuenta la endometriosis. Cualquiera que se vea afectado por sentimientos profundos de depresión, ansiedad u otros síntomas anímicos debería acudir a un profesional acreditado de salud mental. Debe darse tanta prioridad a una buena atención de la salud mental como a la cirugía o a la medicación.

Puntos clave

- La endometriosis es un tejido que se asemeja al tejido del interior de la cavidad del útero y que se encuentra fuera de él. La adenomiosis es una afección similar, pero el tejido crece en las paredes del útero.
- Una de cada diez mujeres tiene endometriosis.
- De media, se tarda siete años en ser diagnosticada de endometriosis.
- Una combinación de cirugía y fisioterapia del suelo pélvico puede ayudar a aliviar el dolor, así como los síntomas gastrointestinales, urinarios y nerviosos de la endometriosis y de la adenomiosis.

CAPÍTULO 6

Síndrome del ovario poliquístico

De entrada, casi nada de lo que caracteriza al SOP (síndrome del ovario poliquístico) parece tener sentido: puede hacer que la regla desaparezca durante meses o provocar un sangrado abundante y persistente. La falta de períodos regulares es uno de sus síntomas más comunes, pero a veces los médicos tratan este síndrome con anticonceptivos hormonales, los cuales pueden hacer que los períodos sean más ligeros o desaparezcan por completo. Hasta su propio nombre es contradictorio, porque en realidad no hace falta tener ovarios poliquísticos para que se te diagnostique SOP; basta con tener otros síntomas que encajen con el síndrome, como la presencia de reglas irregulares, acné o vello facial.

El SOP es el trastorno endocrino (relacionado con las hormonas) más frecuente entre las mujeres de edad reproductiva, y afecta al 10 % o más de las personas a quienes se les ha asignado el sexo femenino al nacer.[1] En lo que respecta al SOP, las preguntas superan con creces a las respuestas, y eso es algo que genera una frustración enorme entre las personas que lo padecen. Y es que este síndrome puede afectar a todos los ámbitos de la vida: desde el aspecto hasta el peso, pasando por la salud en general, la fertilidad y el estado anímico. Igual que otras enfermedades ginecológicas comunes, como la endometriosis y los miomas, sus causas exactas se desconocen y no existe una cura, pero los síntomas y los problemas de salud que produce se pueden gestionar. Hay ciertos estudios que están centrándose en encontrar sus posibles causas biológicas, y, con suerte, a medida que se vaya sabiendo más acerca del SOP, en el futuro contaremos con opciones de prevención y tratamiento más concretas.

Información básica sobre el SOP

El SOP es un desequilibrio de las hormonas que normalmente regulan la ovulación y los períodos. Se trata de un síndrome, lo que significa que es un grupo de signos y síntomas asociados y no una enfermedad específica provocada por una raíz biológica conocida. La constelación de problemas que puede generar incluye anomalías menstruales; infertilidad; trastornos del estado del ánimo, como la depresión y la ansiedad; cambios en la piel, como el acné y el hirsutismo (aumento del vello facial y corporal), y problemas metabólicos, como presión arterial elevada, colesterol alto, resistencia a la insulina, diabetes y obesidad.

Los síntomas y rasgos del SOP pueden ser muy diversos entre una paciente y otra. A veces, las pacientes de SOP presentan diferentes síntomas en momentos distintos de su vida, a medida que su edad o peso van cambiando. También existen diferencias étnicas y regionales en la presentación del SOP:[2] las personas de Oriente Medio y de origen hispano y mediterráneo pueden presentar un crecimiento más significativo de vello facial o corporal; entre las personas del sureste asiático y África se observan índices más elevados de problemas de salud metabólica; y las pacientes del Asia oriental tienen menos probabilidades de tener sobrepeso y pueden presentar un menor crecimiento de vello. Dado que las personas con SOP pueden tener experiencias tan variadas, es posible que haya varias enfermedades subyacentes que actualmente se estén agrupando bajo el paraguas del SOP.

Diagnóstico

Puesto que el SOP es un síndrome y no una enfermedad con causa conocida, no existe una prueba de laboratorio específica para diagnosticarlo; se diagnostica a partir de una combinación de síntomas y observaciones físicas. La definición del SOP ha ido cambiando y ampliándose a lo largo de los años. Lo que hoy entendemos como SOP se describió por primera vez en 1935 por los ginecólogos Irving Stein y Michael Leventhal, aunque ellos hablaban solamente de una combinación de períodos ausentes y ovarios poliquísticos. Desde entonces se han planteado varias definiciones distintas que han ido incorporando síntomas asociados, como testosterona elevada y problemas médicos crónicos. En 2003, un grupo de expertos de la Sociedad Europea de Reproducción Humana y Embriología y de la Sociedad Estadounidense de Medicina Reproductiva se reunieron en Rotterdam, en los Países Bajos, y consensuaron una definición del SOP.[3] Los rasgos diagnósticos actuales se conocen como «los criterios de Rotterdam», y si la persona en cuestión presenta al menos dos de estos tres criterios, se le diagnostica SOP:

1. Oligoovulación o anovulación:

Las personas con SOP no siempre ovulan de forma regular, así que es posible que no tengan la regla durante varios meses o incluso años. La oligoovulación significa que la persona en cuestión no ovula con la periodicidad que debería. La anovulación significa que no ovula durante muchos meses seguidos. Dado que la mayoría de las personas no son conscientes de si ovulan o no, el síntoma que se debe vigilar es la ausencia de períodos. Las pacientes de SOP pueden tener oligomenorrea, es decir, que las reglas aparecen entre treinta y cinco días y tres meses, o amenorrea, que es cuando no tienen la regla durante tres o más meses.

2. Signos clínicos o bioquímicos de hiperandrogenismo:

Todo el mundo tiene testosterona, incluidas las personas consideradas del sexo femenino al nacer. Pero las pacientes con SOP a menudo presentan síntomas de tener niveles de testosterona más elevados de lo normal, como una cantidad significativa de acné o un exceso de vello facial o corporal, y los análisis de sangre pueden mostrar niveles de testosterona más elevados de los que suelen observarse en las mujeres cisgénero. La presencia de acné o de un exceso de vello corporal basta para cumplir este criterio, incluso si los niveles de testosterona son normales. Es importante destacar que hay otras enfermedades médicas, como los trastornos adrenales y los tumores, que pueden dar pie a un nivel elevado de testosterona, y que unos niveles sumamente elevados de testosterona pueden apuntar a una de estas otras enfermedades endocrinas. Los síntomas de masculinización más severa, como la alopecia de perfil masculino, la gravedad de la voz y el agrandamiento del clítoris no son típicos del SOP, de forma que, si la persona presenta estos síntomas y no está tomando testosterona, su médico debería buscar otras causas.

3. Ovarios poliquísticos:

Los quistes del SOP son folículos, los cuales son unas bolsitas diminutas de fluido que contienen un óvulo cada una. Para que se los considere poliquísticos, debe observarse un cierto número de folículos en una ecografía (veinte o más, según las pautas más recientes) o deben ser más grandes de lo normal. En la ecografía, estos quistes se ven como una hilera de perlitas, y los folículos están alineados justo por debajo de la superficie del ovario.

Los ovarios pueden parecer poliquísticos incluso si la persona no tiene SOP, y es que tener los ovarios poliquísticos puede ser algo normal cuando no coincide con la presencia de otros síntomas hormonales y metabólicos del SOP. En cambio, muchas personas tienen SOP sin tener ovarios poliquísticos porque cumplen los otros dos criterios de Rotterdam.

Pruebas diagnósticas

Durante un examen para valorar la presencia de SOP, las pacientes pueden esperar que se les pregunte sobre sus ciclos menstruales y síntomas, como acné o vello facial. El equipo médico extraerá una muestra de sangre para comprobar los niveles hormonales. Si el diagnóstico es cuestionable, se llevará a cabo una ecografía pélvica para ver si hay quistes en los ovarios. Esta ecografía también puede mostrar otras causas de sangrado inusual, lo cual es importante porque muchas personas con SOP también presentan períodos irregulares y a veces abundantes.

El médico pedirá análisis de sangre para ver los niveles de testosterona y la función tiroidea, y algunos también mirarán si hay diabetes y colesterol elevado. Es posible que también quieran comprobar otras hormonas, como la hormona luteinizante y la hormona foliculoestimulante. Estos análisis forman parte de las pruebas de fertilidad que se les hacen a las pacientes que están teniendo dificultades para quedarse embarazadas, y los niveles de estas hormonas también pueden ayudar a distinguir el SOP de una menopausia temprana y de un fallo ovárico.

Factores de riesgo

Tener sobrepeso u obesidad entraña un mayor riesgo de tener SOP. La grasa corporal, llamada *tejido adiposo*, puede contribuir a los desequilibrios hormonales propios del SOP, pero tener este síndrome también se asocia con ganar peso y con la dificultad para perderlo. Estamos ante una situación como la del huevo y la gallina en la que no está claro qué aparece primero, el SOP o el peso de más, o si se trata de un ciclo. En el caso de las personas que tienen SOP y sobrepeso, perder peso puede conducir a la resolución o a la mejora de los síntomas; sin embargo, hay muchas personas que tienen lo que se conoce como SOP magro, es decir, que tienen un peso normal o bajo y, aun así, experimentan síntomas de SOP.[4]

Las personas que presentan resistencia a la insulina o diabetes tienen un mayor riesgo de tener SOP, y hasta el 70 % de las pacientes con SOP tienen resistencia a la insulina.[5] La resistencia a la insulina, también conocida como *prediabetes*, significa que el cuerpo no responde con normalidad a la insulina, una hormona que reduce los niveles de azúcar en sangre. Si se tienen los niveles de azúcar en sangre elevados con frecuencia, el páncreas produce cada vez más insulina. La propia insulina puede formar parte de la causa de los síntomas del SOP, ya que aumenta la liberación de testosterona de los ovarios, estimula el apetito, hace que el cuerpo retenga grasa y puede contribuir a la ganancia de peso.

En el caso de SOP, como ocurre con muchos otros problemas ginecológicos, el historial familiar es un factor de riesgo, así que cualquiera que tenga una madre o hermana con SOP tendrá más probabilidades de tenerlo también.

Riesgos para la salud

Las personas con SOP tienen un mayor riesgo de padecer enfermedades médicas crónicas, sangrados menstruales atípicos, precáncer o cáncer de útero, infertilidad, depresión y ansiedad. Por todo ello, las personas con SOP deben acudir al ginecólogo, a su médico de atención primaria y quizá a un endocrinólogo con regularidad para llevar un seguimiento exhaustivo de su salud.

Síndrome metabólico

Además de tener un mayor riesgo de presentar resistencia a la insulina y diabetes, si se tiene SOP se puede desarrollar presión arterial elevada y colesterol alto. A este grupo de enfermedades médicas se lo conoce como *síndrome metabólico*.

La mayoría de las personas no se hacen pruebas de azúcar en sangre o de colesterol en la adolescencia o en la veintena a menos que haya un historial familiar fuerte de estos problemas. Sin embargo, a las pacientes con SOP se les recomiendan estas pruebas porque no es extraño que presenten resistencia a la insulina y colesterol alto a pesar de ser jóvenes y no mostrar ningún otro factor de riesgo.

Las pacientes de SOP seguirán teniendo un mayor riesgo de padecer síndrome metabólico hasta bien entrada la perimenopausia o la menopausia, incluso después de que las demás anomalías menstruales y hormonales se hayan resuelto.[6]

Sangrado uterino anómalo y cáncer de útero

Cuando las pacientes de SOP no tienen reglas regulares, pueden desarrollar una acumulación excesiva de tejido endometrial en el útero, lo cual puede dar pie a patrones de sangrado muy irregulares o incluso a riesgos como el precáncer o el cáncer de útero. La progesterona, la cual se libera después de la ovulación, ayuda a controlar el crecimiento del endometrio en el útero; ovular de forma irregular hace que disminuya la producción de progesterona, de forma que las células endometriales pueden crecer sin que nadie les preste atención. Si no se menstrúa, el tejido se va acumulando con el tiempo en lugar de expulsarse durante el sangrado mensual, lo cual puede hacer que aparezcan pólipos endometriales o células precancerosas y cancerosas. Esta acumulación de tejido también causa el sangrado excesivo o prolongado que las pacientes de SOP suelen experimentar. Si una mujer no tiene la regla entre cuatro y seis meses, cuando por fin empiece a sangrar, es posible que el cuerpo trate de expulsar el endometrio que se ha ido acumulando entre esos cuatro y seis meses, y el sangrado puede durar semanas o incluso meses. Las personas con SOP suelen alternar entre no tener la regla y un sangrado incontrolable. Cuando los ginecólogos les recomiendan que tomen anticonceptivos o medicaciones hormonales, parte de la lógica tiene que ver con proteger el útero del cáncer, ya que se administra la progesterona para evitar que el tejido endometrial se acumule, así como el sangrado anómalo y el desarrollo de células cancerosas.

Infertilidad

El SOP se asocia con la infertilidad. Si no hay ovulación, no se puede concebir, y cuando se tiene SOP, a veces solo se ovula unas pocas veces al año. Hasta el 80 % de personas con SOP pueden tener problemas para concebir, y es una de las causas de infertilidad más comunes.[7]

Depresión y ansiedad

Las personas con SOP tienen más probabilidades de tener depresión y ansiedad. Lidiar con los síntomas de este síndrome supone pagar un elevado precio emocional, físico y social, y la propia enfermedad puede aumentar el riesgo de padecer alteraciones anímicas.

Tratamiento

Por desgracia, actualmente no existe un tratamiento directo para el SOP porque se desconoce la raíz de la causa de este síndrome. El tratamiento del SOP implica, sobre todo, abordar los síntomas que presenta la paciente. La gestión de este síndrome involucra a todo un equipo de profesionales médicos —ginecólogos, endocrinólogos, especialistas en fertilidad, nutricionistas, profesionales de la salud mental— y exige un enfoque multidisciplinar que incluye medicación, modificaciones del estilo de vida y, a veces, cirugías o intervenciones.

Medicaciones

Se pueden utilizar distintos tipos de medicaciones para abordar los síntomas del SOP y diseñar una combinación de métodos hormonales, tratamientos de fertilidad, tratamientos dermatológicos y medicaciones para la diabetes que se ajuste a las necesidades específicas de cada persona.

Medicaciones hormonales

Las medicinas con progesterona, entre ellas, los métodos anticonceptivos y las pastillas de progesterona no anticonceptivas, ayudan a evitar el sangrado irregular o abundante y reducen las probabilidades de que se desarrollen pólipos o un cáncer de útero. El objetivo no es necesariamente inducir la menstruación en sí, sino evitar que el endometrio se acumule en exceso. De hecho, muchas de estas medicaciones reprimen tanto el crecimiento endometrial que es posible que se deje de menstruar, porque hay muy poco o ningún tejido que expulsar. Esto puede resultar muy desconcertante para las personas con SOP que pasan de no tener la regla a sangrar demasiado y creen que el tratamiento hará que menstrúen mensualmente.

Si tener una regla regular es importante para la paciente, debería comentar esta preferencia con el médico, ya que puede influir en la elección del tratamiento. Pero desde el punto de vista médico, no es necesario que se experimente sangrado menstrual si se están tomando medicaciones con progesterona que protegen al útero de una proliferación de células excesiva.

Tratamientos para el acné y el hirsutismo

Los dermatólogos pueden tratar el acné y el hirsutismo si estos síntomas molestan a la paciente. Hay una medicación diurética llamada espironolactona que trata el acné y el exceso de vello al reducir la testosterona, pero conlleva un cierto riesgo de provocar una presión arterial baja y anomalías en relación con los electrolitos. Existen otras opciones para tratar el acné, como los retinoides y los antibióticos.

Aunque algunas personas con SOP no sienten la necesidad de cambiar la forma en que les crece el vello y la aceptan como parte de su identidad, otras prefieren tratarlo mediante el afeitado, la depilación con cera o láser, la electrólisis o las cremas depilatorias.

Los anticonceptivos que contienen estrógeno también pueden mejorar el acné y el vello facial y corporal, ya que el estrógeno suprime los niveles de testosterona. Por eso, los dermatólogos suelen derivar a sus pacientes al ginecólogo para hablar de los anticonceptivos como tratamiento en casos de acné severo. Algunas píldoras anticonceptivas contienen unos tipos de progesterona (drospirenona y ciproterona) que bloquean directamente los efectos de la testosterona, por lo que suelen recomendarse a pacientes con SOP.

Medicaciones para inducir la ovulación

Si las pacientes con SOP presentan dificultades para concebir, se les pueden recetar medicaciones para estimular e inducir la ovulación. Los especialistas en endocrinología reproductiva e infertilidad son ginecólogos que tratan los problemas de fertilidad, y son quienes recetan este tipo de medicación. Algunos ginecólogos generalistas también pueden recetar medicaciones para inducir la ovulación, pero si la paciente no se queda embarazada tras intentarlo varios ciclos, la derivarán a un especialista.

Los tratamientos que más se utilizan para inducir la ovulación en caso de tener SOP son el clomifeno (Clomid) y el letrozol (Femara). Ambos son fármacos de administración oral que actúan haciendo que la pituitaria libere más hormona foliculoestimulante y hormona luteinizante para estimular el desarrollo de los folículos y desencadenar la ovulación. Se ha demostrado que el letrozol es el método más efectivo cuando hablamos de aumentar las probabilidades de lograr el embarazo en pacientes con SOP, por lo que muchos especialistas lo consideran la primera opción para quienes necesitan un tratamiento de fertilidad.[8]

A las pacientes que no logran concebir con medicación oral se les puede ofrecer gonadotropinas, que son las hormonas foliculoestimulante y luteinizante en formato inyectable. Generalmente, estos fármacos son administrados por especialistas en endocrinología reproductiva e infertilidad como parte de otros tratamientos, como la inseminación o la FIV.

Tratamientos para la resistencia a la insulina y la diabetes

Al bajar un nivel elevado de azúcar en sangre se reducirán los niveles de insulina, lo que puede mejorar los síntomas provocados por el SOP. En el pasado se utilizaba la metformina, una medicación oral para la diabetes, para inducir la ovulación en pacientes con SOP. Hoy se sabe que la metformina es menos efectiva que los medicamentos diseñados para inducir la ovulación, de forma que se recomienda solo para pacientes con SOP que presentan resistencia a la insulina o diabetes.

Los medicamentos para la diabetes de nueva generación, como la semaglutida (Ozempic, Wegovy), también parecen ayudar a perder peso, y alcanzar o mantener un peso saludable puede mejorar los síntomas del SOP. La metformina y la semaglutida pueden producir efectos secundarios como náuseas, vómitos y dolor de estómago, y deben tomarse solo dentro de un plan más amplio que incluya una alimentación saludable y ejercicio físico.

Los endocrinólogos también pueden recetar inositol, un tipo de azúcar que está presente en el arroz integral, los cereales integrales, las almendras, las nueces y algunas frutas y legumbres como suplemento dentro del tratamiento del SOP. El inositol puede estar involucrado en la señalización de la insulina, y se ha demostrado que los tratamientos que incluyen estos suplementos reducen los niveles de testosterona y mejoran la ovulación y los índices de embarazo en algunas personas con SOP.[9]

Cirugías

La mayoría de las pacientes con SOP no requieren de cirugía para tratarse, pero existen algunos procedimientos quirúrgicos que pueden ayudar a quienes no han podido alcanzar sus objetivos de salud con medicación y cambios en el estilo de vida.

La cirugía bariátrica puede ser una opción para acelerar la pérdida de peso en los pacientes obesos y ayudarlos a gestionar afecciones como la diabetes, la hipertensión y la apnea del sueño. Las cirugías bariátricas, como la banda gástrica y el baipás gástrico, ambas realizadas por laparoscopia, restringen la capacidad del estómago de contener alimentos, reducen la absorción y suprimen el apetito. Estas cirugías se llevan a cabo únicamente tras una explicación muy detallada de los beneficios y riesgos, y de los cambios de alimentación y estilo de vida necesarios para mantener una nutrición adecuada mientras se pierde peso de forma segura.

Existe otra operación llamada *perforación ovárica*, y es prácticamente tal como el nombre indica. A través de la laparoscopia, el cirujano hace varios agujeros diminutos en cada ovario. La perforación ovárica puede restablecer la ovulación en hasta el 80 % de las pacientes; es casi igual de efectiva que las medicaciones para estimular la fertilidad, y la mejora en la ovulación puede durar varios años.[10] No está claro por qué funciona, y tampoco existe un protocolo quirúrgico estándar que rija estas intervenciones de perforación. Hoy en día no se llevan a cabo porque existen otras opciones menos invasivas para inducir la ovulación, pero es una buena opción de segunda línea para las pacientes que están dispuestas a someterse a una cirugía cuando los tratamientos estándar no han dado resultado.

Opciones holísticas

Gran parte del cuidado del SOP se lleva a cabo en casa, no en la consulta del médico. Seguir una dieta nutritiva, hacer ejercicio y aliviar el estrés es importante para todo el mundo, pero lo es especialmente para las personas con SOP por su riesgo más elevado de tener problemas metabólicos como la diabetes y el colesterol elevado.

En el caso de las personas con SOP que tienen sobrepeso u obesidad, la pérdida de entre el 5 y el 10 % del peso corporal puede revertir los síntomas, restablecer la ovulación y normalizar los niveles de testosterona.[11] Eso no significa que el objetivo de la gestión del SOP sea que la paciente pierda un determinado número de kilos; de hecho, las dietas milagrosas pueden ser peligrosas y no son sostenibles. La prioridad general debe ser optimizar la salud, lo que incluye desarrollar hábitos sostenibles de ejercicio físico y objetivos nutricionales equilibrados. Los nutricionistas acreditados y los médicos de atención primaria son miembros esenciales del equipo que tratará a la paciente, ya que la ayudarán a gestionar su peso de una forma saludable y a mantener los niveles de azúcar en sangre, de colesterol y de presión arterial adecuados.

Hacer ejercicio de forma regular, dormir bien y gestionar el estrés también ayudan a reducir la insulina y los niveles de azúcar en sangre.[12] También reducen la cantidad de hormonas del estrés, como el cortisol, que pueden provocar hambre y ganancia de peso.[13]

Optimizar la nutrición, hacer ejercicio de forma habitual y cuidar los hábitos de sueño, así como hacerse chequeos periódicos, puede ayudar a las personas con SOP a recuperar el control de su salud y a revertir algunos de los efectos de la afección.

Puntos clave

- El SOP es una afección en la que los desequilibrios hormonales provocan síntomas como la ausencia de la menstruación, infertilidad, acné y un exceso de vello facial, y aumenta el riesgo de padecer hipertensión y diabetes.
- Es el trastorno endocrino más común entre las mujeres en edad reproductiva.
- Una paciente puede tener SOP sin tener ovarios poliquísticos.
- Hasta el 70 % de las personas con SOP tienen prediabetes.
- La nutrición, el ejercicio y la gestión del estrés pueden ayudar a evitar problemas de salud asociados con el SOP, como el colesterol alto y la diabetes.

CAPÍTULO 7

Quistes ováricos

Los quistes ováricos son extremadamente comunes. Si se realiza un estudio por imagen de alguien que tiene ovarios en funcionamiento, lo más probable es que se encuentren quistes. Son la pista falsa más frecuente en casos de dolor pélvico, ya que aparecen con suma frecuencia en las ecografías. A veces, las pacientes se preocupan cuando se les dice que tienen quistes, pero lo habitual es que el ginecólogo les explique que ese pequeño quiste que ha visto en la ecografía es un hallazgo normal, que casi con certeza no es la causa del dolor y que muy probablemente desaparezca en cuestión de semanas.

Sin embargo, en algunas ocasiones, un quiste sí puede ser la fuente del dolor. Los quistes pueden romperse y provocar un dolor repentino e intenso. También pueden crecer hasta volverse grandes y pesados, y en ocasiones pesan tanto que el ovario se tuerce y corta su propio flujo sanguíneo, lo que constituye una emergencia médica conocida como *torsión ovárica.* Hay ciertos tipos de quistes ováricos, como los endometriomas, que son famosos por causar un dolor severo. No siempre es fácil diferenciar entre los quistes que son normales y los que deben ser vigilados o que requieren de tratamiento quirúrgico. Pero la información es clave, así que tratemos de arrojar algo de luz sobre el asunto.

Quistes normales

La mayoría de los quistes ováricos son inofensivos. Mientras genera hormonas y libera óvulos, el ovario a menudo crea quistes fisiológicos, también llamados *funcionales*, que son unas estructuras llenas de líquido que aparecen dentro del funcionamiento normal del ovario. Entre los quistes fisiológicos más comunes se encuentran los quistes foliculares, que son unos folículos grandes llenos de líquido; los quistes del cuerpo lúteo, que pueden aparecer tras la ovulación; y los quistes hemorrágicos, que se forman cuando el tejido ovárico sangra tras la ovulación. Todos estos quistes son sumamente comunes y se consideran hallazgos normales. El cuerpo casi siempre los reabsorbe y desaparecen por sí solos sin necesidad de tratamiento, y no suelen causar dolor o síntomas de ningún tipo. De hecho, a veces los ginecólogos ni siquiera los mencionan al revisar las pruebas por imagen de sus pacientes porque se consideran una parte normal de unos ovarios en edad reproductiva sanos.

Cuando un quiste fisiológico crece demasiado puede causar dolor, presión o molestias, e incluso llegar a romperse. Si un paciente experimenta síntomas molestos debido a quistes fisiológicos recurrentes, se le pueden recetar anticonceptivos orales, ya que ayudan a prevenir la formación de nuevos quistes al bloquear el crecimiento de los folículos y la ovulación. Sin embargo, es un mito que el tratamiento anticonceptivo pueda tratar o reducir los quistes ya existentes, los cuales deberán ser reabsorbidos por sí solos.

Quistes anómalos

Existen ciertos tipos de quistes que no se resuelven por sí solos o que suelen causar un dolor severo. Estos quistes anómalos deben ser extirpados quirúrgicamente si están causando síntomas o suponen otros riesgos para la salud.

Endometriomas

Los endometriomas son quistes ováricos llenos de sangre vieja y tejido de endometriosis. El fluido del interior de los quistes de endometriosis tiene un aspecto parecido al sirope de chocolate, y de ahí que se los conozca comúnmente como *quistes de chocolate.* Los quistes de endometriosis pueden provocar un dolor severo incluso si son pequeños. En las ecografías y resonancias se parecen mucho a los quistes hemorrágicos, ya que ambos contienen lo que parece sangre vieja. Sin embargo, los quistes hemorrágicos suelen desaparecer por sí solos, mientras que los endometriomas, o bien se quedan como están, o se hacen más grandes. Cuando hay dudas de si un quiste es hemorrágico o un endometrioma, el ginecólogo puede recomendar esperar unas semanas o meses y repetir la ecografía para ver si todavía sigue ahí.

Dermoides

Los quistes dermoides, también conocidos como *teratomas maduros* o *benignos*, son sin ninguna duda una de las cosas más extrañas que pueden crecer en el cuerpo humano. Los dermoides crecen a partir de células germinales, que tienen el potencial de convertirse en otros tipos de tejido; en su interior suele haber pelo, dientes y un líquido oleoso, y a veces contienen incluso piel, hueso, tiroides o tejido cerebral.[1] Se desconoce por qué aparecen.

Tener un ovario lleno de pelo y dientes puede resultar muy doloroso. Los dermoides pueden llegar a pesar mucho, lo cual genera el riesgo de una torsión ovárica. Los dermoides pequeños que no producen dolor se pueden vigilar con ecografías para asegurarse de que no crecen, pero si provocan dolor o se hacen grandes, se puede recomendar una cirugía. Si un quiste dermoide se rompe, ya sea de forma espontánea o durante la cirugía, puede causar una inflamación muy severa en el abdomen y la pelvis. Las operaciones para extirpar los quistes dermoides deben llevarse a cabo de forma muy minuciosa para evitar derramar su contenido.

Cistoadenomas

Se trata de quistes benignos con líquido en su interior que se forman a partir de las células de la superficie del ovario. Los cistoadenomas serosos contienen un líquido transparente y acuoso de color paja, llamado *fluido seroso.* Los cistoadenomas mucinosos están rellenos de un fluido de aspecto mucoso y son únicos porque pueden crecer hasta alcanzar un tamaño enorme. Pueden llenar el abdomen entero y contener muchos litros de fluido y provocar mucha presión, dolor y distensión abdominal. Dado su tamaño, en primera instancia los quistes mucinosos suelen alarmar tanto a médicos como a pacientes, pero a la paciente le aliviará saber que en la mayoría de los casos resultan ser benignos y no cancerosos.

Tumores *borderline*

Los tumores ováricos *borderline* también se conocen como *tumores de bajo potencial de malignidad.* Se trata de unos tumores muy poco frecuentes que no son cancerosos, ya que crecen más lentamente que los cánceres y no suelen invadir los tejidos cercanos como sí lo hace el cáncer, pero tienen el potencial de extenderse o volverse cancerosos, y por eso se los trata con cautela. Si se sospecha de un posible quiste *borderline* o de un cáncer de ovario, el ginecólogo general derivará a la paciente a un ginecólogo oncológico para que la oriente y lo trate quirúrgicamente.

Urgencias provocadas por los quistes

A veces, los quistes ováricos pueden entrañar un riesgo grave para la salud de la persona, en cuyo caso deben ser evaluados de inmediato. Las situaciones de urgencia incluyen los quistes que se rompen o que sangran y la torsión ovárica.

Rotura de quiste ovárico

Todos los tipos de quistes ováricos pueden llegar a romperse, causando un dolor agudo y repentino. Si la paciente acude a urgencias con este tipo de dolor intenso, seguramente se le realizará una ecografía. Algunos de los signos que indican una posible rotura de quiste son la presencia de fluido alrededor del ovario o en la pelvis, y un quiste residual con algo de fluido todavía en su interior.

La mayoría de los quistes que han reventado no necesitan tratamiento, ya que el ovario suele curarse solo y reabsorber el líquido. El dolor suele mejorar por sí solo en cuestión de días. El médico podrá recetar analgésicos como ibuprofeno o paracetamol para las molestias durante la recuperación mientras vigila cualquier signo de sangrado interno. Solo es necesario operar si se sospecha un sangrado activo que no se detiene, si el dolor es severo y no mejora, o si existe la posibilidad de que ocurra otro tipo de urgencia, como la torsión ovárica.

Torsión ovárica

La torsión es una de las pocas urgencias quirúrgicas que existen en ginecología. Debe operarse de inmediato porque puede cortar el flujo sanguíneo y provocar la muerte del ovario. Imagina una pelota que cuelga de una cuerda. En esta analogía, el ovario es la pelota, y los vasos sanguíneos que abastecen al ovario son la cuerda. Si la pelota rota, hace que la cuerda gire sobre sí misma con cada vuelta. Si un vaso sanguíneo se gira de esta forma, al final la sangre no fluirá ni hacia el ovario ni desde él, y si el flujo sanguíneo no se restablece rápidamente, el tejido ovárico morirá.

Esto puede provocar un dolor terrible, de una intensidad similar a la de las piedras en el riñón, y las personas que presentan torsión ovárica a menudo se retuercen de dolor en la cama mientras esperan en urgencias. El dolor puede ir y venir a medida que el ovario se retuerce y recupera su posición. Además de un dolor intenso y repentino, la torsión causa náuseas y vómitos.

En la ecografía se puede ver un ovario grande con o sin quiste, y puede observarse una falta de flujo sanguíneo en dirección al ovario. Dado que la torsión puede ir y venir, no se puede descartar incluso si el flujo sanguíneo parece normal en la ecografía. Si se sospecha una torsión, es necesario practicar una intervención de urgencia por laparoscopia de inmediato para deshacer la torsión del ovario, restablecer el flujo sanguíneo y extirpar el quiste para que el ovario no vuelva a retorcerse. Por eso, si se experimenta un dolor pélvico severo y repentino, y especialmente si va acompañado de náuseas y vómitos, es imprescindible acudir a urgencias rápidamente; una vez allí, si los ginecólogos observan indicios de una posible torsión, operarán a la paciente de inmediato.

Diagnóstico

En la mayoría de los casos, basta con una ecografía pélvica para evaluar de qué tipo de quiste se trata y decidir qué enfoque adoptar. Pero si se tienen dudas sobre el tipo de quiste o se sospecha que podría ser canceroso, se puede solicitar una resonancia o un análisis de sangre para buscar los llamados *marcadores tumorales* con el fin de obtener información adicional.

Diagnóstico por la imagen

Las ecografías pélvicas son pruebas muy efectivas en el caso de los quistes ováricos, y permiten identificar claramente los quistes funcionales, los endometriomas y los dermoides. Si el radiólogo no logra determinar qué tipo de quiste es o necesita más información, podrá pedir una resonancia.

Los TAC, que suelen utilizarse en urgencias para evaluar el dolor abdominal, permiten visualizar las anomalías en los intestinos o las piedras en el riñón, pero lo cierto es que son bastante deficientes cuando se trata de evaluar los órganos ginecológicos. Si un TAC revela algo en el útero o los ovarios, el ginecólogo recomendará una ecografía pélvica para obtener una evaluación más detallada. No es extraño que en una ecografía que se ha pedido para evaluar un quiste observado en un TAC no haya ni rastro de él.

Marcadores tumorales

Los marcadores tumorales son proteínas producidas por las células cancerosas y a veces se usan para determinar si un quiste es canceroso. El marcador tumoral del cáncer de ovario más conocido es el antígeno de cáncer 125 (CA-125). Los marcadores tumorales no dicen si la persona tiene cáncer o no, y algunas pacientes que tienen cáncer de ovario presentan marcadores tumorales totalmente normales. Muchas afecciones benignas, como la endometriosis y los miomas, e incluso enfermedades inflamatorias no ginecológicas, como la tuberculosis, pueden causar niveles muy elevados de CA-125. Por estas razones, los expertos no recomiendan fijarse en los niveles de CA-125 en sangre en pacientes premenopáusicas con riesgo medio de cáncer de ovario.[2]

El CA-125 se utiliza para cribar a las personas con un riesgo elevado de cáncer de ovario, especialmente las mujeres con mutaciones en los genes BRCA1 y BRCA2, ya que aumentan significativamente la posibilidad de desarrollar cáncer de mama y de ovario (en inglés, BRCA es el acrónimo de *BReast*, «mama», *CAncer*, «cáncer»). También puede resultar útil para evaluar si un quiste o tumor en el ovario puede ser canceroso en pacientes posmenopáusicas.

Según lo que se observe en las imágenes, en el caso de las pacientes premenopáusicas se podrán pedir análisis de sangre que tengan en cuenta otros marcadores tumorales del cáncer de ovario. Los análisis que combinan varios marcadores tumorales pueden aumentar la precisión de las evaluaciones de malignidad, aunque este tipo de pruebas especializadas no suelen estar disponibles fuera de las grandes zonas metropolitanas.

En última instancia, los marcadores tumorales son solo una parte de una evaluación más extensa que incluye el diagnóstico por imagen, el examen físico, la edad y el historial familiar. Los médicos los usan para ayudar a determinar si una persona debe ser derivada a un oncólogo ginecológico y para hacer un seguimiento de la respuesta al tratamiento en aquellas que tienen cáncer.

Cirugías

Cuando a alguien se le diagnostica un quiste, lo primero que suele preguntar es: «¿Qué tratamiento requiere? ¿Hay que operar?». Los quistes fisiológicos suelen resolverse por sí solos, de forma que basta con vigilarlos hasta que desaparecen. Sin embargo, los endometriomas y los dermoides permanecerán si no se extirpan quirúrgicamente. Esto no significa que se deba operar en todos los casos; al considerar las opciones de tratamiento, el ginecólogo tiene en cuenta factores como la severidad del dolor, el tamaño del quiste, el riesgo de torsión, el impacto en la fertilidad y la posibilidad de cáncer.

Existen dos opciones para el tratamiento quirúrgico de los quistes. Una es la quistectomía, la cual consiste en extirpar el quiste pero no el ovario, y la otra es la ooforectomía, es decir, la extirpación del ovario entero. Las quistectomías y las ooforectomías se pueden llevar a cabo por laparoscopia o laparotomía (cirugía abierta), según el tamaño del quiste y si existe la sospecha de un cáncer o del derrame del contenido. Como ocurre con cualquier cirugía, cuanto más pequeñas sean las incisiones, más rápida será la recuperación y menor el riesgo de complicaciones.

Quistectomía ovárica

Hay quistes que crecen en el interior del tejido ovárico normal. Imagina un globo de agua dentro de otro; el ovario normal sería el globo exterior, y el del interior sería la pared del quiste, lleno de fluido o material, como el pelo y los dientes de un dermoide. Para eliminar el quiste, el cirujano realiza una incisión en el ovario para retirar el tejido ovárico normal del quiste, como si pelase una uva. Los quistes no suelen vaciarse, ya que, si solo se extrae el fluido sin extirpar el quiste por completo, este podría volver a llenarse de líquido.

En una quistectomía por laparoscopia, justo después de separar el quiste del ovario, se mete en una bolsa de plástico que, a su vez, se saca del cuerpo por el ombligo. No es necesario suturar el ovario tras practicar una quistectomía, ya que se vuelve a sellar solo.

Dado que hay que hacer una incisión en el ovario para extirpar el quiste, se perderán algunos folículos, y teniendo en cuenta que los ovarios no pueden regenerar los óvulos —cada persona nace con todos los óvulos que tendrá a lo largo de su vida—, las quistectomías pueden mermar la cantidad de óvulos disponibles, conocida como *reserva ovárica.*[3] Cuando el cirujano debe decidir si hay que extirpar un quiste o no, sopesará el efecto que podría tener sobre la reserva ovárica y los riesgos que entrañaría dejarlo en el ovario.

Por defecto, el tratamiento consiste en extirpar el quiste y preservar el ovario, especialmente si a la paciente le preocupa su fertilidad futura. El lado negativo de la quistectomía, en comparación con una ooforectomía, es que un ovario que ha generado un quiste puede volver a hacerlo, de forma que es posible que requiera cirugías adicionales más adelante. Además, si se sospecha que el quiste podría ser canceroso, cualquier derrame del contenido durante la extirpación podría extender células anómalas. Por todo ello, la extirpación del ovario puede ser preferible en el caso de las pacientes posmenopáusicas o de cualquiera que presente un riesgo elevado de cáncer.

Ooforectomía

Al extirpar un ovario, los vasos sanguíneos que lo riegan se sellan y se cortan. Normalmente, la trompa de Falopio que está conectada a dicho ovario se extirpa también, en cuyo caso el procedimiento se conoce como *salpingooforectomía* (extirpación de la trompa y el ovario). El ginecólogo seguramente intentará preservar el otro ovario para mantener unos niveles hormonales normales, a menos que haya un cáncer o exista un riesgo elevado de padecer un cáncer de ovario, como suele ocurrir ante las mutaciones del gen BRCA. Extirpar un ovario no suele alterar significativamente los niveles hormonales, ya que un único ovario puede mantener dichos niveles por sí solo, pero incluso las pacientes a las que se les extrae un solo ovario pueden presentar índices más elevados de depresión y problemas neurológicos.

Extirpar ambos ovarios puede conllevar una serie de efectos adversos importantes. Las mujeres premenopáusicas a las que se les han extirpado ambos ovarios tienen riesgos más elevados de tener enfermedades cardiovasculares y un riesgo general de muerte más elevado.[4] Los ovarios siguen produciendo ciertas hormonas, incluso pasada la menopausia, un proceso importante para mantener la salud cardíaca, entre otros beneficios.[5] Antiguamente, los ginecólogos a veces extirpaban ambos ovarios incluso si solo uno presentaba anomalías. Hoy día es muy poco habitual que se extirpen los dos si la paciente tiene menos de cincuenta años, a menos que tenga cáncer o un riesgo elevado de tenerlo.

Puntos clave

- La mayoría de las mujeres en edad reproductiva tienen quistes en los ovarios. La mayoría de estos quistes son normales, desaparecen por sí solos y no suelen causar dolor.
- Los dermoides son un tipo poco habitual de quiste que contienen pelo, dientes u otros tipos de tejido, como el hueso.
- La ecografía pélvica es el método diagnóstico de referencia para detectar quistes.

CAPÍTULO 8

Disfunción del suelo pélvico

Las contracciones de los músculos pélvicos y la disfunción pélvica son causas sumamente comunes de dolor, así como de síntomas gastrointestinales y urinarios, pero a menudo se pasan por alto porque no se detectan en ninguna prueba de laboratorio o por imagen, y hace falta llevar a cabo un examen pélvico especializado para su diagnóstico. Tiempo atrás trabajé a tiempo parcial en un hospital para veteranos del ejército, y descubrí que casi todas las exmilitares que acudían por dolor crónico presentaban problemas en los músculos pélvicos. Con frecuencia, la causa era una rutina de ejercicio físico y trabajo muy intenso o una lesión física adquirida en el pasado.

Los problemas de suelo pélvico son habituales, y la fisioterapia de la zona pélvica ayuda a evitar el dolor y los incómodos síntomas vaginales y urinarios. En muchos casos, el dolor durante las relaciones sexuales, las pérdidas de orina, la dificultad para controlar la vejiga o el estreñimiento crónico son consecuencias de las contracciones o de la disfunción de los músculos pélvicos, algo que puede tratarse con fisioterapia. Las pacientes con endometriosis suelen tener problemas en los músculos de la zona pélvica porque esta enfermedad inflama los músculos y los nervios vecinos. Asimismo, la mayoría de las personas que han dado a luz habrán experimentado ciertos daños en el suelo pélvico a causa de las presiones provocadas por el embarazo o el parto. Por eso, algunos países europeos, como Francia, ofrecen fisioterapia pélvica para todas las mujeres en situación de posparto, para favorecer la recuperación y evitar síntomas como la incontinencia urinaria.[1]

Anatomía del suelo pélvico

La forma más sencilla de entender el suelo pélvico es imaginar que la pelvis es un cuenco hecho de músculos. Algunos de estos músculos están conectados con la zona lumbar, la cadera y las piernas. A menudo, las pacientes se sorprenden al saber que el dolor que sienten en el bajo vientre, las nalgas, la cadera, la zona alta de los muslos o la espalda procede de los músculos pélvicos, ya que no eran conscientes de que se extienden hasta dichas partes del cuerpo.

Los músculos del suelo pélvico suelen encontrarse en un estado de contracción, es decir, que están tensos hasta cierto punto. Este tono muscular ayuda a evitar el prolapso (caída) del útero, el recto, la vejiga y la vagina. Estos músculos también están conectados con los esfínteres uretral y anal, y ayudan a controlar la liberación de orina y heces.

Existe un músculo llamado *elevador del ano* que envuelve la vagina, la uretra y el recto y actúa casi como un cabestrillo al sujetar los órganos pélvi-

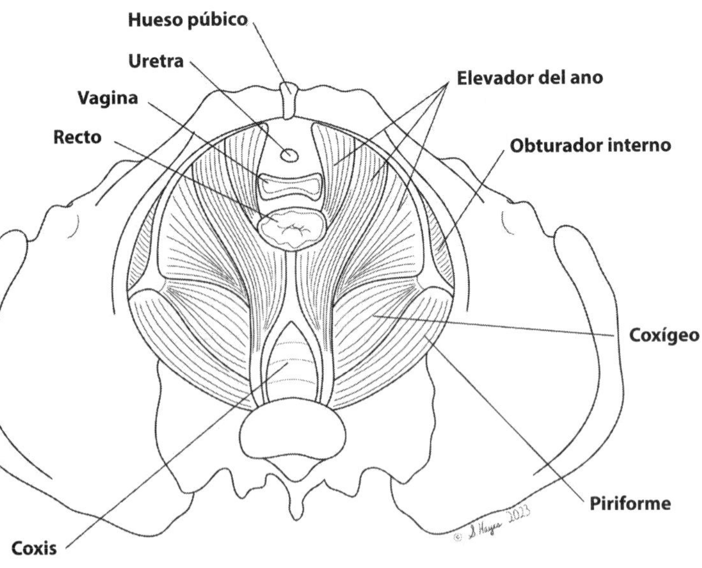

cos para evitar la incontinencia (pérdida de orina o heces). Los músculos obturadores se encuentran en la parte frontal de la pelvis y rotan y estabilizan la cadera. Hay un músculo pequeño llamado *coxígeo* que se encuentra unido al coxis y que se puede dañar en una caída o durante el parto. Junto al coxígeo hay otro músculo pequeño, el piriforme, el cual conecta el sacro (parte inferior de la columna) con el fémur en la parte alta de la pierna; cuando el músculo piriforme comprime o inflama el cercano nervio ciático, puede haber un síndrome piriforme. Dicho síndrome puede causar ciática, es decir, dolor o entumecimiento en la nalga o la pierna. Los músculos psoas, que no suelen considerarse parte del suelo pélvico, atraviesan la pelvis. Estos músculos grandes conectan las vértebras de la parte baja de la columna con los fémures, y su función primaria es levantar las piernas.

Los músculos perineales no suelen incluirse entre los músculos del suelo pélvico, pero ayudan a sostener la vagina y los órganos pélvicos. Son unos músculos diminutos que se encuentran justo por debajo de la piel de la vulva y entre las piernas, y se extienden desde el hueso púbico delante del coxis en una forma triangular. Por esta zona pasan fibras nerviosas y el tejido eréctil del clítoris. Varios músculos perineales convergen en el cuerpo perineal, que es donde se encuentran los músculos que hay entre la vagina y el ano. El esfínter anal está unido a este cuerpo perineal, y todo el complejo en su conjunto sujeta la vagina y el recto. Algunos de los músculos y del tejido conjuntivo del perineo y del suelo pélvico se pueden estirar o rasgar durante el embarazo y el parto, lo cual puede provocar el prolapso de los órganos pélvicos o incontinencia.

Síntomas

La disfunción de los músculos del suelo pélvico puede provocar toda una serie de problemas muy desagradables. Igual que los músculos de la espalda, el cuello, los brazos y las piernas pueden contraerse y doler, los músculos pélvicos, al contraerse, pueden provocar un dolor severo. Dado que están estrechamente conectados con la vagina, el recto y la vejiga, las contracciones de estos músculos también pueden causar problemas funcionales como dolor durante el sexo, estreñimiento e incontinencia.

Las contracciones musculares del suelo pélvico y la disfunción pélvica pueden aparecer sin motivo aparente o a causa de una lesión, una infección o una inflamación. Los posibles desencadenantes incluyen lesiones súbitas en las piernas, la espalda, la pelvis o la vagina, así como las presiones crónicas como el ejercicio físico intenso o el levantamiento de mucho peso. Las personas que suelen correr o bailar, quienes tienen trabajos físicamente exigentes, quienes han sufrido traumas sexuales, o quienes han tenido accidentes de coche o padecido otro tipo de lesiones físicas corren el riesgo de desarrollar disfunción del suelo pélvico. Los músculos pélvicos pueden contraerse, tensarse y doler, o no contraerse con normalidad, lo que provoca dificultades para vaciar la vejiga o ir de vientre.

Una causa sorprendente de disfunción del suelo púbico es agacharse en los baños públicos en lugar de sentarse.[2] Agacharse de esta forma hace que los músculos del suelo pélvico se tensen de una forma poco natural, lo cual dificulta la relajación de los músculos al tratar de orinar o ir de vientre. Los fisioterapeutas del suelo pélvico recomiendan sentarse directamente en el retrete (tras cubrir el asiento, si se prefiere) o, lo que es aún mejor, utilizar un escalón tipo Squatty Potty, ya que coloca los músculos en el ángulo correcto. Los inodoros en los que hay que sentarse en cuclillas, frecuentes en Asia, África y Oriente Medio, consisten en un retrete que se encuentra directamente en el suelo, y para usarlo hay que acuclillarse sobre el agujero para orinar o defecar. Este tipo de inodoros permiten que los músculos pélvicos se relajen de una forma más natural mientras se va al baño.

Todos los músculos y los nervios de la pelvis y de los órganos pélvicos están conectados entre ellos, y de ahí que sea frecuente que surjan varios problemas a la vez. Por ejemplo, puede que la persona presente dificultades para orinar, estreñimiento, dolor con las relaciones sexuales y dolor crónico en la pelvis, la zona lumbar, las piernas y la cadera.

Dolor

Las contracciones del suelo pélvico pueden aparecer en forma de dolor sordo o calambres, presión o sensación de quemazón, y el dolor nervioso asociado, como el de la ciática, puede ser intenso y punzante, e irradiar hacia las piernas o la espalda. Puede empezar de pronto al hacer ejercicio o mantener relaciones sexuales, o puede ser crónico y estar presente a diario.

En el caso del dolor pélvico miofascial, los músculos se tensan y hacen que aparezcan unos puntos especialmente dolorosos llamados *puntos gatillo*. Tocar o presionar estos puntos gatillo —por ejemplo, durante las relaciones sexuales, al introducir un tampón o en el transcurso de las exploraciones pélvicas— puede provocar un dolor intenso que a veces se extiende hacia otras partes del cuerpo. Los puntos gatillo pueden ser la causa del dolor durante el sexo cuando este solo aparece con determinadas posturas.

El vaginismo es una afección en la que los músculos pélvicos se contraen involuntariamente durante la penetración vaginal, lo cual causa un dolor severo al mantener relaciones sexuales. La definición de vaginismo se ha ampliado en los últimos años, y ahora se considera que forma parte de la categoría más extensa del trastorno de dolor genitopélvico. Las personas que presentan estas afecciones suelen tener un dolor muy intenso y contracciones musculares durante las relaciones sexuales, al introducir un tampón o durante las exploraciones pélvicas. Este dolor puede ser muy angustiante, y por eso las personas que padecen vaginismo a veces desarrollan una ansiedad severa o un miedo que aparecen con solo pensar en la penetración vaginal. A su vez, esta ansiedad condiciona aún más al cuerpo a responder tensando los músculos cuando se intenta la penetración, lo cual da pie a un ciclo que solo empeora los síntomas.

Síntomas en la vejiga

La disfunción de los músculos del suelo pélvico puede provocar problemas en la vejiga, como la necesidad urgente o frecuente de orinar, dificultad para vaciar completamente la vejiga y pérdidas de orina. Los músculos del suelo pélvico y de la vejiga pueden estar demasiado flojos o demasiado tensos, y ambas cosas pueden provocar problemas relacionados con el control de la vejiga.

La cistitis intersticial, también conocida como el *síndrome de la vejiga dolorosa*, está muy asociada a la disfunción del suelo pélvico. Las personas que la padecen pueden sentir dolor en la vejiga y frecuencia urinaria, y sus síntomas pueden confundirse con los de una infección de orina; sin embargo, los análisis de orina no revelarán ningún rastro de bacterias. Para gestionar los síntomas de la cistitis intersticial, es fundamental tratar la disfunción del suelo pélvico.

Síntomas gastrointestinales

Cuando los músculos del suelo pélvico se tensan, pueden provocar estreñimiento severo, la necesidad de hacer fuerza para evacuar y dolor con las deposiciones. Las contracciones del suelo pélvico o del esfínter anal pueden provocar un dolor rectal súbito e intenso llamado *proctalgia fugax*. Los cirujanos colorrectales y los gastroenterólogos pueden derivar a sus pacientes con estreñimiento, dolor rectal o incontinencia fecal al fisioterapeuta del suelo pélvico. Si tienes alguno de estos problemas, quizá quieras pedir que te deriven a un fisioterapeuta especializado en el suelo pélvico, además de seguir con tus pruebas y tratamientos rutinarios para tratar tus complicaciones gastrointestinales.

Diagnóstico

Los trastornos del suelo pélvico se diagnostican a partir de la evaluación de los síntomas y de la fuerza, el tono y la sensibilidad muscular. Los médicos y los fisioterapeutas preguntan a sus pacientes sobre el dolor y sus desencadenantes; cabe esperar que pregunten sobre qué alivia el dolor, de qué tipo es y si da problemas a la hora de hacer ejercicio, mantener relaciones sexuales, orinar o ir de vientre. A menudo, las respuestas a estas preguntas apuntarán a la disfunción del suelo pélvico como el diagnóstico más probable, antes incluso de haber hecho una exploración física.

A veces, la idea del examen del suelo pélvico puede poner nerviosas a las pacientes, y saber qué esperar con antelación puede ayudar a calmar esa ansiedad. Tanto si la exploración la hace un ginecólogo, un cirujano colorrectal o un fisioterapeuta del suelo pélvico, suele incluir una exploración vaginal interna y, en ocasiones, una exploración rectal y el examen externo de la vulva, el perineo y el ano. El especialista debería explicar a la paciente qué puede esperar y qué busca, ya que ello hará que se sienta segura y cómoda durante todo el proceso. La versión de esta exploración que muchos ginecólogos llevan a cabo puede ser bastante rápida, ya que basta con usar un dedo o dos para empujar suavemente los músculos de la vulva y de la vagina para comprobar si hay dolor, contracciones y debilidad, y valorar si es necesaria la fisioterapia del suelo pélvico.

Los fisioterapeutas especializados en el suelo pélvico son profesionales que han llevado a cabo una formación reglada adicional centrada en el suelo pélvico y los problemas relacionados con el dolor pélvico o sexual, y los síntomas de la vejiga y el colon. El fisioterapeuta practicará una exploración detallada de los músculos y nervios pélvicos, las articulaciones y los músculos de las piernas, la cadera, la espalda y el abdomen.

Tratamiento

El tratamiento principal de la disfunción del suelo pélvico consiste en la fisioterapia administrada por un fisioterapeuta del suelo pélvico acreditado. Se puede recurrir a la medicación como complemento a la fisioterapia para ayudar a relajar los músculos o rebajar el dolor.

Fisioterapia del suelo pélvico

Es común haber oído hablar de los ejercicios de Kegel, que consisten en tensar los músculos del suelo pélvico durante varios segundos, varias veces al día, y pueden prevenir o limitar la incontinencia urinaria. Sin embargo, la fisioterapia del suelo pélvico es mucho más compleja que eso. De hecho, a veces los ejercicios de Kegel pueden empeorar la disfunción del suelo pélvico porque hacen que los músculos se contraigan todavía más. La fisioterapia del suelo pélvico siempre se diseña a la medida de cada paciente y puede incluir el estiramiento y la descarga de los músculos tensados o de los puntos gatillo, el fortalecimiento de los músculos débiles, el reentrenamiento de la vejiga y los músculos de forma que funcionen y se relajen, y la coordinación de la actividad de los músculos.

Los fisioterapeutas suelen guiar a sus pacientes mientras hacen ejercicios para controlar y fortalecer los músculos. Pueden utilizar el *biofeedback*, una técnica en la que se colocan pequeños sensores en la vagina o el ano, o en la piel que rodea el ano. Cuando los músculos se tensan y se relajan, las presiones alcanzadas aparecen representadas visualmente en una pantalla o como señales acústicas, lo que ayuda a la paciente a corregir los músculos y valorar su mejora en cuanto a la fuerza y el control. Otras herramientas que pueden usarse para fortalecer los músculos pélvicos cuando están debilitados incluyen la estimulación eléctrica (en la que se aplica una pequeña corriente eléctrica para ayudar a activar y contraer los músculos) y pequeños pesos de plástico o silicona, que se colocan en la vagina para ayudar a activar los músculos.

Por otro lado, la fisioterapia puede incluir la descarga manual de los músculos tensos, y para ello los profesionales a veces se ayudan de unos bastones pequeños y curvados de silicona o plástico para alcanzar los puntos más dolorosos o tensos. Si la paciente presenta vaginismo o tensión vaginal incómoda derivada de la menopausia o del uso de testosterona, también se pueden utilizar dilatadores vaginales. Estos dilatadores son unos dispositivos estrechos en forma de tubo que tienen distintos tamaños y que estiran y relajan con cuidado las paredes de la vagina y los músculos pélvicos. El fisioterapeuta empezará con el tamaño más estrecho de todos, y o bien él, o bien la paciente introducirá el dilatador en la vagina. Una vez que la paciente se sienta cómoda con el tamaño del dilatador, pasarán al siguiente tamaño y, si todo va bien, llegará el día en que podrá introducirse un tampón o mantener relaciones sexuales sin sentir dolor. La mayoría de los fisioterapeutas enseñan a sus pacientes cómo usar estos dilatadores para que puedan hacer los ejercicios en casa.

Es frecuente sentir nervios o dudas sobre qué se puede esperar durante las sesiones de fisioterapia del suelo pélvico; los fisioterapeutas son conscientes de ello y saben también que muchas de las personas que presentan problemas de suelo pélvico han sufrido situaciones sexuales traumáticas o se sienten incómodas durante las exploraciones vaginales. Por eso, se guían por el nivel de comodidad y el ritmo de cada paciente para que se sienta segura y pueda concentrarse en la experiencia.

Medicaciones

A veces se puede acompañar la fisioterapia de ciertos medicamentos que, aunque no la sustituyen, sí pueden ayudar a que las sesiones resulten más cómodas o efectivas. Existen muy pocos estudios sobre las medicaciones para el tratamiento de la disfunción del suelo pélvico, y su uso suele basarse en observaciones extrapoladas de otros tipos de dolor crónico o contracciones musculares. De hecho, la Administración de Alimentos y Medicamentos de Estados Unidos no ha aprobado oficialmente el uso de las medicaciones de las que hablaremos a continuación para el tratamiento de estos síntomas. Pero dado que hay a quienes les resultan beneficiosas para sus problemas de suelo pélvico, quizá merezca la pena comentarlas con tu médico.

Medicaciones por vía oral

La gabapentina (Neurontin) es un medicamento anticonvulsivo que se utiliza para tratar el dolor nervioso. Algunos tipos de antidepresivos, como la amitriptilina, pueden mejorar tanto el dolor como los síntomas gastrointestinales y relacionados con la vejiga, por lo que a veces se usan para el síndrome del colon irritable.[3] Los relajantes musculares como la ciclobenzaprina también pueden aliviar temporalmente los espasmos musculares pélvicos. Todos estos medicamentos pueden tener efectos secundarios como sedación y mareos, y algunas personas dejan de tomarlos porque les resultan molestos.

Supositorios vaginales y cremas

Es posible convertir los medicamentos anteriores en supositorios vaginales, los cuales tienen menos efectos secundarios que las pastillas. Los supositorios vaginales vienen en diferentes formas, son pequeños y caben cómodamente en la vagina. Otro medicamento que puede usarse de esta forma es el diazepam (Valium), que se utiliza comúnmente para tratar la ansiedad. Los datos sobre si el diazepam vaginal tiene un efecto significativo sobre las contracciones del suelo pélvico son contradictorios; algunos estudios muestran que mejora las puntuaciones de dolor y que las pacientes notan diferencias en los síntomas relacionados con el suelo pélvico.[4]

Los supositorios vaginales se recetan para que la persona se los inserte en casa si siente dolor, o para que los use los días que tiene sesión de fisioterapia. Tienen la limitación de que deben elaborarse en farmacias con capacidad de producir fórmulas magistrales, ya que no están disponibles en las farmacias comerciales al uso.

Inyecciones

En el caso de las pacientes con puntos gatillo dolorosos, existe la opción de las inyecciones. Se inyecta una combinación de anestesia local para dormir el dolor y un esteroide para rebajar la inflamación directamente en el punto gatillo. Estas inyecciones también pueden tratar afecciones nerviosas como la ciática y el síndrome piriforme.

La administración de inyecciones de toxina botulínica (bótox) en el suelo pélvico puede ayudar con las contracciones musculares severas, y cuando se inyectan en la pared de la vejiga, pueden mejorar los síntomas relacionados con la frecuencia o la urgencia urinaria.[5] Este tratamiento es costoso y las aseguradoras no siempre se hacen cargo de él.

El uroginecólogo es el encargado de poner las inyecciones en los puntos gatillo y de toxina botulínica en su consulta. Aunque las inyecciones se administran con una anestesia local que insensibiliza la zona, es posible sentir cierto dolor inicial al recibirlas, y algunos pacientes prefieren que se las pongan bajo sedación. Puede ser necesario recibir varios tratamientos a lo largo de semanas o meses para proporcionar el suficiente alivio del dolor y de los síntomas.

Puntos clave

- Las contracciones de los músculos del suelo pélvico pueden causar dolor en otras partes del cuerpo, como la zona lumbar, el abdomen, la cadera, las nalgas y las piernas.
- Una causa sorprendente de disfunción del suelo pélvico es agacharse en los baños públicos en lugar de sentarse directamente en el asiento.
- Los músculos tensos y disfuncionales de la zona pélvica pueden provocar estreñimiento severo y dolores rectales intensos.
- Los fisioterapeutas del suelo pélvico se especializan en el suelo pélvico, el dolor sexual y pélvico, y los problemas gastrointestinales y de vejiga.
- Los ejercicios de Kegel pueden empeorar la disfunción y el dolor del suelo pélvico.

CAPÍTULO 9

Prolapso de los órganos pélvicos

El embarazo, el parto y los cambios de la menopausia pueden debilitar los músculos pélvicos y sus estructuras de soporte, como los ligamentos y el tejido conjuntivo, que mantienen al útero, la vejiga y el recto en su sitio. Cuando estas estructuras se debilitan o se rasgan, puede darse un prolapso de los órganos pélvicos, es decir, que los órganos pélvicos descienden hacia la vagina o hacia fuera del cuerpo a través de esta. Aunque en general no hay muchas personas que conozcan esta afección, lo cierto es que es sumamente común, y en Estados Unidos se practican unas doscientas mil intervenciones quirúrgicas cada año para tratar prolapsos de los órganos pélvicos.[1]

Existe una subespecialidad de la medicina que se dedica exclusivamente a estas afecciones; se trata de la ureginecología, también conocida como *medicina pélvica y cirugía reconstructiva*. Los ureginecólogos son urólogos o ginecólogos que se especializan en la gestión del prolapso, la incontinencia y otros problemas de vejiga como el dolor, la dificultad para vaciar la vejiga o las infecciones de orina. Cualquiera que experimente incontinencia o prolapso puede pedir a sus médicos de cabecera o ginecólogos un volante para el uroginecólogo y poder así hablar de sus opciones de tratamiento.

Factores de riesgo

Los factores de riesgo que pueden llevar al desarrollo de prolapso e incontinencia incluyen cualquier circunstancia que dañe o debilite los músculos, los ligamentos y la fascia que rodean los órganos pélvicos. Entre las más comunes están el embarazo, el parto y la menopausia. Otros factores de riesgo incluyen el envejecimiento; la obesidad; el historial familiar; los trastornos del tejido conjuntivo como el síndrome de Ehlers-Danlos, el cual debilita las paredes de la vagina y los ligamentos del cuerpo; la tos crónica, y hacer fuerza a causa del estreñimiento. El ejercicio físico de alta intensidad y el levantamiento de pesos pesados durante el entrenamiento de fuerza o los trabajos muy exigentes físicamente también pueden debilitar la pelvis con el tiempo y aumentar el riesgo de prolapso.

Información básica sobre el prolapso de los órganos pélvicos

El prolapso se puede entender como hernias de la pelvis. De un modo parecido a lo que ocurre con las hernias umbilicales, inguinales o abdominales, suele haber una capa resistente que mantiene a los órganos en su sitio; sin embargo, si hay una zona debilitada, los órganos que se encuentran por debajo de dicha capa pueden sobresalir. En el caso del prolapso de los órganos pélvicos, las zonas débiles se encuentran en las paredes vaginales o en las estructuras de soporte que mantienen el útero en su sitio. Cuando surgen estas zonas débiles, pueden aparecer unas protuberancias en las paredes vaginales que permiten que la vejiga, la uretra, el recto, los intestinos o el útero presionen contra el canal vaginal.

En las primeras etapas del prolapso, puede que solo se tenga la sensación de que hay algo en el interior de la vagina; hay quien lo describe como si estuviese sentada sobre una pelota. A medida que el prolapso empeora, las paredes vaginales o el útero pueden empezar a verse o notarse fuera del cuerpo como una protuberancia de color carne en la abertura de la vagina. En la forma más severa del prolapso, llamada *procidencia completa*, el útero o la vagina pueden colgar enteros en forma de una protuberancia tubular de gran tamaño.

Incluso un prolapso leve puede causar presión o dolor vaginal, y las pacientes que presentan un prolapso más severo pueden tener dificultades a la hora de mantener relaciones sexuales o hacer ejercicio, irritación del tejido por la fricción con la ropa, o incapacidad de vaciar por completo la vejiga o los intestinos porque la orina o las heces se quedan encalladas en la protuberancia.

Diagnóstico

Durante la exploración en busca de un prolapso, el médico llevará a cabo un examen pélvico que se practica primero mientras la paciente se encuentra tumbada con las piernas en los estribos y luego de pie. Este examen se hace en dos posiciones porque, al estar de pie, los órganos descienden de una forma más significativa. Se pide a la paciente que apriete o empuje como si estuviese yendo de vientre, y es entonces cuando el médico mide la distancia en centímetros a la que descienden las paredes anterior y posterior de la vagina, el útero y el cuello uterino debido a la presión. También medirá el diámetro de la abertura de la vagina y el perineo, porque si la abertura vaginal está agrandada y el perineo se ha acortado, significa que los soportes pélvicos están debilitados.

El tipo de prolapso viene determinado por el órgano que empuja contra la pared vaginal. Un cistocele es el prolapso de la vejiga; un rectocele es el prolapso del recto; y un enterocele es el prolapso de una pequeña parte del intestino. El útero también puede descender, y de haberse extirpado el útero, también puede haber prolapso de la parte superior de la vagina.

La exploración para buscar el prolapso se combina con pruebas para ver el funcionamiento de la vejiga, la fuerza muscular y la sensación vulvovaginal para hacerse una idea de la salud general de la zona pélvica.

Tratamiento

Solo es necesario tratar el prolapso de los órganos pélvicos si causa dolor o incomodidad o si afecta a la capacidad de orinar, defecar o mantener relaciones sexuales. Si existen factores de riesgo que se pueden gestionar, como un estreñimiento o una tos crónicos, minimizar esa sobrecarga de las estructuras de soporte de la zona pélvica puede ayudar a evitar que el prolapso empeore.

Si la persona requiere tratamiento, la elección dependerá de varios factores: la edad y la salud general, la gravedad y el tipo de prolapso, si la persona es sexualmente activa o no y el deseo de fertilidad. Los médicos tienden a recomendar empezar con fisioterapia pélvica o pesarios vaginales (hablaremos de ellos más adelante), y si los síntomas no mejoran, podrán plantearse la reparación quirúrgica.

Fisioterapia del suelo pélvico

La fisioterapia del suelo pélvico puede reducir el prolapso y evitar que avance al fortalecer y entrenar los músculos pélvicos. De media, la fisioterapia pélvica reduce el prolapso solo entre uno y dos centímetros, de forma que no es probable que resulte efectiva para tratar un prolapso severo.[2]

Pesarios

Los pesarios son unos dispositivos de silicona o plástico de distintas formas (discos, anillos, cubos, rosquillas) que se colocan en el interior de la vagina para ayudar a levantar y sostener los órganos pélvicos y reducir el prolapso. Las diversas formas de pesarios proporcionan distintos grados de soporte pélvico, pero los anillos y los discos son los que más se utilizan.

Estos dispositivos deben retirarse y lavarse con agua y jabón periódicamente. La propia paciente podrá extraer y reintroducir los anillos y los discos flexibles por sí misma; se parecen a un diafragma anticonceptivo y se lavan una vez a la semana. En el caso de las personas mayores, de las que no tienen una vida sexual activa o de las que presentan un prolapso más grave, se opta por unos pesarios más rígidos que deben ser extraídos y limpiados por un profesional médico cada tres meses. La limpieza y los exámenes periódicos evitan que haya infecciones, flujo y erosiones en la pared vaginal.

Los pesarios son una buena opción para quienes prefieren evitar la cirugía, pero quizá no sean ideales para una paciente que no pueda mantener el dispositivo limpio o que no pueda acudir regularmente a la consulta para su limpieza.

Cirugía

La cirugía para tratar el prolapso de los órganos pélvicos consiste en reparar las zonas debilitadas de las paredes vaginales y dar soporte a la vagina, la vejiga, el recto, el útero o el cuello uterino y la parte superior de la vagina para restablecer la anatomía normal tanto como sea posible. Puede realizarse de forma vaginal o través del abdomen, y generalmente implica suturar las zonas debilitadas de la vagina o poner puntos entre la vagina y los ligamentos de la pelvis para levantar las paredes vaginales. En el caso del prolapso uterino, se puede plantear una histerectomía, y dado que la incontinencia urinaria suele venir asociada con el prolapso de los órganos pélvicos, puede practicarse una intervención para reparar la incontinencia al mismo tiempo. Los médicos suelen recomendar que las pacientes esperen a someterse a esta operación hasta haber tenido los hijos que tengan en mente, puesto que el embarazo y el parto pueden debilitar las reparaciones quirúrgicas.

Malla quirúrgica

Antiguamente se utilizaba una malla sintética, un injerto parecido a una red hecho de polipropileno o un material similar, para reparar las paredes vaginales y tratar el prolapso. Hay otro tipo de hernias abdominales o inguinales que se reparan habitualmente con malla para proporcionar un mejor sostén para el tejido debilitado, y las reparaciones de los prolapsos se consideran versiones de una cirugía de hernia. Por desgracia, se descubrió que la malla que se colocaba en la vagina daba lugar a complicaciones como la erosión a través de la pared vaginal, sangrado y dolor. Por eso, en 2019, la Administración de Alimentos y Medicamentos de Estados Unidos prohibió la venta y distribución de kits de malla vaginal, y el uso de mallas vaginales se prohibió del todo en Australia, Nueva Zelanda y el Reino Unido.[3]

En Estados Unidos, la malla sintética transvaginal se usa muy poco, pero el prolapso sí se repara con malla en un tipo de cirugía abdominal llamada *sacrocolpopexia*. En esta intervención, que suele hacerse por laparoscopia o con un robot quirúrgico, se une un trozo de malla al cuello uterino o a las partes superiores de la vagina en el interior del cuerpo, y luego se fija al coxis, en la base de la columna. Con esto se consigue levantar y restablecer las posiciones normales de las paredes vaginales y de los órganos pélvicos, y es el tratamiento de referencia para el prolapso grave y las pacientes que presentan un riesgo más elevado de reaparición del prolapso. Colocar esta malla en el interior del cuerpo presenta menos riesgos de erosión que hacerlo a través de la vagina, pero sigue habiendo cierto riesgo quirúrgico.

Colpocleisis

En el caso de las personas que no tienen una vida sexual activa, la colpocleisis es otra opción para reparar el prolapso de los órganos pélvicos. Consiste en suturar las paredes de la vagina, de forma que el canal vaginal se acorta y se tensa significativamente, lo que evita que otros órganos pélvicos desciendan. Esta opción es solo válida para las pacientes que jamás volverán a mantener relaciones sexuales con penetración. Suena extremo, pero la colpocleisis es menos invasiva que otras reparaciones quirúrgicas, lo que la convierte en una mejor opción para las pacientes ancianas o personas que tienen enfermedades médicas graves que no pueden tolerar una cirugía reparadora más prolongada o extensa.[4]

Puntos clave

- En Estados Unidos se practican cerca de doscientas mil intervenciones quirúrgicas para tratar el prolapso de los órganos pélvicos.
- Los factores de riesgo más habituales en cuanto al desarrollo de un prolapso de los órganos pélvicos incluyen el embarazo, el parto y la menopausia, pero también hay otros, como la tos crónica, el estreñimiento y el levantamiento de pesas.
- La procidencia completa, es decir, que el útero y la vagina hayan descendido completamente fuera del cuerpo, es el prolapso más extremo.
- Los pesarios son unos dispositivos de silicona o plástico de formas distintas (anillos, discos, cubos) que se colocan en el interior de la vagina para mantener los órganos pélvicos en su sitio.
- El tratamiento quirúrgico del prolapso suele retrasarse hasta que la paciente ha tenido su último hijo, porque el embarazo y el parto pueden debilitar las reparaciones y hacer que el prolapso reaparezca.

CAPÍTULO 10

Incontinencia urinaria

La pérdida de orina es una experiencia universal para casi todas las mujeres en algún punto de sus vidas adultas, y muchas pacientes se sienten aliviadas al saber que lo que les pasa es muy habitual. La incontinencia urinaria o pérdida del control de la vejiga afecta a casi la mitad de las mujeres en general, y hasta al 70 % de las mujeres posmenopáusicas.[1] Los mismos factores que causan el prolapso de los órganos pélvicos —el embarazo, el parto, la menopausia, el esfuerzo pélvico crónico— pueden debilitar las estructuras que sostienen la vejiga y la uretra, de forma que las personas que presentan prolapso también suelen tener pérdidas de orina. Hay quienes solo pierden unas gotitas ocasionalmente debido a una actividad física muy intensa, mientras que otras tienen muy poco o ningún control sobre su vejiga.

Las pacientes que experimentan incontinencia de forma regular pueden sentirse sumamente angustiadas, ya que estas pérdidas pueden afectar a su capacidad para trabajar o hacer ejercicio, además de causar malos olores e infecciones vulvovaginales. Afortunadamente, existen varias opciones de tratamiento para ayudar a gestionar las pérdidas, de modo que las personas puedan retomar sus actividades diarias sin tener que buscar constantemente el baño más cercano.

Tipos de incontinencia

Las diferentes versiones de la incontinencia urinaria son la incontinencia por estrés, por urgencia y por rebosamiento. Estos términos describen las circunstancias bajo las que la persona pierde orina, y muchas pacientes presentan más de una versión.

Incontinencia urinaria por estrés

La incontinencia urinaria por estrés consiste en pérdidas que aparecen con actividades que ejercen presión sobre la vejiga, como toser, reír y hacer ejercicio. Puede deberse al debilitamiento o al deterioro de las estructuras que sostienen la vejiga y la uretra. Imagina una manguera por la que sale agua; si la pisas, estarás bloqueando el flujo, pero si no consigues pisarla con la firmeza necesaria, el agua empezará a pasar.

Incontinencia urinaria por urgencia y vejiga hiperactiva

La incontinencia urinaria por urgencia aparece cuando la persona siente una urgencia repentina de orinar seguida de una pérdida de orina. El término más amplio de vejiga hiperactiva describe la urgencia urinaria aumentada, con o sin pérdida. La vejiga hiperactiva puede deberse a una serie de contracciones frecuentes e incontroladas del músculo de la pared de la vejiga que generan la urgencia repentina de orinar incluso cuando la vejiga no está llena. La hiperactividad de la vejiga también puede causar nicturia, que es la necesidad aumentada de orinar por la noche.

La urgencia de la vejiga aumentada y la incontinencia por urgencia se asocian a la menopausia, a infecciones anteriores de la vejiga y a la diabetes, y también puede surgir a raíz de afecciones neurológicas, como las embolias, la esclerosis múltiple y la enfermedad de Parkinson. Sin embargo, a menudo no hay una causa identificable, y las personas que tienen una vejiga hiperactiva e incontinencia por urgencia pueden enfrentarse a limitaciones muy significativas en relación con su capacidad de trabajar, viajar y socializar porque tienen que ir buscando un baño muy a menudo y sin aviso previo.

Incontinencia mixta

La mayoría de las personas que presentan incontinencia urinaria tienen pérdidas a causa del estrés y de la urgencia. A esto se lo llama *incontinencia urinaria mixta*.

Incontinencia por rebosamiento

Cuando se da la incontinencia por rebosamiento, la vejiga no se vacía del todo, de forma que la orina puede salir cuando la vejiga se llena demasiado. Puede aparecer como consecuencia de un daño nervioso que haga que la persona no se dé cuenta de que tiene la vejiga llena, y presentarse en pacientes con diabetes, alcoholismo y diversas afecciones neurológicas. El rebosamiento también puede surgir como consecuencia de un bloqueo físico que evite el vaciado completo de la vejiga, como sería el caso de un prolapso pronunciado que deforme o retuerza la uretra, o de medicaciones que afecten a la sensibilidad de la vejiga.

Diagnóstico

Durante la exploración en la que se busca una incontinencia urinaria, el médico preguntará acerca de los síntomas, incluido cada cuánto se tienen pérdidas y cuánta orina sale, qué da pie a la pérdida y si hay algún problema asociado, como la dificultad de vaciar la vejiga o algún problema de sensibilidad. Puede ser útil llevar un registro en el que se anoten la frecuencia con que se orina y se tienen pérdidas, el volumen de líquidos consumidos a lo largo del día, y cualquier actividad que se haya observado que provoca pérdidas.

El médico llevará a cabo un examen para valorar los signos de prolapso y de sequedad que se asocian con la menopausia o los niveles bajos de estrógeno, y para comprobar la sensación genital y la fuerza muscular de la zona pélvica. Puede que tome una muestra de orina para descartar que haya una infección de orina.

También existen unas pruebas llamadas *urodinámicas* que a veces llevan a cabo los uroginecólogos para valorar la capacidad de la paciente de vaciar la vejiga por completo y evaluar las presiones sobre la vejiga y la uretra. La urodinámica a veces se utiliza para determinar el tipo de problema o ayudar al médico a decidir qué tratamiento aplicar. Sin embargo, algunos tipos de incontinencia, como la incontinencia por urgencia, se pueden tratar sin tener que hacer más pruebas que una exploración física sencilla y una muestra de orina.

Tratamiento

El tratamiento de la incontinencia urinaria empieza con algunas modificaciones del estilo de vida y medicaciones de bajo riesgo como el estrógeno vaginal. En el caso de no notar mejoras suficientes con estos tratamientos menos invasivos, podrán administrarse otras medicaciones o llevar a cabo varias intervenciones y cirugías.

Modificaciones del estilo de vida

Implementar pequeños cambios diarios puede ayudar a evitar o minimizar las pérdidas. Entre las modificaciones básicas del estilo de vida están evitar las bebidas que irritan la vejiga y hacer más pausas para ir al baño para que la vejiga no se llene tanto. Esto puede mejorar la incontinencia urinaria sin los efectos secundarios de los fármacos y los riesgos de las cirugías.

Consumo de cafeína, bebidas carbonatadas y alcohol

Algunas bebidas, como las que tienen cafeína, están carbonatadas o contienen alcohol, pueden aumentar la producción de orina o la urgencia de la vejiga, por lo que se recomienda eliminar o limitar su consumo. Si la persona padece nocturia, puede que tenga que dejar de beber líquidos después de cenar. Beber cantidades de agua más pequeñas a lo largo del día en lugar de cantidades más grandes con menos frecuencia también puede reducir la urgencia y las pérdidas.

Tabaquismo y estreñimiento

El tabaquismo y el estreñimiento también contribuyen a la incontinencia urinaria, y por eso puede ser útil dejar de fumar y asegurarse de ir de vientre de forma regular.

Obesidad

La obesidad es un factor de riesgo para el desarrollo de incontinencia a causa de la presión adicional a la que se someten la vejiga y la uretra, y de ahí que se haya demostrado que perder peso mejora las pérdidas de orina y la incontinencia por estrés entre las personas obesas.[2]

Entrenar la vejiga

Se trata de una opción de tratamiento para la incontinencia por urgencia, pero también puede ayudar con la incontinencia por estrés porque se mantiene la vejiga menos llena a lo largo del día. Durante el proceso de entrenar la vejiga, las pacientes deben orinar siguiendo un horario fijo, empezando con mucha frecuencia, quizá una vez por hora. Se les enseñan técnicas de distracción o relajación para controlar la urgencia de orinar. En cuanto son capaces de pasar días enteros sin pérdidas, el intervalo entre viajes al baño se va espaciando gradualmente hasta que la paciente se siente satisfecha con el tiempo que es capaz de aguantar la vejiga.

Si aún se padece incontinencia urinaria pero no se quiere pasar por procedimientos más invasivos, se puede optar por llevar compresas para la incontinencia para absorber la orina. Estas compresas deben cambiarse con frecuencia, ya que la orina y las compresas húmedas en contacto constante con la piel pueden causar irritación en la vulva e infecciones por hongos.

Ejercicios de Kegel y fisioterapia del suelo pélvico

Los ejercicios de Kegel para fortalecer los músculos del suelo pélvico pueden ayudar a prevenir la incontinencia.[3] Para hacerlos, imagina que estás tratando de cortar el flujo de orina apretando los músculos de la vagina. Contrae estos músculos durante diez segundos y luego relájalos por completo, y repite este ciclo hasta diez veces seguidas durante tres repeticiones al día. Puede que tardes muchas semanas o meses en apreciar los resultados, pero los estudios demuestran que, si se hacen bien, los ejercicios de Kegel pueden mejorar significativamente la incontinencia por estrés. Sin embargo, no es fácil hacerlos de forma efectiva porque la gente no siempre sabe qué músculos contraer o puede no hacer los ejercicios con la regularidad necesaria para notar la diferencia. Para las pacientes que presentan contracciones en los músculos del suelo pélvico, los ejercicios de Kegel pueden empeorar el control de la vejiga porque pueden forzar todavía más unos músculos ya tensos y disfuncionales.

La fisioterapia del suelo pélvico ayuda al entrenamiento del suelo pélvico y de la vejiga, y es una opción fantástica para las pacientes que no consiguen hacer los ejercicios de Kegel o que presentan otros problemas de disfunción del suelo pélvico.

Pesarios

Además de tratar el prolapso, los pesarios vaginales también pueden ayudar con la incontinencia por estrés. Los pesarios para la incontinencia tienen forma de anillo con una parte firme y redonda que sobresale en un lateral. Cuando se coloca en la vagina, esta parte redonda se asienta debajo de la uretra y la comprime, evitando así la pérdida de orina.

Medicaciones

Hay dos tipos principales de medicación para tratar la incontinencia urinaria: los supositorios vaginales de estrógeno, que fortalecen los tejidos de la vagina, la uretra y la vejiga, y los fármacos orales que relajan la vejiga. La toxina botulínica también se puede inyectar en la vejiga para reducir la urgencia.

Estrógeno vaginal

Durante la perimenopausia o la menopausia, la reducción de los niveles de estrógeno puede debilitar o causar cambios en la calidad del tejido de la vagina, de la uretra y de la vejiga, lo que puede dar paso a incontinencia, urgencia o infecciones de orina frecuentes. Esto se puede tratar con estrógeno en formato crema, pastilla o un anillo que se coloca en la vagina. Por las paredes de la vagina se absorbe muy poco o nada de estrógeno, de forma que suele ser una medicación muy segura y fácil de tolerar. Se considera un tratamiento de primera línea para la incontinencia urinaria en pacientes que muestran signos de estrógeno bajo o que están en fase perimenopáusica o menopáusica.[4]

Medicamentos orales

Existen medicamentos orales capaces de mejorar la vejiga hiperactiva y la incontinencia por urgencia al relajar la vejiga o aumentar la cantidad de orina que esta puede desechar. Hay una categoría de medicamentos más recientes llamados *agonistas b-3*, el mirabegrón (Myrbetriq) y el vibegrón (Gemtesa), que se usan como tratamiento de primera línea.

Si no se tiene acceso a los agonistas beta-3 por falta de disponibilidad o debido a su coste, hay otra categoría más antigua de medicación llamada *anticolinérgicos* —que incluyen la tolterodina (Detrol), la oxibutinina (Ditropan) y la solifenacina (Vesicare)— que resulta igual de efectiva, pero presenta un riesgo más elevado de efectos secundarios, tales como ojos y boca secos, mareos, estreñimiento, ritmo cardíaco acelerado, cambios en la visión y demencia.[5] Más de la mitad de las pacientes dejan de tomar estas medicaciones en el primer año por sus efectos secundarios.

Bótox en la vejiga

La toxina botulínica se puede inyectar en el músculo detrusor de la vejiga para relajarlo y evitar las contracciones excesivas.[6] Esta inyección se administra bajo anestesia local en la consulta y puede tener que repetirse pasados entre nueve y doce meses. El tratamiento con toxina botulínica aumenta el riesgo de retención urinaria e infecciones de orina, de forma que no es una buena opción para las pacientes que tienen un historial de estos problemas.

Intervenciones y cirugías

Cuando los métodos menos invasivos no resultan efectivos, existen opciones quirúrgicas para el tratamiento de la incontinencia. La incontinencia por urgencia se puede tratar con unos dispositivos que utilizan electricidad para estimular los nervios que rigen el funcionamiento de la vejiga, y los tratamientos para la incontinencia por estrés incluyen intervenciones que sostienen la uretra y evitan que la orina se escape.[7]

Neuromodulación

Estimular los nervios de la parte baja de la espalda que rigen la actividad de la vejiga puede mejorar la urgencia urinaria y la incontinencia urinaria. Este tratamiento se llama *neuromodulación* y se lleva a cabo con un dispositivo similar a un marcapasos, que se implanta quirúrgicamente bajo la piel en la parte superior de la nalga, cerca de la espalda. Otra intervención que se puede practicar de forma ambulatoria es la estimulación percutánea del nervio tibial. Durante este tratamiento, se utiliza una aguja fina conectada a un dispositivo alimentado por batería para estimular un nervio que se encuentra justo por encima del tobillo y que envía impulsos eléctricos a la columna vertebral. Con el tiempo, estas señales eléctricas parecen mejorar la urgencia urinaria y la pérdida de orina. Las intervenciones de neuromodulación también cuentan con la aprobación de la Administración de Alimentos y Medicamentos de Estados Unidos como tratamiento para la incontinencia fecal y ciertos tipos de retención urinaria.

Aumento de volumen uretral

La incontinencia por estrés se puede tratar con la inyección de un material de relleno, generalmente un gel, alrededor de las paredes de la uretra para evitar la pérdida de orina. Sus efectos no son permanentes, por lo que el procedimiento deberá repetirse cada ciertos meses o años, según el producto que se utilice. Sin embargo, puede ser una excelente opción para quienes quieran tener hijos, puesto que las opciones quirúrgicas permanentes de las que hablaremos enseguida no suelen ofrecerse a las personas que pretenden quedarse embarazadas. Además, dado que el procedimiento de aumento de volumen uretral se puede practicar de forma ambulatoria, se sugiere para quienes tienen afecciones que les supongan riesgos de complicaciones derivadas de la anestesia. En lugares como el Reino Unido, donde ya no se usan cabestrillos de materiales sintéticos para el tratamiento quirúrgico de la incontinencia por estrés, el aumento de volumen uretral es una opción comúnmente empleada.

Cabestrillos

Los tratamientos quirúrgicos más frecuentes para la incontinencia por estrés son las implantaciones de cabestrillos. Un cabestrillo es una cinta de malla ligera y estrecha o un injerto elaborado con el tejido de la propia paciente o con tejido animal o cadavérico que se coloca alrededor de la uretra para sostenerla y evitar las pérdidas de orina. Estas intervenciones se pueden hacer rápidamente y las pacientes suelen tolerarlas muy bien. Se han estudiado ampliamente durante más de veinte años y presentan tasas bajas de complicaciones.[8] El cabestrillo se introduce con la paciente bajo anestesia, y se realizan pequeñas incisiones en la vagina y en la parte baja de la pared abdominal o en la ingle para insertarlo debajo de la uretra. Estos cabestrillos presentan un pequeño riesgo de lesión en la vejiga, dificultad para vaciarla, dolor en la ingle, dolor durante las relaciones sexuales y, si se usa la malla, erosión de la malla a través de la pared vaginal. También pueden empeorar la incontinencia por urgencia si la persona presenta síntomas de incontinencia por estrés y de urgencia. Se recomienda posponer estas intervenciones hasta después de haber tenido hijos, dado que el estrés físico que suponen el embarazo y el parto puede hacer que la incontinencia reaparezca.

Fístulas

Las fístulas urinarias son una afección que puede provocar serios problemas de incontinencia, pero que no suelen incluirse al hablar de otros tipos de incontinencia. Las fístulas son unas conexiones que aparecen entre la vejiga, la uretra o los uréteres y la vagina o, en casos menos frecuentes, el colon, a través de las cuales la orina puede salir de forma incontrolada. Son consecuencia de un traumatismo en el tracto urogenital, como puede ocurrir en el caso de una lesión quirúrgica, un cáncer, tratamientos para el cáncer como la radioterapia o una inflamación grave causada por la diverticulitis o la enfermedad inflamatoria intestinal.

Por desgracia, en los países en vías de desarrollo, las lesiones obstétricas son una causa común de la aparición de fístulas. La Organización Mundial de la Salud estima que hay hasta cien mil casos al año, y que más de dos millones de personas conviven con fístulas obstétricas sin tratar en Asia y el África subsahariana.[9] Estas fístulas aparecen como consecuencia de un parto obstruido, es decir, cuando el feto, que no es capaz de atravesar el canal vaginal, ejerce presión sobre la vejiga, la uretra y la vagina, creando así una lesión por aplastamiento del tejido, el cual se descompone a causa del traumatismo y de la falta de flujo sanguíneo. Entonces, las fístulas se forman entre los órganos dañados.

Las fístulas obstétricas son una tragedia en muchos sentidos. En la mayoría de los casos, el bebé nace muerto; si sobrevive, las probabilidades de que tenga daños neurológicos son elevadas. A menudo, a las mujeres con fístulas obstétricas las marginan sus propias familias y comunidades por las pérdidas de orina y de heces que experimentan. Estas fístulas suelen ocurrir entre mujeres que viven en situación de pobreza y que no tuvieron acceso a una atención obstétrica de urgencia, y el acceso al tratamiento de la fístula puede serles igual de inaccesible. A veces deben viajar durante días para ver a un médico con la formación adecuada para llevar a cabo las reparaciones quirúrgicas necesarias. Incluso si pueden encontrar a un médico que les haga la cirugía, la reparación de la fístula es solo una pequeña pieza de una situación social más extensa. Es probable que sigan lidiando con el trauma psicológico o la falta de aceptación de sus comunidades, incluso cuando las pérdidas han desaparecido. También tienen un mayor riesgo de complicaciones en futuros embarazos, dado que el tejido puede haber quedado debilitado o con cicatrices, y el acceso a una atención obstétrica que garantice su seguridad sigue estando fuera de su alcance.

Por todo ello, la gestión de las fístulas obstétricas exige la transformación integral del sistema sanitario en las comunidades donde suelen ocurrir. Organizaciones como el Fondo de Población de las Naciones Unidas, Médicos Sin Fronteras y la Fistula Foundation, así como cirujanos a título personal, trabajan en el tratamiento de mujeres con fístulas y en la formación de cirujanos locales para realizar las reparaciones necesarias. Estas organizaciones también contribuyen a la prevención de las fístulas mediante la educación de parteras y asistentes de partos en prácticas seguras, además de mejorar el acceso a la atención obstétrica de urgencia. Asimismo, ofrecen servicios de salud mental y ayudan a las mujeres a reintegrarse en sus comunidades cuando es posible. Las fístulas obstétricas son consecuencia de sistemas de desigualdad que dejan a mujeres y niñas en situación de vulnerabilidad; la sociedad debe buscar una solución que corrija dichas desigualdades, garantice el acceso a la atención y apoye a las mujeres a lo largo de sus vidas reproductivas y sociales.

Puntos clave

- Hasta la mitad de las mujeres experimentan incontinencia urinaria o pérdidas de orina en algún momento de sus vidas, y la cifra alcanza el 70 % entre las mujeres que ya han pasado la menopausia.
- La incontinencia por estrés provoca pérdidas al toser, reír o hacer ejercicio. La incontinencia por urgencia provoca pérdidas asociadas a la necesidad repentina de orinar. La mayoría de las mujeres que tienen incontinencia presentan tanto incontinencia por estrés como por urgencia; a esto se lo conoce como *incontinencia mixta.*
- El estreñimiento y el tabaquismo empeoran la incontinencia. Por eso, tratar el estreñimiento y dejar de fumar puede ayudar a mejorar las pérdidas.
- Se puede inyectar bótox directamente en la pared de la vejiga para tratar la urgencia urinaria y la incontinencia.
- La OMS estima que cada año se producen cien mil casos de fístulas obstétricas, una lesión provocada por el parto que causa la pérdida de orina o heces.

CAPÍTULO 11

Disfunción sexual

Cada persona tiene su propio concepto de la sexualidad y de lo que constituye una vida sexual satisfactoria. La actividad sexual suele estar limitada por factores socioambientales; la religión y la cultura a menudo determinan qué tipos de sexualidad o de expresión sexual son aceptables, y puede anteponer el placer de los hombres a la satisfacción de las mujeres. Para las mujeres de muchas partes del mundo, las expectativas sociales hacen del sexo una obligación para con el marido o pareja masculina, en lugar de ser una fuente de deleite y de placer para sí mismas.

A las personas de todos los géneros les puede resultar difícil buscar ayuda para problemas de salud sexual, ya sea por vergüenza o por desconocimiento de las opciones de tratamiento disponibles. Pero cualquiera que no se sienta satisfecho merece recibir ayuda para identificar y alcanzar sus objetivos de salud sexual, sin miedo ni juicios. Es poco frecuente que alguien pida hora con el médico específicamente para preguntarle acerca de un problema de salud sexual, pero es sumamente común tener problemas como dolor durante el sexo, libido reducida y problemas para llegar al orgasmo. En Estados Unidos, hasta el 20 % de las mujeres dicen tener dolor durante el sexo,[1] y hasta el 40 % experimentan otros problemas de disfunción sexual, sobre todo la ausencia de deseo.[2] La disfunción sexual es especialmente frecuente entre las mujeres perimenopáusicas y posmenopáusicas debido a los cambios hormonales que pueden afectar a la libido, la excitación y la salud vulvovaginal. Es probable que el número de mujeres que presentan problemas de salud sexual sea mucho más elevado de lo que se cree, ya que esto no son más que las estadísticas que se publican. Muchas personas no buscan la ayuda necesaria, y ocurre con demasiada frecuencia que los médicos no comprueben si hay problemas de disfunción sexual durante las visitas rutinarias.

Por desgracia, incluso cuando alguien menciona sus preocupaciones con su médico, puede que reciba consejos tan poco útiles como «Solo tienes que relajarte» o «Prueba a tomarte una copa de vino». Ni todo el vino del mundo solucionará la vulvodinia, el vaginismo, la endometriosis, la sequedad vaginal ni ninguna de las afecciones que pueden causar dolor durante el sexo, por no hablar de las otras causas físicas y psicosociales de la disfunción sexual. Algunos profesionales médicos han recibido una formación formal limitada en materia de salud sexual y no saben cómo valorar correctamente y tratar la disfunción sexual. Aunque no todos los médicos son expertos en salud sexual, todos los profesionales de la salud deberían ser capaces de hacer preguntas, llevar a cabo una evaluación básica y coordinar las derivaciones necesarias al especialista que corresponda.

Una combinación compleja de factores físicos, mentales, emocionales y sociales afectan a la salud sexual, y esta complejidad es lo que hace tan difícil el diagnóstico de la causa de los problemas sexuales, porque puede haber muchas cuestiones implicadas. Asimismo, si se quiere abordar adecuadamente las preocupaciones y necesidades de la persona, la gestión de la salud sexual requiere tiempo, paciencia, flexibilidad y el apoyo de las parejas y de los sanitarios.

Diagnóstico

Cada persona debería reflexionar sobre lo que quiere obtener de sus experiencias sexuales y valorar si está alcanzando sus objetivos. El principal criterio para valorar la necesidad de un tratamiento de salud sexual es el nivel de preocupación que esto le genera. Hay quienes se sienten muy afectados ante la reducción de la libido o del interés en el sexo, mientras que para las personas asexuales —es decir, que de forma natural no sienten atracción sexual por los demás o tienen muy poco o ningún interés en la actividad sexual—, esto no es más que una faceta más de su identidad.

Cuestionarios

Los profesionales de la salud utilizan distintos cuestionarios sobre salud sexual, cuyas preguntas suelen agruparse en tres categorías principales: dolor durante las relaciones sexuales, deseo y excitación sexual, y orgasmo. Si tienes algún problema de salud sexual, reflexiona sobre tus respuestas a estas preguntas. Puede ser útil anotarlas y llevarlas contigo a tu próxima visita con el médico, ya que pueden ayudar a guiar la conversación.

Dolor durante las relaciones sexuales

- ¿Sientes dolor al mantener relaciones sexuales?
- Si sientes dolor, ¿cuándo ocurre? ¿Cuando tú o tu pareja te toca la vulva, durante la penetración vaginal, durante el orgasmo o después de la relación sexual? ¿Te duele solo con algunas posiciones o actividades sexuales específicas?
- ¿Cuándo empezó a dolerte? ¿Fue después de un parto o de alguna lesión, con la aparición de la perimenopausia o de la menopausia, después de empezar a tomar una medicación o después de someterte a quimioterapia o radioterapia?
- ¿Qué tipo de dolor es: intenso, escozor, punzante?
- ¿Dónde te duele? ¿Es en la vulva, la abertura de la vagina, las paredes vaginales, en la parte profunda de la pelvis, en un lugar en concreto? ¿El dolor irradia hacia otras partes del cuerpo, como la espalda o las piernas?
- ¿Sientes dolor en algún otro momento, por ejemplo, durante la regla, con la ovulación, al ir de vientre u orinar?
- ¿Tienes sequedad vaginal que hace que te duela mantener relaciones sexuales?
- ¿Sientes miedo o ansiedad acerca del dolor durante el sexo?
- ¿Has pasado por situaciones traumáticas, ya sean físicas, sexuales o emocionales?
- ¿Tienes algún otro problema de salud crónico, incluidos los problemas autoinmunes?

Deseo y excitación sexual

- ¿Sientes interés por el sexo o la actividad sexual?
- ¿Tienes pensamientos o fantasías sexuales o eróticas?
- ¿Inicias la actividad sexual? ¿Te sientes receptiva cuando tu pareja trata de iniciar la actividad sexual?
- ¿Te interesan o excitan los estímulos sexuales visuales, verbales o escritos?
- ¿Sientes excitación física con la actividad sexual, incluida la sensación de calor, cosquilleo y agrandamiento de los genitales, y lubricación vaginal?
- ¿Te excitas cuando no estás manteniendo relaciones sexuales, como cuando tienes la vejiga llena, o sin motivo aparente? El trastorno de excitación genital persistente es una afección que se caracteriza por el agrandamiento genital o la excitación constante, lo cual puede resultar muy incómodo físicamente.

Orgasmo

- ¿Llegas al orgasmo con la actividad sexual? De ser así, ¿con cuánta frecuencia?
- ¿Ha decrecido la intensidad de tus orgasmos?
- ¿Te cuesta más llegar al orgasmo?
- ¿Solo llegas al orgasmo con ciertos tipos de estimulación?
- ¿Tienes orgasmos solo durante la masturbación o con ciertas parejas?

Exploración física

Además de las preguntas anteriores, el profesional médico podrá recomendar una exploración física, pruebas de laboratorio, o ambas. Durante la visita, es probable que el médico se interese por otros problemas de salud sexual general, como la necesidad de tomar anticonceptivos u orientación sobre la fertilidad, pruebas y prevención de ITS y seguridad con las parejas sexuales, ya que todos estos factores contribuyen a tener una experiencia sexual sana.

Si la paciente refiere dolor durante las relaciones sexuales, puede que se le exploren la vulva y la vagina para comprobar si duelen al tacto, si existe tejido cicatrizado tras el parto, anomalías en el himen, sequedad o estrechamiento vaginal, contracciones o sensibilidad en el suelo pélvico e indicios de endometriosis. Puede que el médico compruebe también si hay hongos o alguna infección de transmisión sexual, pida pruebas diagnósticas por imagen, como una ecografía pélvica para ver si hay miomas o quistes que estén provocando dolor, y saque una muestra de sangre para ver cómo están las hormonas y la salud en general.

Tipos de disfunción sexual

Los problemas de salud sexual se pueden clasificar en las mismas categorías que mencionábamos antes: dolor durante las relaciones sexuales, libido o deseo sexual bajos, dificultad para excitarse y anorgasmia (dificultad para llegar al orgasmo). Estos problemas suelen estar muy relacionados entre sí. Por ejemplo, el dolor durante el sexo puede dar pie a una reducción de la libido, a la dificultad para excitarse y para llegar al orgasmo, así como la lubricación inadecuada durante la excitación puede hacer que haya dolor durante la relación sexual.

Dolor durante las relaciones sexuales

Las pacientes que sienten dolor durante las relaciones sexuales suelen dar por sentado que el problema tiene que ver con la vagina, pero el dolor puede implicar a casi cualquier parte de la pelvis: la vulva, la vagina, los músculos del suelo pélvico, los nervios, la vejiga, la uretra, el útero y los ovarios. El dolor puede surgir a raíz de cambios hormonales, lesiones, irritación y disfunción de los nervios, endometriosis, infecciones previas en la vagina y la vejiga, y afecciones que afectan a la vulva.

Los niveles bajos de estrógeno pueden provocar sequedad y fragilidad en la vulva y la vagina, lo cual puede dar pie a que las relaciones sean dolorosas, a que haya sangrado y a que se rasgue el tejido. Estos cambios hormonales pueden deberse a la menopausia, al uso de testosterona, a los anticonceptivos o a la lactancia materna.

Los traumas físicos o psicosociales pueden causar vaginismo, el cual genera un ciclo de tensión muscular, dolor durante el sexo y ansiedad relacionada con la experiencia que, a su vez, puede provocar más tensión muscular.

Hay trastornos neurológicos, como la esclerosis múltiple y la fibromialgia, que pueden provocar dolor en todo el cuerpo, incluidas la vulva y la vagina, porque afectan a la forma en que los nervios y el cerebro procesan las señales de dolor.

La endometriosis puede provocar dolor durante las relaciones sexuales de varias formas: puede causar inflamación y contracciones en los músculos, irritar los nervios, crear cicatrices en el útero o los ovarios y hacer que duela al presionar en las zonas de la vagina o el recto donde está presente la endometriosis.

La vulvodinia es un dolor vulvar crónico sin causa conocida. Puede afectar a toda la vulva o solo a una parte, como en el caso de la vestibulodinia, que es el dolor que aparece en la entrada de la vagina, o vestíbulo vaginal. La vulvodinia puede provocar una sensación punzante o de escozor incluso al rozar suavemente la piel.

Libido y excitación

La libido baja es el trastorno sexual más común en las mujeres.[3] Los factores que pueden causarla son innumerables, entre los que se incluyen el estrés relacionado con el trabajo, la familia o las relaciones, la depresión, la ansiedad, los problemas de imagen corporal, los cambios hormonales, los antidepresivos, el dolor y las enfermedades.

La excitación es la respuesta ante la estimulación sexual, e incluye tanto la excitación mental como los cambios en la lubricación vaginal y el agrandamiento de los genitales que se dan cuando la persona se excita. Los problemas relacionados con la excitación pueden tener que ver con los mismos problemas emocionales o sociales que afectan a la libido o con causas médicas, como la enfermedad de la tiroides, la diabetes, la esclerosis múltiple, la infección por coronavirus (COVID-19),[4] el cáncer, las cardiopatías, la menopausia y ciertos medicamentos.

Las anomalías de la libido y la excitación solían considerarse problemas independientes, pero dado que están tan estrechamente conectadas en cuanto a las causas y los tratamientos, ahora se entienden como partes del problema más amplio que es el trastorno del interés sexual y la excitación.

Trastorno orgásmico

Los trastornos orgásmicos se caracterizan por la dificultad de alcanzar el orgasmo o clímax sexual a pesar de sentirse excitado. La persona puede tener orgasmos tardíos o menos intensos, o bien no llegar a alcanzarlos. Hay quienes nunca llegan al orgasmo, pero no les molesta y se sienten satisfechos con sus vidas sexuales, mientras que otras personas pueden tener orgasmos de forma regular pero no estar contentas con su frecuencia o intensidad. El trastorno orgásmico tiene que ver tanto con la habilidad de tener orgasmos como con la insatisfacción que puedan llegar a provocar.

Cada persona necesita cosas distintas para llegar al orgasmo. Hay quienes solo lo alcanzan si hay suficientes preliminares, estimulación clitoriana, penetración vaginal u otros tipos de actividad sexual individual o en pareja; hay otras personas, en cambio, que pueden llegar al orgasmo mediante la visualización, sin la necesidad de estimulación física. La cantidad de tiempo y los tipos de actividad sexual que se necesitan para llegar al orgasmo no se tienen en cuenta en el diagnóstico de un trastorno orgásmico.

Los problemas relacionados con el orgasmo pueden surgir de afecciones médicas, medicaciones o factores emocionales o mentales. Además, en el caso de las personas que tienen una vida sexual activa con sus parejas, la incapacidad de llegar al orgasmo puede tener que ver con la habilidad del otro de entender y satisfacer sus necesidades sexuales. A veces, la pareja puede llegar al clímax y dar la relación sexual por acabada antes de que la otra persona llegue al orgasmo. Cuando los médicos hablamos de tratar los trastornos orgásmicos, una de las primeras preguntas que hacemos es si la persona es capaz de llegar al orgasmo sola durante la masturbación. Si es así, no existe un problema médico, y el problema puede tener que ver con la comunicación o la relación con la pareja.

Tratamiento

La complejidad de la respuesta sexual femenina hace que no haya una pastilla capaz de tratar todos los trastornos sexuales. No es tan sencillo como tomar hormonas o suplementos que prometen equilibrar las hormonas. Muy a menudo, el tratamiento necesita de la participación de un equipo multidisciplinar que incluye a fisioterapeutas, uroginecólogos, especialistas en menopausia o la vulva, cirujanos ginecológicos y profesionales de la salud mental. La estrategia de tratamiento más efectiva puede ser la combinación de terapia sexual, comunicación con la pareja, fisioterapia de la zona pélvica y, en algunos casos, medicaciones y dispositivos como vibradores que ayuden a estimular la libido o la excitación.

Terapia sexual

Los terapeutas sexuales certificados son psicólogos, psiquiatras o trabajadores sociales que han recibido formación adicional en salud sexual. Ayudan tanto a pacientes individuales como a parejas de muchas formas: proporcionan orientación práctica sobre habilidades sexuales concretas y facilitan la comunicación entre los miembros de la pareja; hacen terapia cognitivo-conductual para descubrir y tratar factores como el miedo, las expectativas poco realistas, los problemas con la propia apariencia física y otras formas de pensar que pueden afectar a la respuesta sexual. Los terapeutas sexuales a veces enseñan técnicas de conciencia plena o *mindfulness* para aumentar la conciencia del placer y de la excitación y minimizar los pensamientos distractores. El tratamiento no se limita a las sesiones con el terapeuta, sino que a menudo se recomiendan ejercicios para practicar en casa, ya sea solo o con la pareja. Muchas personas creen que los terapeutas solo tratan trastornos de la salud mental y del estado de ánimo, pero lo cierto es que los terapeutas sexuales tienen la capacidad de ayudar a cualquiera que tenga problemas con el sexo o la sexualidad.

Fisioterapia del suelo pélvico

En el caso de tener dolor durante las relaciones sexuales, la fisioterapia del suelo pélvico es sumamente útil. Los fisioterapeutas especializados en el suelo pélvico tratan afecciones como el vaginismo, la vulvodinia, los cambios que aparecen con la menopausia y el tejido cicatrizado provocado por el parto o los tratamientos contra el cáncer que pueden causar dolor durante el sexo. Descargan los músculos y el tejido cicatrizado, mejoran el dolor causado por la irritación de los nervios y, si es necesario, pueden enseñar a sus pacientes a usar dilatadores vaginales.

Dispositivos para la estimulación

A veces se usan vibradores o succionadores para estimular el clítoris o para ayudar a recuperar la sensación genital y estimular el flujo sanguíneo. Se han llevado a cabo estudios sobre el uso de estos dispositivos tanto en hombres como en mujeres con enfermedades neurológicas como la esclerosis múltiple y las lesiones de la médula espinal,[5] y se ha concluido que son una forma segura y efectiva para tratar la disfunción sexual y los trastornos orgásmicos. Gracias a internet, cualquiera puede comprar juguetes y dispositivos de este tipo desde la privacidad de su casa, y en Estados Unidos hay varias cadenas de farmacias donde se venden dispositivos estimuladores relativamente económicos que vienen en paquetes discretos.

Lubricantes

Las opciones de tratamiento de primera línea para el dolor durante el sexo provocado por la sequedad vaginal son los lubricantes. Se trata de unos líquidos o geles que se utilizan al practicar relaciones vaginales o anales con una pareja o un juguete sexual. Pueden ser al agua o con base de silicona o aceite, y cada uno tiene sus ventajas y sus inconvenientes. Los lubricantes con base de agua y silicona son fáciles de encontrar en las farmacias y en internet, y normalmente pueden utilizarse de forma segura con los preservativos de látex.[6]

Los *lubricantes al agua* son fáciles de limpiar y se pueden usar de forma segura con los juguetes sexuales, pero pueden secarse más rápidamente que los de silicona y volverse pegajosos o evaporarse.

Los *lubricantes de silicona* duran más y, por lo tanto, no es necesario ir aplicándolos tan a menudo, y contienen menos agentes irritantes que los lubricantes al agua, pero pueden estropear el material de algunos juguetes sexuales.

Los *lubricantes con base de aceite* como el aceite de coco y de oliva no deben usarse jamás con los preservativos porque pueden dañar el látex. Los aceites sintéticos como la vaselina y el aceite para bebés no deben aplicarse jamás en la vagina, ya que pueden causar irritación y cuesta mucho retirarlos.

En general, cuando tengas que escoger un lubricante, opta por un producto con base al agua o de silicona y evita marcas que usen fragancias, glicerina y parabenos, porque pueden ser muy irritantes para la vagina. Lee atentamente la información del paquete para ver si se pueden usar de forma segura con los preservativos y los juguetes sexuales. Dado que muchas personas prefieren el tacto más suave y el efecto más duradero de los lubricantes de silicona, es probable que el ginecólogo te recomiende la variedad de silicona como primera opción, siempre que no se utilice con juguetes.

También hay aceites o geles tópicos que generan un efecto de calor y que dicen que aumentan las sensaciones genitales placenteras o la excitación. Los ingredientes de estos productos pueden provocar una irritación importante o producir una sensación de escozor en el delicado tejido vulvovaginal, de forma que lo mejor es evitar su uso.

Medicamentos

En general, solo se recurre a la medicación si las otras estrategias, como la terapia sexual y la comunicación con la pareja, no han resuelto el problema. Las hormonas y otros medicamentos suelen usarse solo para tratar los problemas relacionados con el deseo y la excitación, ya que no se ha observado que resulten efectivos para los trastornos orgásmicos.

Hormonas

Las hormonas del estrógeno y la testosterona están involucradas en la respuesta sexual femenina, pero con tomar medicaciones hormonales puede que no baste para tratar los trastornos sexuales. En general, no se ha observado que los tratamientos hormonales sean una forma efectiva de tratar la disfunción sexual en las mujeres premenopáusicas, mientras que, en el caso de las pacientes posmenopáusicas, los resultados son variados.

En la Iniciativa para la Salud de las Mujeres (WHI, por sus siglas en inglés), uno de los estudios más amplios sobre la terapia hormonal menopáusica, no se observó que el estrógeno oral tuviese un efecto significativo en la satisfacción sexual, aunque se han hecho estudios más pequeños y con muchas menos participantes que han observado algunos posibles beneficios.[7,8] Dado que los síntomas menopáusicos como los sofocos, las alteraciones del sueño y las fluctuaciones del estado anímico pueden afectar negativamente al interés por el sexo y a la excitación, merece la pena hablar de los riesgos y beneficios de las terapias hormonales menopáusicas con el médico.

El estrógeno vaginal puede mejorar significativamente la sequedad y el dolor durante el sexo en las mujeres posmenopáusicas o en los hombres trans que siguen un régimen de testosterona.[9] El cuerpo absorbe muy poco o nada de estrógeno cuando se administra de esta forma, lo que explica que el estrógeno vaginal suela ser muy seguro y que la mayoría de las pacientes, así como los hombres trans, lo toleren muy bien.

La menopausia hace que los niveles naturales de testosterona caigan, y hay estudios que demuestran que los suplementos de testosterona pueden mejorar el deseo, la excitación y el orgasmo en las mujeres posmenopáusicas.[10] La testosterona suele administrarse por métodos transdérmicos como los parches o los geles tópicos. Actualmente, la Administración de Alimentos y Medicamentos de Estados Unidos no aprueba el tratamiento con testosterona para tratar los trastornos sexuales femeninos, y su uso entraña la posibilidad de que aparezcan ciertos efectos secundarios, como la aparición de acné y vello facial.

Medicaciones antidepresivas

Algunos antidepresivos pueden reducir la libido, pero hay otros en los que se ha observado que mejoran el interés sexual y la excitación. La flibanserina (Addyi), que fue el primer tratamiento aprobado por la Administración de Alimentos y Medicamentos de Estados Unidos para el trastorno de interés sexual/excitación femenina, se había desarrollado y estudiado como antidepresivo. No trataba adecuadamente la depresión, pero se descubrió que tenía el efecto secundario de aumentar la libido entre las pacientes femeninas.[11] Entonces, el fabricante solicitó la aprobación de la Administración de Alimentos y Medicamentos para el tratamiento del deseo sexual hipoactivo, solicitud que le fue denegada en dos ocasiones debido a las dudas sobre su seguridad y efectividad. En 2015, después de que la farmacéutica presentase datos de estudios adicionales, la Administración de Alimentos y Medicamentos aprobó la flibanserina para el tratamiento del trastorno del interés sexual/excitación femenina. Se estudió y aprobó solo para las pacientes premenopáusicas, y para que surta efecto, debe tomarse diariamente. Su uso también está limitado por los efectos secundarios que produce, como la presión arterial baja y los desmayos. Estos problemas son más comunes cuando las pacientes beben alcohol, y por eso, si se te receta esta medicación, deberás esperar dos horas o más después de haber consumido alcohol para tomarla. Todos estos factores han limitado el uso de la flibanserina y no se encuentra disponible comercialmente fuera de Estados Unidos y Canadá.

El bupropión (Wellbutrin) es un antidepresivo aprobado por la Administración de Alimentos y Medicamentos para tratar la depresión y para dejar de fumar, y algunos estudios pequeños aleatorizados han observado que resulta efectivo para mejorar el deseo, la excitación y el orgasmo.[12] El coste es bajo porque lleva muchos años usándose para el tratamiento de la depresión, y está disponible en formato genérico. Sin embargo, su uso para la disfunción sexual no se explicita en la etiqueta, lo que significa que la Administración de Alimentos y Medicamentos no lo ha evaluado ni aprobado específicamente para este fin. Y, como ocurre con cualquier medicación, conlleva una serie de posibles efectos secundarios que en este caso incluyen náuseas, sedación, insomnio y dolores de cabeza.

Bremelanotida (Vyleesi)

En 2019, la Administración de Alimentos y Medicamentos aprobó una medicación inyectable llamada bremelanotida (Vyleesi) para el tratamiento del trastorno del deseo sexual en las pacientes premenopáusicas.[13] Activa ciertos receptores hormonales y se usa antes de la actividad sexual. La bremelanotida presenta un índice elevado de efectos secundarios que incluyen náuseas y vómitos en hasta un 40 % de las pacientes. Además, tener que administrarse una inyección al menos 45 minutos antes de mantener relaciones sexuales limita la espontaneidad. Por todo ello, la bremelanotida no se ha usado mucho en el tiempo que lleva disponible comercialmente.

Sildenafilo (Viagra)

Es muy probable que el sildenafilo (Viagra) sea la medicación contra la disfunción sexual más conocida. Es un tratamiento para la disfunción eréctil en hombres cis que funciona al aumentar el flujo sanguíneo. Se han realizado estudios aleatorizados con mujeres que no han mostrado mejoras significativas en comparación con el placebo.[14] Sin embargo, existen algunas evidencias preliminares que sugieren que podría ser útil para las mujeres que presentan disfunción sexual provocada por antidepresivos ISRS[15] o que tienen problemas nerviosos como la diabetes, la esclerosis múltiple y lesiones de la médula espinal.[16] Esperemos que en el futuro surjan otros estudios que revelen nuevas aplicaciones para la salud de las mujeres.

Puntos clave

- En Estados Unidos, hasta el 40 % de las mujeres presentan problemas de disfunción sexual, y el más común es la falta de deseo.
- Las personas que consiguen llegar al orgasmo solas durante la masturbación pero no en pareja no tienen un problema médico. El problema puede radicar en la comunicación o la actividad con la pareja.
- Se ha observado que los vibradores son efectivos para tratar la disfunción sexual tanto en hombres como en mujeres.
- Los aceites de coco y de oliva nunca deben usarse como lubricantes en combinación con los preservativos, ya que pueden dañar el látex. Ni la vaselina ni los aceites para bebé deben aplicarse en la vagina porque pueden causar irritación.
- La testosterona puede mejorar el deseo, la excitación y el orgasmo en las mujeres posmenopáusicas. No existen formulaciones aprobadas por la Administración de Alimentos y Medicamentos para este fin, de forma que su uso para el tratamiento de la disfunción sexual en las mujeres no es oficial.

CAPÍTULO 12

Afecciones vulvovaginales

Podría decirse que todo el mundo que tiene vulva ha experimentado picor, escozor o irritación vulvar en algún momento de su vida. Puede tratarse de una molestia menor que se elimina fácilmente con cremas antifúngicas o ser tan extremo que la persona apenas se puede sentar sin sentir un dolor terrible. La vulva y la vagina son estructuras muy sensibles y complejas que se ven afectadas por un abanico enorme de afecciones distintas que dan lugar a síntomas muy parecidos. El dolor de vulva puede aparecer como consecuencia de la irritación causada por un jabón, un brote de herpes, la sequedad provocada por la menopausia, la vulvodinia e incluso el cáncer de vulva. Es frecuente que las mujeres intenten tratar sus síntomas vulvovaginales por sí mismas usando todo tipo de remedios caseros o medicamentos sin receta y no consigan obtener un alivio duradero, ya que no se dan cuenta de que no están abordando el verdadero problema. Si presentas síntomas persistentes y molestos, debes acudir a tu centro médico para someterte a una exploración, desde donde quizá te deriven a un especialista vulvar si tus síntomas son especialmente complejos o persistentes.

Las categorías principales en las que entran los problemas vulvovaginales son las infecciones, las afecciones de la piel, los trastornos del dolor y los cambios genitourinarios que traen consigo la menopausia y la perimenopausia. Es muy común que los cuidados vulvovaginales básicos no se incluyan en la educación de la salud, lo cual da pie a mitos comunes sobre la higiene que pueden ser perjudiciales, así que ya es hora de ir echándolos por tierra.

Vulvovaginitis

La vulvovaginitis es la inflamación de la vulva o de la vagina, y la mayoría de las personas con vagina la experimentarán en cierto grado a lo largo de su vida. La mayoría de los casos se deben a infecciones por hongos, vaginosis bacteriana o ITS como la clamidia, la gonorrea y la tricomoniasis. También puede aparecer a causa de niveles bajos de estrógeno una vez pasada la menopausia, sustancias químicas, fragancias, tintes y otros agentes irritantes. La vulvovaginitis puede producir una serie de síntomas muy molestos, como un mayor volumen de flujo, olor, picor, escozor, irritación, dolor, incomodidad al orinar y sangrado irregular.

La evaluación médica de la vulvovaginitis consiste en una exploración de la piel de la vulva y de la vagina. Si la mayoría de los síntomas se encuentran en el interior de la vagina, puede que se haga una observación con espéculo para ver las paredes vaginales, y puede que también se utilice un bastoncito de algodón para obtener una muestra del flujo vaginal para analizarlo. Estas pruebas pueden incluir la valoración del pH vaginal haciendo que la muestra entre en contacto con un papel de pH, la búsqueda de hongos bajo el microscopio y enviar la muestra al laboratorio para comprobar que no haya ninguna ITS.

Si los síntomas son más externos, lo más común es que la exploración se centre en inspeccionar la piel de la vulva. El médico buscará erupciones, signos de infecciones, como herpes o verrugas genitales, y otros cambios en la apariencia de la piel. También comprobará la sensibilidad o el dolor de la vulva o en la abertura de la vagina.

Hongos vaginales

Tres de cada cuatro mujeres tendrán infección por hongos al menos una vez en la vida.[1] Las infecciones por hongos son causadas por una especie de hongos llamada *Candida*, y casi siempre se trata de una cepa llamada *Candida albicans*. La *Candida* está presente en hasta el 20 % de las personas con vagina en edad reproductiva,[2] pero las infecciones por hongos aparecen cuando esta se reproduce y genera irritación en los tejidos vulvares o vaginales. Los síntomas pueden incluir picor y escozor, un flujo blanco y espeso, y a veces una erupción roja que pica en la piel de la vulva. Los factores de riesgo incluyen el uso de antibióticos, ya que matan la flora bacteriana normal de la vagina y permiten que los hongos y otros patógenos se reproduzcan; la inmunosupresión, como en el caso de una infección de VIH o del uso de esteroides; y una diabetes mal controlada en la que hay un exceso de azúcar en sangre. La humedad, como la que provoca un bañador mojado o la incontinencia urinaria, también favorece el crecimiento de hongos y bacterias.

La mayoría de las infecciones por hongos se diagnostican a partir de la exploración pélvica que acabamos de explicar. Puede que se observe una muestra de flujo vaginal bajo el microscopio. Durante la exploración pélvica, si el médico ve el clásico flujo blanco y espeso que parece queso fresco, es probable que recete el tratamiento para los hongos directamente, sin necesidad de hacer pruebas adicionales. Sin embargo, si no está claro si se trata de una infección por hongos o si la persona presenta infecciones recurrentes, podrá enviar una muestra de flujo al laboratorio para que hagan un cultivo que confirme el diagnóstico y determine de qué tipo de hongo se trata. Algunas cepas menos frecuentes, como la *Candida glabrata*, son resistentes a los tratamientos estándar y pueden ser la causa de las infecciones recurrentes.

Los hongos vaginales se tratan con medicaciones antifúngicas orales o vaginales. Estos tratamientos presentan una efectividad similar, pero la mayoría de las pacientes prefiere la versión oral, el fluconazol (Diflucan), porque se toma en forma de pastilla en una única dosis, mientras que las cremas o medicamentos vaginales deben aplicarse durante varios días. Otras medicaciones que se administran por vía vaginal incluyen el ácido bórico, un ácido débil que tiene propiedades antifúngicas y antibacterianas, y la flucitosina, que es otro tipo de medicación antifúngica. A veces es necesario recurrir a estos tratamientos vaginales para acabar con cepas como la *Candida glabrata*.

Si la paciente presenta hongos vaginales recurrentes (más de tres veces al año) de cepas comunes como la *Candida albicans*, el médico podrá recomendarle un tratamiento semanal con fluconazol durante hasta seis meses. El fluconazol no se utiliza durante el embarazo debido a un posible riesgo aumentado de aborto espontáneo y defectos de nacimiento, de forma que las pacientes embarazadas suelen seguir tratamientos antifúngicos vaginales.

Vaginosis bacteriana

La causa más común del flujo en las mujeres de edad reproductiva es la vaginosis bacteriana.[3] Aparece a causa de un cambio en la flora vaginal normal que da pie a la proliferación de bacterias distintas de los *lactobacillus* que se suelen encontrar en la vagina. Aunque tanto la vaginosis bacteriana como los hongos vaginales pueden causar flujo e irritación, la primera suele producir un olor más pronunciado y un flujo de aspecto más acuoso. El exceso de bacterias eleva el pH vaginal y genera un flujo gris o blanco que puede desprender un olor parecido al del pescado. La vaginosis bacteriana suele aparecer con más frecuencia cuantas más relaciones sexuales se mantengan y durante el período, pero no se considera una infección de transmisión sexual, y las parejas no tienen que seguir ningún tratamiento.

En la mayoría de los casos, la vaginosis bacteriana solo provoca flujo, olor y quizá irritación en la zona vulvovaginal. En los casos más graves, puede precipitar el parto antes de término en las pacientes embarazadas y una infección posparto poco después de dar a luz, y puede dar lugar a infecciones pélvicas tras una histerectomía o un aborto. Estas complicaciones son poco frecuentes, pero las infecciones por vaginosis bacteriana se tratan con especial cautela cuando se detectan antes de una cirugía o durante el embarazo.

Igual que ocurre con los hongos vaginales, la vaginosis bacteriana se diagnostica a partir de lo que se observa durante la exploración y las pruebas en la consulta. Los criterios de Amsel son unas observaciones clínicas que apuntan a que se está ante un caso probable de vaginosis bacteriana, e incluyen la presencia de un flujo acuoso grisáceo-blanquecino en las paredes vaginales, un pH elevado, bacterias visibles bajo el microscopio y un olor como a pescado cuando se mezcla una muestra del flujo con hidróxido de potasio. La vaginosis bacteriana también se puede diagnosticar en las muestras vaginales que se envían a analizar al laboratorio; estas pruebas pueden ser más caras que los exámenes tradicionales al microscopio, pero también pueden comprobar la presencia de hongos, gonorrea, clamidia, tricomoniasis y otras infecciones.

La vaginosis bacteriana se trata con antibióticos, normalmente metronidazol (Flagyl o Metrogel) o clindamicina (Cleocin). Estos antibióticos pueden administrarse en forma de pastillas o como geles o cremas vaginales. Es frecuente que este tipo de infección reaparezca, y más de la mitad de las pacientes volverán a tener síntomas antes de un año de haberse tratado. En el caso de tener vaginosis bacterianas recurrentes (tres o más infecciones al año), las opciones para prevenir su reaparición incluyen el uso semanal de gel vaginal de metronidazol durante un máximo de seis meses y los supositorios vaginales de ácido bórico. El ácido bórico debe usarse con precaución porque es tóxico si se ingiere por vía oral y puede causar irritación en la piel de las parejas sexuales. Además, su uso debe evitarse durante el embarazo.

Vaginitis inflamatoria descamativa (VID)

Las pacientes que presentan escozor e irritación vaginal con grandes cantidades de flujo pero que no tienen hongos vaginales ni vaginosis bacteriana podrían tener vaginitis inflamatoria descamativa (VID). Es una causa poco frecuente de la aparición de flujo vaginal, inflamación y dolor. No la causa un organismo infeccioso conocido, sino una alteración en el microbioma vaginal habitual. La VID puede asociarse con niveles bajos de estrógeno o puede aparecer sin motivo aparente. Algunos casos se relacionan con medicaciones o afecciones inflamatorias como la enfermedad de Crohn.

Los ginecólogos diagnostican la VID cuando durante la exploración pélvica se observan signos de inflamación vulvovaginal, como enrojecimiento de las paredes vaginales y flujo, pero no se hallan otras causas. La VID se trata con cremas vaginales, ya sea clindamicina o un esteroide para bajar la inflamación.

ITS QUE PUEDEN CAUSAR SÍNTOMAS VULVOVAGINALES

Muchas ITS no presentan síntomas, pero algunas sí producen flujo vaginal o irritación en la vulva.

Gonorrea y clamidia

La ITS bacteriana más frecuente es la clamidia, y el Centro para el Control de Enfermedades de Estados Unidos estima que una de cada veinte adolescentes y mujeres sexualmente activas tiene clamidia.[4] Dado que suele coincidir con la gonorrea, cuando se habla de una se habla también de la otra, y los análisis casi siempre buscan ambas a la vez. La mayoría de las personas que tienen clamidia y gonorrea no sienten nada, pero cuando hay síntomas, pueden ser idénticos a otros tipos de vaginitis: flujo vaginal, sangrado irregular, escozor o frecuencia al orinar. La clamidia y la gonorrea también pueden entrañar graves riesgos para la salud, como la enfermedad pélvica inflamatoria (una infección importante en el cuello uterino, el útero, las trompas o los ovarios), infertilidad y embarazos ectópicos a causa de las cicatrices de las trompas.

Dado que estas infecciones son muy comunes y traen consigo riesgos importantes para la salud, el Centro para el Control de Enfermedades recomienda que se hagan pruebas rutinarias para descartar la gonorrea y la clamidia. Las pautas establecen que las mujeres sexualmente activas se hagan la prueba al menos una vez al año hasta los veinticinco años y después de los treinta y cinco en caso de tener varias parejas o una pareja que tenga otras parejas. También debe plantearse hacer la prueba cualquiera que presente vaginitis, dolor en la vejiga o síntomas de dolor pélvico sin motivo conocido.

La gonorrea y la clamidia se tratan con antibióticos, y las parejas sexuales también deben tratarse porque existe un riesgo elevado de volver a infectarse. Todas las parejas deben evitar tener contacto sexual hasta al menos una semana después de que todos los afectados se hayan tratado y no presenten ningún síntoma. Unos meses después del tratamiento se vuelve a hacer la prueba para comprobar que no haya reinfección.

Tricomoniasis

Una ITS menos conocida y que también puede causar vaginitis es la tricomoniasis. El *Trichomonas* es un parásito que, visto bajo el microscopio, presenta una cola en forma de látigo llamada *flagelo* y puede observarse en movimiento en muestras de flujo vaginal. En ocasiones se detecta incidentalmente en pruebas de Papanicolau o citologías. La tricomoniasis es la ITS no vírica más común, y en todo el mundo se registran más de cien millones de casos al año.[5] Muchas de las personas afectadas no presentan síntomas. Cuando aparecen, los síntomas vaginales incluyen un flujo blanco, amarillo o verde, escozor o irritación vaginal y dolor durante el sexo o al orinar. También puede causar complicaciones en el embarazo, como el parto antes de término.

Como en el caso de la gonorrea y la clamidia, la tricomoniasis se trata con antibióticos, las parejas sexuales también deben seguir el tratamiento, las parejas deben abstenerse de todo contacto sexual hasta que todos los implicados se hayan tratado y dejen de mostrar síntomas, y a los pocos meses se vuelve a hacer una prueba para comprobar que la infección no haya vuelto.

Verrugas genitales

Las verrugas genitales son causadas por cepas del virus del papiloma humano (VPH), una infección de transmisión sexual sumamente común que casi todas las personas sexualmente activas contraerán en un momento u otro. Hay muchas cepas del VPH, y las que causan las verrugas suelen ser distintas de las que causan cáncer de cuello uterino o vaginal. Estas verrugas son como unos bultitos que aparecen en la zona genital o anal, pueden ser lisas o parecidas a una coliflor, planas o abultadas, y aunque muchas personas no presentan síntomas, a veces pueden causar picor o irritación en la vulva. Las personas que se encuentran inmunodeprimidas por la medicación que toman o por una infección de VIH tienen un mayor riesgo de proliferación más grave de verrugas.

Para diagnosticar las verrugas genitales, al médico le basta con inspeccionar los genitales. Si no está claro si una lesión es una verruga genital a partir de su apariencia, es posible que se aplique anestesia en la piel para extraer la verruga y pedir una biopsia.

Las verrugas suelen tratarse con medicamentos tópicos en la consulta del médico o en casa. Quienes tengan verrugas genitales deben avisar a sus parejas sexuales, ya que, aunque no es necesario realizar pruebas de VPH en parejas asintomáticas, sí se recomienda que consulten a un médico para revisar la posible presencia de verrugas y realizar pruebas para detectar otras ITS.

Herpes genital

Existen muchos miedos y desinformación en torno al herpes, y los pacientes suelen recibir este diagnóstico con mucha ansiedad o preocupación. El herpes genital es causado por un virus de transmisión sexual común llamado *virus del herpes simple* (VHS). El herpes es muy frecuente y afecta al menos al 12 % de los adultos, y es básicamente lo mismo que las calenturas que aparecen en la boca.[6] El herpes labial suele ser causado por el tipo 1 del VHS (VHS-1), mientras que el herpes genital se debe al VHS de tipo 2 (VHS-2). El VHS-1 también se puede transmitir a los genitales a través del sexo oral y dar lugar a un herpes genital.

Igual que ocurre con el herpes labial, el herpes genital empieza con unas ampollas pequeñas que se rompen y dejan unas llagas o úlceras dolorosas que pueden tardar varias semanas en curarse. Con el primer brote, o brote primario, a veces también se pueden tener síntomas parecidos a los de la gripe, como tener el cuerpo dolorido, y antes de los brotes siguientes o recurrentes, puede aparecer una sensación de cosquilleo o escozor en los genitales antes de que salgan las ampollas. Los síntomas de un brote de herpes se pueden confundir con infecciones por hongos o vellos enquistados porque pueden parecer muy similares, y de ahí que haya quien no se dé cuenta de que en realidad lo que tiene es herpes.

Para diagnosticar el herpes se toma una muestra con un algodón para poder analizar el fluido de las llagas. Los análisis de sangre permiten comprobar la presencia de anticuerpos del VHS-1 y del VHS-2, pero si no se presentan síntomas, no se hace esta prueba, ya que estos anticuerpos pueden estar presentes por una exposición anterior, incluso si la persona no ha tenido nunca un brote de herpes. Los análisis de sangre pueden ser útiles en ciertas situaciones, como cuando se tienen síntomas de herpes antes de que aparezcan las llagas o si ya se han curado y no se pueden analizar.

Los brotes de herpes se tratan con fármacos antivirales como el aciclovir y el valaciclovir (Valtrex). Las medicaciones antivirales se pueden utilizar según se necesitan cuando aparecen síntomas, o se pueden tomar a diario para tratar de evitar brotes y reducir las probabilidades de transmitir el herpes a la pareja. Si se recibe el diagnóstico de herpes, debe avisarse a las parejas actuales y futuras porque existe la posibilidad de que se contagien. Para reducir el riesgo de transmisión se pueden utilizar métodos de barrera como los preservativos, evitar el contacto sexual cuando el brote esté activo o tomar medicaciones antivirales supresoras.

Si la paciente está embarazada en el tercer trimestre de gestación, se recetan medicaciones de forma profiláctica para minimizar el riesgo de brotes una vez que nazca el bebé. Si se tiene un brote de herpes genital en el momento de dar a luz, lo indicado es practicar una cesárea para reducir el riesgo de transmitírselo al recién nacido, ya que el herpes puede causar graves problemas de salud en los bebés.

El herpes no tiene cura, pero cualquiera que tenga herpes y no esté inmunodeprimido ni embarazada puede estar tranquilo de que los brotes de herpes suelen ser una molestia que se puede gestionar y no un peligro para la salud. No son más que unas llagas que aparecen en los genitales en lugar de en la boca. El estigma que rodea al herpes es mucho peor que la afección en sí, y se basa principalmente en asociaciones falsas con la promiscuidad y en la desinformación sobre los riesgos para la salud. Si se tienen dudas o miedo ante un diagnóstico de herpes, es importante hablar con el médico para que separe los hechos de la ficción y ofrezca opciones para gestionar el herpes de forma que afecte lo mínimo posible a la vida del paciente.

Afecciones de la piel de la vulva

En muchas situaciones, los síntomas de picor o irritación pueden deberse a un problema de la propia piel de la vagina y no a una infección como la candidiasis o la vaginosis bacteriana. Estas afecciones de la piel pueden surgir como consecuencia de un agente irritante, como un jabón, o pueden aparecer sin motivo aparente.

Dermatitis vulvar

La dermatitis vulvar es la irritación de la piel de la vulva. Puede surgir a causa de sustancias químicas, la humedad o la fricción. Las causas comunes de la dermatitis vulvar incluyen las fragancias y los tintes de los productos para hacer burbujas en el baño, los jabones y los detergentes. Algunos productos de higiene menstrual, como las compresas y los tampones, también pueden contener fragancias o sustancias químicas como el blanqueador de cloro que pueden provocar irritación.

Si tienes síntomas vulvovaginales persistentes que no parecen deberse a nada en concreto, fíjate en las etiquetas de los productos que utilices sobre la piel de la vulva o a su alrededor y trata de cambiar a marcas que no lleven sustancias que puedan resultar irritantes.

Dermatosis vulvar

Los trastornos crónicos relacionados con la piel y que afectan a la vulva reciben el nombre de *dermatosis*, y, de entre ellos, los tres más comunes son el liquen simple, el liquen escleroso y el liquen plano. Estas afecciones pueden aparecer en la piel u otras partes del cuerpo, no solo en la vulva.

Liquen simple

Cuando a alguien le pica la vulva, se rasca la piel, lo que genera más irritación y en realidad empeora la sensación de picor. Se trata del ciclo picor-rascado y es parecido a lo que les pasa a las personas que padecen eccema. Cuando este patrón se desarrolla en la vulva, se le da el nombre de *liquen simple crónico*, o sencillamente *liquen simple*, y el rascado crónico puede hacer que la piel de la vulva tenga un aspecto más grueso y curtido.

El tratamiento del liquen simple consiste en evitar los irritantes que lo han causado, hacer baños de agua caliente, aplicar una barrera protectora de vaselina para atrapar la humedad, y administrar cremas o lociones esteroideas tópicas para rebajar la inflamación y calmar el picor.

Liquen escleroso

El liquen escleroso causa un picor intenso y el adelgazamiento y emblanquecimiento de la piel. Es más común después de la menopausia, pero puede afectar a cualquiera que tenga vulva. Si no se trata, puede hacer que la piel de la vulva y el capuchón del clítoris se tensen, duelan o aparezcan cicatrices, y puede aumentar el riesgo de cáncer de vulva. El liquen escleroso se trata con una crema esteroidea de alta potencia a largo plazo.

Liquen plano

El liquen plano provoca llagas que pican y a veces duelen y que pueden parecer bultos rojos o morados. El liquen plano también se trata con esteroides tópicos.

Lesiones intraepiteliales escamosas vulvares y cáncer vulvar

Las mismas cepas del VPH que causan verrugas genitales también pueden causar cambios microscópicos leves en la piel de la vulva que suelen resolverse por sí solos y que se conocen como *lesiones intraepiteliales escamosas vulvares de bajo grado*. Sin embargo, hay otras cepas del VPH que causan cambios muy anómalos en las células, o lesiones intraepiteliales escamosas de grado alto, y que deben tratarse para evitar que se conviertan en un cáncer. Tanto las de bajo grado como las de alto pueden causar picores en la vulva, así como escozor o zonas irritadas en la piel.

El cáncer de vulva es muy raro.[7] Puede surgir como consecuencia de la infección del VPH u otros tipos de cáncer, entre ellos, el melanoma. Se puede tener melanoma en los genitales incluso cuando no hay exposición al sol. El cáncer de vulva puede parecer una lesión o masa en la piel o una llaga que no termina de curar y que pica o duele.

Si se tienen síntomas vulvares o cambios en la piel que no mejoran con los tratamientos que se han probado, puede que se recomiende hacer una biopsia de la piel de la vulva en busca de dermatosis vulvar, lesiones intraepiteliales escamosas vulvares y cáncer de vulva. Para hacerlo, se duerme la piel de la vulva con una inyección de anestesia local y se extrae una pequeña muestra de la piel con un bisturí o un punzón pequeño.

Vulvodinia

El dolor crónico de la vulva que no responde a una causa conocida se conoce como *vulvodinia*. Puede provocar dolor persistente, quemazón, escozor y palpitaciones que, o bien están presentes constantemente, o bien aparecen como respuesta al tacto, al sentarse o al mantener relaciones sexuales. La vulvodinia se asocia con infecciones vulvovaginales previas, contracciones y disfunciones del suelo pélvico, niveles bajos de estrógeno y afecciones dolorosas como cistitis intersticial. Puede afectar a toda la vulva, en cuyo caso se conoce como *vulvodinia generalizada*, o solo a una parte. El tipo más común que afecta solo a una zona concreta de la vulva se llama *vestibulodinia* o *vestibulitis vulvar*. Este dolor aparece al tocar el vestíbulo o la entrada a la vagina.

El tratamiento de la vulvodinia es muy complejo, y cada persona necesitará un plan de tratamiento personalizado que habrá que ir probando hasta dar con la forma más efectiva.[8] Suele hacer falta una combinación de tratamientos que incluye: la fisioterapia del suelo pélvico; la terapia cognitivo-conductual para aliviar la angustia que causa el dolor y para ayudar con la comunicación con las parejas íntimas; medicaciones, como estrógeno tópico, lidocaína tópica para reducir el dolor con el sexo, anticonvulsivos como la gabapentina, y antidepresivos como la amitriptilina; y bloqueos nerviosos, que a veces pueden ayudar con la gestión del dolor. Muy raramente se utiliza cirugía para extirpar el tejido vulvar afectado y tratar una zona focal de dolor que no está respondiendo a ningún otro tratamiento.

Cambios vulvovaginales causados por el estrógeno bajo

El estrógeno bajo puede causar adelgazamiento vulvovaginal, escozor, dolor, flujo, estrechamiento de la vagina y otros problemas, como el dolor con el sexo e infecciones de orina más frecuentes. Tras la menopausia, se lo conoce como el *síndrome genitourinario de la menopausia*. Se pueden tener síntomas parecidos, aunque menos intensos, por circunstancias en las que el estrógeno es bajo, como la lactancia materna, el uso de anticonceptivos a largo plazo o el uso de testosterona por parte de los hombres trans.

Las opciones para tratar la sequedad vaginal incluyen las cremas hidratantes como el ácido hialurónico y los lubricantes que se utilizan para las relaciones sexuales. También hay medicaciones orales sin estrógeno que tienen un efecto parecido al del estrógeno en el tejido vaginal. El estrógeno vaginal suele ser el tratamiento más efectivo, y tiene los beneficios adicionales de mejorar la calidad del tejido vaginal y del tracto urinario y de restablecer el pH y el microbioma normales.[9] El estrógeno se puede administrar vaginalmente en forma de crema o como un anillo flexible. Cuando el estrógeno se administra de forma vaginal, se absorbe muy poca cantidad en el torrente sanguíneo, y no parece causar síntomas hormonales o aumentar la coagulación sanguínea ni los riesgos de padecer un cáncer de mama o útero como es el caso del estrógeno sistémico, aunque cualquiera que tenga un historial de coágulos sanguíneos o cáncer de pecho debería hablar de los riesgos y las alternativas con sus médicos.

Existen dispositivos de láser o radiofrecuencia que se venden para el tratamiento de la sequedad vaginal y del síndrome genitourinario de la menopausia. En Estados Unidos, estos tratamientos se anuncian como capaces de rejuvenecer la vagina y ayudar con problemas como la sequedad, el dolor, la incontinencia y el prolapso. Por desgracia, existen datos limitados que respalden estas afirmaciones, y la Administración de Alimentos y Medicamentos no los ha aprobado para estos fines; es más, ha publicado una advertencia de que los dispositivos láser y de radiofrecuencia pueden causar quemaduras vaginales, dolor y cicatrices,[10] y el Colegio Estadounidense de Obstetras y Ginecólogos y la Sociedad Uroginecológica de Estados Unidos han publicado declaraciones en las que dicen que hace falta investigar más para poder recomendar estos dispositivos para el uso de afecciones vulvovaginales.[11] Además, estos tratamientos resultan bastante caros y no los cubren los seguros.

Higiene vulvovaginal

A muchas personas les sorprende saber que las duchas vaginales, los aerosoles femeninos y los lavados pueden causar irritaciones graves e infecciones vaginales. Es frecuente que a las mujeres se les diga que hace falta usar productos de higiene femenina para mantenerse limpias y evitar olores. Lo cierto es que no hace falta utilizar estos productos ni recurrir a las duchas vaginales; de hecho, las fragancias, los tintes y las sustancias químicas que contienen pueden resultar sumamente irritantes.

La mayoría de los ginecólogos recomiendan lavar la vulva con agua y nada más. Si se prefiere usar jabón, se debe usar uno que no contenga fragancias ni tintes. Las duchas vaginales o los lavados del interior de la vagina pueden alterar el entorno vaginal y producir infecciones. El interior de la vagina no debe lavarse nunca, ya que hacerlo puede perjudicar el delicado tejido vaginal.

Tener cierta cantidad de flujo vaginal es normal. Se conoce como *flujo fisiológico* y puede ser blanco o transparente, inoloro o con un olor leve, y su apariencia, cantidad y consistencia pueden cambiar según el momento del ciclo. El flujo también puede cambiar con medicaciones como los anticonceptivos o con el estrés o los cambios en la alimentación.

Es un mito que haga falta utilizar salvaslips todos los días para absorber el flujo vaginal. Las fibras y fragancias de estos productos pueden causar irritación en la piel de la vulva, y pueden mantener la humedad en contacto con la piel y contribuir a la proliferación de bacterias u hongos.[12] Utilizar salvaslips durante unos días en el ciclo, en los días de flujo ligero, no suele representar un problema, especialmente si se cambian a menudo. Sin embargo, la mayoría de los ginecólogos desaconsejan su uso diario, ya que pueden causar irritación e infecciones.

La recomendación más común es optar por ropa interior de algodón, que ayuda a absorber el sudor y la humedad. Además, si la ropa interior se humedece debido al sudor o al flujo, conviene cambiarla. Las mallas ajustadas o los tejidos poco transpirables, como la licra, también pueden causar irritación en la vulva debido a la acumulación de humedad y la fricción. Por ello se recomienda elegir prendas más holgadas y de materiales transpirables para pantalones cortos, largos o faldas.

Puntos clave

- El *Trichomonas*, un parásito microscópico con cola en forma de látigo, es la infección de transmisión sexual no vírica más común, y en todo el mundo hay más de cien millones de casos cada año.
- El herpes genital afecta al 12 % de los adultos, y es lo mismo que las calenturas que salen en la boca.
- Los niveles bajos de estrógeno causados por la menopausia, la lactancia materna o el uso de anticonceptivos o testosterona pueden causar escozor vaginal, dolor con el sexo y un mayor riesgo de infecciones de orina.
- La dermatitis vulvar (picor e irritación) puede aparecer a causa de las fragancias y los tintes de los productos para hacer burbujas en el baño, los jabones, los detergentes e incluso los productos de higiene menstrual como las compresas y los tampones.
- Las duchas vaginales y los lavados femeninos deben evitarse porque pueden provocar irritaciones graves en la vulva y la vagina, y pueden aumentar el riesgo de infecciones vaginales.

CAPÍTULO 13

Síndrome premenstrual y trastorno disfórico premenstrual

Hasta el 75 % de las mujeres padecen síndrome premenstrual, un conjunto de síntomas emocionales y físicos asociados con la menstruación, como irritabilidad, hinchazón abdominal, sensibilidad en los pechos y leves calambres uterinos, que pueden ser lo suficientemente intensos como para afectar a la calidad de vida.[1] Normalmente, cuando se habla del síndrome premenstrual en conversaciones cotidianas, se suele considerar una molestia sin importancia o se usa para juzgar el comportamiento o la personalidad de alguien, cuando, de hecho, se trata de una afección médica legítima que puede afectar al trabajo, a las actividades y a las relaciones personales mes tras mes.

El trastorno disfórico premenstrual es una versión todavía más debilitante del síndrome premenstrual. Quien lo padece presenta síntomas del estado del ánimo como depresión, ansiedad, rabia y agitación tan severos que no les permiten participar de su propia vida. Es un diagnóstico de salud mental grave que se relaciona con los trastornos depresivos mayores y de ansiedad, y para gestionarlo es necesario el apoyo de un equipo multidisciplinar y una combinación de medicaciones y terapia.

Es importante reconocer que ambos síndromes abarcan un abanico enorme de experiencias diferentes y que no existe un único tratamiento que sirva para todas las personas que los padecen.

Síndrome premenstrual

La mayoría de las personas no saben que existen criterios médicos para diagnosticar el síndrome premenstrual.[2] Los síntomas físicos, mentales y emocionales deben aparecer antes o durante la menstruación y durante al menos tres ciclos seguidos. Se puede hacer seguimiento de los ciclos y los síntomas asociados con un calendario o aplicación menstrual para identificar patrones que puedan indicar la presencia del síndrome premenstrual o del síndrome disfórico premenstrual.

Se puede tener síndrome premenstrual sin experimentar sangrado menstrual, por ejemplo, si ha habido una histerectomía o la persona lleva un DIU de progesterona que evita la menstruación. Esto ocurre porque los ovarios siguen funcionando y los ciclos de ovulación y de producción hormonal transcurren tanto si hay sangrado uterino como si no.

La mayoría de las personas que tienen síndrome premenstrual presentan una combinación de síntomas físicos, emocionales y mentales, que pueden variar de un mes a otro.

Síntomas físicos

Los síntomas físicos más comunes del síndrome premenstrual incluyen calambres uterinos, molestias en la zona lumbar, pechos hinchados o sensibles, dolores de cabeza, fatiga, estreñimiento, heces blandas, hinchazón abdominal, antojos y acné.

Síntomas emocionales o mentales

El síndrome premenstrual también puede provocar depresión (tristeza, episodios de llanto, pérdida de interés en actividades habituales), ansiedad, irritabilidad, rabia, dificultad para concentrarse, insomnio y cambios de humor.

Síndrome disfórico premenstrual

El síndrome disfórico premenstrual es una versión del síndrome premenstrual. Los síntomas pueden ser los mismos, pero los efectos en la salud mental son significativamente peores. De hecho, lo que los diferencia es que, en el caso del síndrome disfórico premenstrual, los síntomas anímicos o mentales son tan debilitantes que no permiten que la persona funcione mental o emocionalmente, lo cual puede afectar gravemente a su vida. Con el síndrome disfórico premenstrual, se pueden tener todos los problemas físicos y relacionados con el estado del ánimo que se ven en el síndrome premenstrual, pero con el añadido de problemas de salud mental más intensos, como ataques de pánico, falta de interés en las actividades o relaciones, la sensación de estar fuera de control e incluso pensamientos suicidas.

Causas y factores de riesgo

La causa exacta de estos síndromes se desconoce, aunque es probable que las hormonas de los ovarios, y en especial la progesterona, estén involucradas. Los síntomas del síndrome premenstrual empeoran a medida que aumentan los niveles de progesterona durante la fase lútea del ciclo menstrual, y mejoran en cuanto los niveles de progesterona caen. La progesterona puede ser la causante de los síntomas anímicos, los dolores de cabeza y la hinchazón abdominal, y los síntomas gastrointestinales del síndrome premenstrual. Las personas que tienen este síndrome no muestran niveles de progesterona distintos de quienes no lo tienen, y de ahí que sea probable que el problema tenga que ver con la respuesta del cuerpo a la progesterona y no con la cantidad de hormona presente en el cuerpo.

La serotonina también puede ser un factor implicado.[3] Se trata de un neurotransmisor o señal química que se encuentra en el cerebro y en el tracto gastrointestinal. Contribuye a determinar el estado de ánimo, el sueño, la libido y la digestión. Los niveles de serotonina pueden ser más bajos en las personas con síndrome premenstrual durante la fase lútea que en las personas que no lo tienen. También está bien establecido que algunos de los tratamientos más efectivos para el síndrome disfórico premenstrual son antidepresivos como los inhibidores selectivos de la recaptación de la serotonina, cuya acción consiste en elevar los niveles de serotonina en el cuerpo.[4]

Los factores de riesgo para tener estos síntomas incluyen tener familiares con estos trastornos, un historial personal o familiar de depresión, ansiedad u otros trastornos del estado del ánimo, así como antecedentes de trauma o abuso. Nada de lo que hace o deja de hacer la persona causa estos síndromes, y pueden presentarse incluso sin factores de riesgo conocido.

Tratamiento

Si el síndrome premenstrual no es severo, se puede gestionar con cambios en el estilo de vida. No obstante, si los síntomas de cualquiera de estos síndromes son más persistentes o molestos, puede ser necesario tratarlos con medicación, terapia cognitivo-conductual y, en los casos más extremos, incluso cirugía. El enfoque más efectivo para tratarlos suele combinar cambios en el estilo de vida, atención a la salud mental, apoyo social y métodos hormonales o antidepresivos ajustados específicamente para paliar los síntomas y necesidades de cada persona.

Medicaciones

Ambos síndromes se pueden tratar con una combinación de métodos hormonales como los anticonceptivos y los antidepresivos. Dado que estos dos tipos de medicación pueden tener efectos secundarios relacionados con el estado de ánimo o físico, es posible que haya que probar varias opciones antes de dar con una que encaje bien. En general, los estudios demuestran que los anticonceptivos y los antidepresivos son muy efectivos a la hora de paliar los síntomas del síndrome disfórico premenstrual, pero no todos los tipos de anticonceptivos o antidepresivos funcionan igual a todo el mundo. No existe un algoritmo que estandarice los tratamientos, y la decisión sobre qué tipo de medicación probar y si se empieza a tomar anticonceptivos, antidepresivos o ambos depende de las preferencias y experiencias de la paciente. Hay quien ya ha experimentado efectos secundarios molestos al tomar anticonceptivos o antidepresivos y puede preferir no tomar ninguna medicación porque ya obtiene el alivio que necesita de la terapia y del apoyo a la salud mental.

Medicamentos antiinflamatorios no esteroides

Los analgésicos antiinflamatorios sin receta, como el ibuprofeno y el naproxeno, pueden ayudar con los dolores uterinos y la sensibilidad en los pechos.

Anticonceptivos

Los anticonceptivos hormonales que suprimen la ovulación pueden reducir los síntomas de ambos síndromes, sobre todo si se usan de forma continuada para minimizar las fluctuaciones hormonales. Existe una píldora anticonceptiva que la Administración de Alimentos y Medicamentos ha aprobado para el tratamiento del síndrome disfórico premenstrual —etinilestradiol y drospirenona (Yaz)—,[5] pero se puede usar cualquier anticonceptivo que impida la ovulación y que la paciente tolere bien.

Antidepresivos

Los antidepresivos como los inhibidores selectivos de la recaptación de serotonina pueden ser efectivos para el tratamiento del síndrome disfórico premenstrual. Curiosamente, los antidepresivos pueden mejorar algunos de los síntomas físicos y los cambios del estado del ánimo provocados por los dos síndromes. Se cree que este efecto puede estar relacionado con el impacto de la serotonina en funciones corporales como la digestión y el sueño.

Los antidepresivos se pueden tomar a diario, o bien solo durante la fase lútea, más o menos a partir del día 14 hasta el período. Los inhibidores selectivos de la recaptación de serotonina suelen tomarse a diario para la mayoría de los demás problemas de salud mental, pero en el caso del síndrome disfórico premenstrual parecen funcionar cuando se toman cíclicamente. Los síntomas más severos pueden necesitar dosis diarias, pero hay quienes prefieren usar la dosis más limitada, que solo se toma durante la fase lútea, por comodidad o para minimizar los efectos secundarios.[6] Dado que los síntomas del síndrome disfórico premenstrual solo ocurren durante un marco temporal específico, se trata de una situación única en la que los inhibidores selectivos de la recaptación de serotonina parecen ser efectivos cuando se toman solo en días concretos del mes.

Agonistas de la GnRH

En casos graves del síndrome disfórico premenstrual, cuando los síntomas no mejoran con ningún otro tratamiento, algunas personas necesitan algo que suprima de forma más agresiva los ovarios y las hormonas ováricas. Esto se puede lograr con un agonista de la GnRH como la leuprorelina (Lupron), una medicación inyectable que suprime los ovarios y sus hormonas. Estas medicaciones no se usan como tratamientos a largo plazo por los riesgos que suponen para la salud, como la pérdida ósea y las enfermedades cardiovasculares. Pueden ser una buena opción para quienes rozan los cincuenta años y se encuentran cerca de la edad en que aparece la menopausia de forma natural.

Cirugías

En los casos más extremos y resistentes del síndrome disfórico premenstrual y si la persona no siente alivio con ningún otro tratamiento, la única opción que queda es extirpar los ovarios por medio de una cirugía.[7] Dado que provocar una menopausia quirúrgica de forma temprana supone riesgos para la salud a largo plazo, esta opción se tiene en cuenta solo para las personas que presentan síntomas debilitantes que no mejoran con ningún tratamiento que no sea la supresión ovárica con agonistas de la GnRH. En estos casos tan proco frecuentes, a la paciente suele ofrecérsele seguir un tratamiento de sustitución hormonal después de la cirugía para evitar síntomas menopáusicos y problemas de salud como la osteoporosis y las cardiopatías.

Opciones holísticas

Existen varias opciones naturales, como el ejercicio, los cambios en la alimentación y la terapia cognitivo-conductual, que mejoran los síntomas del síndrome premenstrual y del síndrome disfórico premenstrual. Estos métodos se pueden probar antes de plantearse otras medicaciones o implementarse junto con otros tratamientos médicos. A veces, estos síndromes son tan severos que es necesario implementar todas las opciones a la vez (es decir, las modificaciones del estilo de vida, la terapia y las medicaciones) para poder controlar del todo los síntomas.

Ejercicio

Incorporar el ejercicio como hábito regular y no solo cuando se tienen síntomas puede mejorar significativamente el estado de ánimo y la fatiga provocada por el síndrome premenstrual y el síndrome disfórico premenstrual.

Cambios en la alimentación

Se ha demostrado que ciertas intervenciones mejoran los síntomas físicos del síndrome premenstrual. Evitar o reducir el consumo de cafeína, alcohol y alimentos ricos en sal, grasa y azúcar puede minimizar las fluctuaciones anímicas, los problemas de sueño, la hinchazón y los dolores de cabeza. Se tienen evidencias que apuntan a que una dieta rica en carbohidratos complejos (alimentos integrales y verduras) y el consumo adecuado de calcio pueden mejorar los síntomas del síndrome premenstrual.[8] Se han estudiado el calcio, el magnesio, las vitaminas E y B_6 y los suplementos de hierbas como el sauzgatillo y el aceite de onagra para el manejo del síndrome premenstrual, pero los resultados sobre su efectividad son variados.

Salud mental

Hacer terapia cognitivo-conductual con un profesional de la salud mental acreditado puede ayudar a controlar la depresión y la ansiedad y reducir la intensidad de la angustia que provocan otros síntomas de estos síndromes. Las estrategias de relajación y de reducción del estrés, como la meditación, la conciencia plena o *mindfulness* y la respiración profunda, también pueden ayudar.

Puntos clave

- Hasta el 75 % de las mujeres padecen el síndrome premenstrual, es decir, síntomas físicos y emocionales molestos asociados al período.
- El síndrome premenstrual es una afección médica legítima que puede afectar al trabajo, a las actividades y a las relaciones. No se trata de una simple molestia ni de algo que deba ignorarse si afecta a la calidad de vida de la persona.
- Se puede tener síndrome premenstrual o síndrome disfórico premenstrual incluso si no se experimenta sangrado menstrual.
- Los cambios en la alimentación, como reducir el consumo de cafeína, alcohol, sal, grasas y azúcar, y seguir una dieta rica en carbohidratos complejos (cereales integrales, vegetales) pueden mejorar los síntomas del síndrome premenstrual.
- Tanto el síndrome premenstrual como el síndrome disfórico premenstrual se pueden tratar con una combinación de anticonceptivos hormonales, antidepresivos y terapia cognitivo-conductual con un especialista en salud mental.

CAPÍTULO 14

Perimenopausia y menopausia

Para quienes sufren reglas extremadamente dolorosas o abundantes, la menopausia puede parecer una liberación. No es raro que personas con endometriosis, miomas, síndrome de ovario poliquístico o trastorno disfórico premenstrual deseen dejar de ovular y menstruar para siempre. Sin embargo, aunque la menopausia marca el fin de los ciclos menstruales y, por lo general, pero no siempre, del dolor y del sufrimiento causados por afecciones como la endometriosis, también da paso a una nueva serie de cambios en el cuerpo y problemas médicos asociados: sofocos, sudores nocturnos, cambios de ánimo, y disfunción de la vejiga, la vagina y el suelo pélvico, además de alteraciones en la libido y la función sexual. Los síntomas de la menopausia pueden ser más amplios y debilitantes de lo que muchas personas imaginan.

Antiguamente se esperaba que las mujeres sufrieran la menopausia como una fase natural de la vida, pero en los últimos años ha surgido una industria de miles de millones de dólares centrada en ofrecer tratamientos para sus síntomas. Estos tratamientos van desde medicaciones hormonales hasta suplementos que no han sido probados ni regulados. No siempre es fácil sortear la llamativa publicidad que rodea a estos productos para el cuidado de la salud durante la menopausia, ya que todos ellos prometen aliviar el sufrimiento y devolver la juventud, pero con niveles de eficacia muy distintos. Separemos la ficción de la realidad.

Información básica sobre la menopausia

Hay muchas personas que quizá no tienen claro qué es exactamente la menopausia. Se considera que alguien está en la menopausia después de no tener la regla durante doce meses consecutivos. Sin embargo, si lo que detiene los períodos es una afección médica o una medicación, no cuenta.[1] La ausencia de los períodos en la menopausia refleja el detenimiento natural de la función ovárica que llega con la edad. Para tener la regla, hace falta que el estrógeno engrose el tejido endometrial del útero y se produzca la ovulación. A medida que una se va acercando a la menopausia —una época llamada *perimenopausia* o *transición menopáusica*—, el conjunto de folículos de los ovarios se agota y la producción de estrógeno cae en picado. Cada vez se ovula con menor frecuencia, y los períodos se vuelven irregulares hasta que desaparecen por completo. La transición menopáusica suele empezar varios años antes de que la regla desaparezca del todo, de forma que se empieza a tener síntomas como los sofocos mucho antes de entrar en la menopausia. La menopausia no se define por la presencia o ausencia de síntomas; de hecho, hay personas con la menopausia que tienen la suerte de no padecer ningún síntoma, mientras que las hay que están en fase perimenopáusica y tienen síntomas severos.

Los niveles hormonales tampoco definen la menopausia. Por lo general, en la menopausia los niveles de estrógeno, progesterona y testosterona son bajos, pero pueden variar de un día a otro o incluso de un momento a otro. Por eso, no suele ser necesario ni especialmente útil realizar análisis hormonales para confirmar la menopausia. En Estados Unidos, la edad media del inicio de la menopausia es entre cincuenta y uno y cincuenta y dos años, por lo que si a alguien de entre cuarenta y cincuenta años empieza a no venirle la regla, normalmente se asume que está atravesando la transición menopáusica.[2] Sin embargo, si una persona tiene cuarenta años o menos y deja de menstruar, puede ser necesario realizar pruebas hormonales para distinguir una menopausia prematura (también llamada *insuficiencia ovárica prematura*) de afecciones como el síndrome del ovario poliquístico o enfermedades de la tiroides.

La menopausia quirúrgica es aquella que se induce mediante la extirpación de los ovarios. Extirpar ambos ovarios conlleva graves riesgos para la salud, incluso para las mujeres que ya tienen cincuenta y tantos años; entre ellos se encuentra un mayor riesgo de padecer enfermedades cardiovasculares, osteoporosis y un riesgo general de muerte más elevado.[3] Por esta razón, es poco frecuente que los médicos extirpen los ovarios para provocar una menopausia quirúrgica en pacientes premenopáusicas, salvo que haya un grave riesgo para la salud, como una alta probabilidad de cáncer de ovario debido a mutaciones genéticas en el BRCA1 o el BRCA2.

Síntomas

El abanico de síntomas que se experimentan en la perimenopausia y la menopausia es enorme y puede afectar a casi cualquier aspecto de la salud física, mental y emocional.

Síntomas vasomotores

Cuando se piensa en la menopausia, la primera palabra que suele venir a la mente es *sofocos*. Los sofocos son una sensación de calor que se puede sentir tanto de día como de noche y que puede aparecer hasta una vez por hora. Generalmente se acompañan de sudoración, escalofríos, enrojecimiento de la piel y palpitaciones, y se los conoce colectivamente como *síntomas vasomotores*. Pueden ser leves o pueden resultar sumamente opresivos y provocar mucha ansiedad, hasta el punto de no poder ir siquiera a trabajar.

Estado anímico

Las fluctuaciones del estado de ánimo también son frecuentes. La persona puede sentirse irritable o con ganas de llorar, y experimentar una depresión o ansiedad significativas. Tener un historial previo de ansiedad o un trastorno del estado del ánimo aumenta el riesgo de que la depresión empeore durante la menopausia. Hay otros factores, como dormir mal, tener síntomas molestos, los cambios en el cuerpo, los problemas en la función sexual y la pérdida de fertilidad, que, comprensiblemente, pueden contribuir a los sentimientos de depresión o ansiedad.

Sueño y concentración

Los patrones del sueño cambian durante la menopausia, y puede resultar más difícil dormirse o mantenerse dormida. A veces se debe a los sofocos, a los sudores nocturnos o a una mayor necesidad de levantarse para orinar, pero las alteraciones del sueño pueden aparecer incluso si no existe ningún otro síntoma. Hay quien tiene dificultad para concentrarse o recordar detalles, algo a lo que a veces se conoce como *niebla mental.* Estos problemas de concentración o memoria también pueden ser consecuencia de la depresión o de la falta de sueño, los cuales son por sí mismos síntomas de la menopausia.

Disfunción sexual

La reducción de los niveles de estrógeno y testosterona durante la menopausia pueden hacer que bajen la libido y la excitación y que no se consiga llegar al orgasmo. Los problemas sexuales también pueden guardar relación con el síndrome genitourinario de la menopausia, que incluye problemas como la falta de lubricación vaginal y la insuficiencia de flujo sanguíneo y agrandamiento vulvar, así como el dolor durante las relaciones sexuales como consecuencia del estrechamiento de la vagina o de la fragilidad del tejido vaginal.

Síndrome genitourinario de la menopausia

Este síndrome también puede provocar el debilitamiento del suelo pélvico y el prolapso de los órganos pélvicos, así como cambios en el tejido de la uretra y de la vagina que provocan frecuencia y urgencia urinaria, infecciones de orina, sequedad vaginal, escozor y flujo.

Cambios en la piel

El contenido de colágeno de la piel también puede disminuir con la reducción de los niveles de estrógeno, lo que puede causar cambios en el aspecto, como la aparición de arrugas o flacidez en la piel de la cara o del cuerpo.

Aumento de peso

Además de estar relacionados con la menopausia, el aumento de peso, la ralentización del metabolismo y la pérdida de masa muscular tienen que ver con el envejecimiento en general. Los síntomas de la menopausia, como la falta de sueño y los cambios en el estado de ánimo, también pueden afectar a los hábitos alimenticios de la persona y a su capacidad para hacer ejercicio, lo cual contribuye todavía más al aumento de peso.

Riesgos para la salud

La menopausia y los niveles bajos de estrógeno están asociados con un mayor riesgo de padecer enfermedades graves, como afecciones cardiovasculares y embolias. La disminución de los niveles de estrógeno puede provocar un aumento del colesterol LDL (lipoproteína de baja densidad), es decir, el colesterol malo, que puede acumularse en los vasos sanguíneos del corazón y el cerebro.[4] Por eso es especialmente importante que las personas posmenopáusicas acudan regularmente a su médico de cabecera para controlar la presión arterial y el colesterol, y llevar a cabo otros cribados, además de recibir orientación sobre el ejercicio físico y la nutrición.

Los niveles bajos de estrógeno pueden conducir a la pérdida ósea y a la osteoporosis, una afección que hace que los huesos se debiliten y que aumente el riesgo de sufrir fracturas. La pérdida de masa ósea empieza antes de la transición menopáusica y continúa después de la menopausia.[5] Para reducir el riesgo de osteoporosis, es importante asegurarse un consumo adecuado de calcio y vitamina D, evitar el tabaco y el alcohol, ya que pueden debilitar todavía más los huesos, y realizar ejercicio para fortalecerlos y mejorar el equilibrio para evitar caídas. También se recomienda realizar pruebas de detección de osteoporosis de forma rutinaria mediante densitometrías óseas. En el caso de tener osteoporosis, el tratamiento con fármacos ayuda a mejorar la densidad ósea y a disminuir el riesgo de fracturas.

Tratamientos

Muchos de los síntomas físicos, emocionales y mentales de la menopausia están interconectados, de forma que los tratamientos a veces se solapan. Las medicaciones hormonales pueden mejorar muchos de estos problemas, pero tomar hormonas o cualquier otro fármaco por sí solo puede no aliviar completamente todos los síntomas, y a menudo se requiere un enfoque multidisciplinar.

Terapia hormonal para la menopausia

La terapia hormonal con estrógenos para la menopausia, anteriormente conocida como *terapia de reemplazo hormonal*, es el tratamiento más efectivo para tratar los síntomas vasomotores y el síndrome genitourinario de la menopausia.[6] Existen opciones que contienen solo progesterona o testosterona, pero las formulaciones con estrógeno se han estudiado más y se usan de forma más habitual. Se puede tomar en forma de pastilla oral, parche cutáneo o, menos frecuentemente, como gel o aerosol tópico. Estos métodos se denominan *sistémicos* porque, una vez absorbidas por la piel o los intestinos, las hormonas viajan a través del torrente sanguíneo por todo el cuerpo. Por lo tanto, es distinto de los tratamientos con estrógeno vaginal, que se administran en forma de crema, comprimido o anillo introducido en la vagina. A través de la vagina se absorbe muy poco o nada de estrógeno, y de ahí que se considere que el estrógeno vaginal es un tratamiento local para los síntomas del síndrome genitourinario de la menopausia.

Terapia de estrógeno sistémico

Las pastillas orales o los parches desechables que se colocan en la piel se recetan sobre todo para tratar los síntomas vasomotores, pero también pueden mejorar otros síntomas, como las fluctuaciones del estado de ánimo y las alteraciones del sueño. En personas con útero, las hormonas sistémicas nunca contienen solo estrógeno, porque cuando se usa solo, puede aumentar el riesgo de cáncer de útero. El estrógeno oral o transdérmico siempre se combina con progesterona en quienes no han tenido una histerectomía para contrarrestar el efecto del estrógeno sobre el útero y evitar el cáncer. La progesterona se puede añadir a la misma pastilla o parche de estrógeno o recetarse por separado. Dado que el estrógeno vaginal muestra muy poca absorción sistémica, se puede administrar sin la progesterona a menos que se tenga un riesgo especialmente elevado de desarrollar cáncer de útero.

Existen distintas formulaciones y dosis de pastillas y parches. En general, los médicos empiezan con una dosis baja y la aumentan según sea necesario, ya que utilizar la dosis mínima eficaz para controlar los síntomas ayuda a minimizar el riesgo de efectos secundarios. Por lo que respecta a qué tipo de formulación elegir, muchos ginecólogos recomiendan los parches transdérmicos en lugar de las pastillas por varias razones: mayor comodidad en la administración (los parches se aplican una o dos veces por semana, mientras que las pastillas deben tomarse a diario); niveles hormonales en sangre más estables; menor impacto en el colesterol, y un riesgo más bajo de coágulos sanguíneos y embolias en comparación con las pastillas orales.[7]

Coste

Como en Estados Unidos este tratamiento puede ser costoso, las aseguradoras suelen limitar las marcas y los tipos de tratamientos hormonales que cubren. No es raro que los pacientes descubran que la medicación recetada por su médico no está incluida en su plan de seguro. Para minimizar este problema, lo que hace la gente es llamar a sus compañías de seguro y solicitar una lista de las formulaciones hormonales cubiertas antes de acudir al médico para comentar los síntomas menopáusicos o antes de recoger la medicación en la farmacia. De este modo, el médico puede consultar la lista y elegir entre las opciones cubiertas o modificar la receta si es necesario. A veces, incluso con cobertura del seguro, el precio sigue siendo demasiado elevado. En estos casos, existen programas de cupones que ofrecen farmacéuticas como GoodRx, que pueden rebajar ese precio inalcanzable. Si el precio de la medicación impide que las pacientes utilicen este tratamiento, los médicos pueden ayudar a encontrar alternativas. Por desgracia, para muchas personas el precio es un obstáculo para el acceso a la atención sanitaria y es una fuente de frustración tanto para el paciente como para el médico.

Riesgos

Antiguamente, la terapia hormonal se recetaba de forma rutinaria a las mujeres perimenopáusicas y menopáusicas para prevenir la osteoporosis, las cardiopatías, los síntomas vasomotores y el síndrome genitourinario. En 2002, un estudio muy influyente llamado *Women's Health Initiative* (WHI) demostró que la terapia hormonal sistémica se asociaba a mayores riesgos de desarrollar enfermedad de las arterias coronarias, coágulos, embolias y cáncer de mama. No obstante, el riesgo de cáncer de mama aumentaba solo si se combinaba con formulaciones de estrógeno y progestina, pero no con estrógeno solo.[8] Cuando los resultados de la WHI se publicaron, el número de recetas de esta terapia cayó en picado y los médicos empezaron a evitar recetar hormonas. Sin embargo, al repasar los resultados más minuciosamente, los investigadores observaron que la población del estudio de la WHI eran principalmente mujeres posmenopáusicas de sesenta y tres años de media. Los estudios que siguieron han ido demostrando que los riesgos cardiovasculares y de cáncer que plantean para las mujeres más jóvenes son marcadamente menores que los que se habían presentado en las conclusiones iniciales de la WHI, lo que tiene sentido porque los índices de estas enfermedades suelen aumentar de forma natural con la edad.[9] Los síntomas vasomotores tienden a empeorar durante los años que rodean a la transición menopáusica, y afectan principalmente a las mujeres que están en la cuarentena o cincuentena.

La mayoría de las personas que necesitan este tratamiento podrán utilizarlo. No hay límites estrictos en cuanto a la duración del uso o la edad, siempre que los síntomas estén controlados y la persona no desarrolle afecciones nuevas, como cáncer o coágulos. Para minimizar los riesgos para la salud a medida que se envejece, el médico puede sugerir tratar de dejar las hormonas si han desaparecido los síntomas. Este tratamiento ya no se ofrece para prevenir problemas de salud como la osteoporosis o las cardiopatías, sino exclusivamente para tratar los síntomas que afectan a la calidad de vida.

Estrógeno vaginal

El estrógeno se puede administrar vaginalmente en forma de crema, una pequeña pastilla o un anillo de plástico. La elección del método puede depender de lo que cubre el seguro y de las preferencias individuales.

El estrógeno vaginal conlleva unos riesgos mínimos de formación de coágulos y de cáncer de útero y mama en comparación con los métodos de reemplazo hormonal. Incluso algunas pacientes de cáncer de mama pueden usar estrógeno vaginal de forma segura. Muchas pacientes de cáncer de mama presentan marcados síntomas del síndrome genitourinario porque algunos tratamientos para el cáncer de mama reducen los niveles de estrógeno, y la quimioterapia también puede causar una menopausia temprana. Antiguamente, se evitaban todas las hormonas en las pacientes de cáncer de mama para evitar la estimulación y la reaparición del cáncer; sin embargo, en los últimos años se han llevado a cabo estudios que demuestran que el estrógeno vaginal no aumenta el riesgo de que reaparezca el cáncer excepto en circunstancias concretas;[10] por eso, los oncólogos han empezado a dejar que algunas personas con un cáncer de mama en su historial usen estrógeno vaginal si presentan síntomas graves de síndrome genitourinario de la menopausia.

Progesterona

La progesterona sola no se suele recetar para el tratamiento de los síntomas de la menopausia porque el estrógeno es más efectivo. Sin embargo, para las pacientes que tienen un mayor riesgo de coágulos u otras contraindicaciones relacionadas con el estrógeno, también se ha demostrado que las pastillas de progesterona o la inyección anticonceptiva Depo-Provera tienen ciertos beneficios a la hora de tratar los síntomas vasomotores.[11]

Testosterona

Las células adiposas del cuerpo convierten la testosterona en estrógeno, de forma que podría usarse para tratar los síntomas de la menopausia. Sin embargo, actualmente no existen métodos con testosterona que cuenten con la aprobación de la Administración de Alimentos y Medicamentos para tratar la menopausia. A veces se usa de forma no oficial para tratar a las mujeres posmenopáusicas que presentan libido baja.

Hormonas bioidénticas y conjugadas

El término *bioidéntico* hace referencia a las hormonas que son estructuralmente similares a las que producen los ovarios. Existen hormonas bioidénticas aprobadas por la Administración de Alimentos y Medicamentos, como el estradiol 17 beta (Estrace) y la progesterona micronizada (Prometrium). Sin embargo, en la publicidad de productos para la salud para mujeres, el término *bioidéntico* suele referirse a formulaciones hormonales que han sido especialmente conjugadas por una farmacia, a veces a partir de pruebas de laboratorio, y no a las que han sido producidas por una empresa farmacéutica. Se suelen anunciar como supuestamente más naturales que las preparaciones tradicionales propias de la terapia de reemplazo hormonal.

Lo cierto es que todo el estrógeno que forma parte de la terapia de reemplazo hormonal y se comercializa se deriva de fuentes naturales, ya sean plantas o la orina de yeguas embarazadas (Premarin).[12] El estrógeno conjugado se deriva básicamente de los mismos precursores vegetales que los de las formulaciones comerciales. No existe evidencia de que las hormonas conjugadas sean más efectivas o seguras que la terapia de reemplazo hormonal comercial. De hecho, el Colegio Estadounidense de Obstetras y Ginecólogos y la Sociedad Norteamericana de la Menopausia recomiendan no utilizar hormonas conjugadas, ya que, a diferencia de las formulaciones aprobadas por la Administración de Alimentos y Medicamentos, no existe una estandarización o regulación que se aplique a los métodos para producirlas y, por lo tanto, no hay datos sobre su seguridad o efectividad.[13]

Algunas hormonas bioidénticas se administran en forma de varillas que se insertan bajo la piel. Estas medicaciones no han sido aprobadas por la Administración de Alimentos y Medicamentos y los seguros no las cubren. Estas varillas no se pueden extraer, lo cual resulta problemático si la persona experimenta efectos secundarios. Algunas de estas varillas contienen testosterona, lo que puede dar lugar a síntomas masculinizantes que algunas mujeres cis pueden encontrar molestos. También existe el riesgo de que aparezcan pólipos uterinos y precáncer o cáncer de útero si no contienen la suficiente progesterona como para proteger el útero de los efectos estrogénicos.

Muchos profesionales que recetan hormonas conjugadas reciben varios análisis de niveles hormonales, normalmente a través del análisis de la saliva, y es el paciente quien asume su coste adicional. Ni la Sociedad Norteamericana de la Menopausia ni el Colegio Estadounidense de Ginecólogos y Obstetras respaldan estas prácticas, ya que no hace falta llevar a cabo análisis hormonales para guiar el tratamiento, puesto que los niveles de hormonas fluctúan a diario.[14] La parte más importante del tratamiento es cómo se sienten las pacientes y cómo de controlados están sus síntomas, y no los resultados de las pruebas de laboratorio.

Medicaciones no hormonales

Las medicaciones que contienen estrógeno son los tratamientos más efectivos para los síntomas de la menopausia. Sin embargo, muchas personas no pueden tomar hormonas porque tienen riesgos médicos como el de cáncer de mama, y hay otras que, sencillamente, prefieren no tomarlas. Pero, por suerte, hay varias opciones no hormonales para tratar los síntomas vasomotores.

Antidepresivos

Las alternativas más efectivas al estrógeno son las medicaciones antidepresivas como los inhibidores selectivos de la recaptación de serotonina y los inhibidores de la recaptación de serotonina y norepinefrina.[15] De ellos, solo una versión de dosis baja de la paroxetina, un inhibidor selectivo de la recaptación de serotonina (comercializado como Brisdelle), cuenta con la aprobación de la Administración de Alimentos y Medicamentos para tratar los sofocos, pero también se ha demostrado la eficacia de otros inhibidores selectivos de la recaptación de serotonina, como el citalopram y el escitalopram, y de inhibidores de la recaptación de serotonina y norepinefrina, como la venlafaxina.

Anticonvulsivos
La gabapentina (Neurontin) y la pregabalina (Lyrica) son medicamentos para la epilepsia que también se usan para tratar los dolores nerviosos y muestran cierta eficacia en la prevención de los síntomas vasomotores. Como pueden causar sedación, la gabapentina y la pregabalina suelen tomarse por la noche en personas que experimentan síntomas más severos durante la noche y que, además, pueden tener dificultades para dormir.

Receptor antagonista de la neuroquinina 3 (NK-3)
En 2023, la Administración de Alimentos y Medicamentos aprobó un medicamento llamado *fezolinetant* (Veozah) para el tratamiento de los síntomas vasomotores moderados o severos provocados por la menopausia.[16] Es el primero de una nueva clase de medicaciones cuyo funcionamiento consiste en bloquear la neuroquinina, un neurotransmisor que desencadena los sofocos y los sudores. Cuando se bloquean los receptores de neuroquinina en la parte del cerebro que controla la sensación de temperatura, los síntomas vasomotores mejoran.

Se ha observado que, si se toma a diario, el fezolinetant reduce notablemente la frecuencia y la intensidad de los sofocos.[17] Puede afectar al hígado, de forma que las enzimas hepáticas deben controlarse mientras la paciente toma esta medicina, y no la pueden tomar todas aquellas que tengan cirrosis hepática o fallo renal. También puede causar dolor abdominal o de espalda, diarrea o dificultad para dormir. Al ser una medicación nueva, la cobertura de los seguros y su coste pueden limitar el acceso a ella.

Opciones holísticas

A menudo, las pacientes que presentan síntomas de la menopausia y buscan una alternativa a las medicaciones o sencillamente quieren abordarlos de una forma más natural recurren a terapias complementarias y alternativas. Pueden ser suplementos, acupuntura, meditación y actividades de conciencia plena o *mindfulness*, o ejercicio físico. La literatura médica no ha concluido que ninguno de estos métodos sea significativamente más efectivo que los placebos en lo que respecta al tratamiento de los síntomas de la menopausia, pero pueden ayudar a recuperar una sensación de salud y bienestar global.

Por norma general, si una persona se siente mejor llevando a cabo prácticas holísticas para mejorar su salud, no necesita estudios científicos para justificar seguir disfrutándolas. Mantenerse activa y minimizar el estrés son formas naturales de mejorar el estado de ánimo, el sueño y la salud en general, no solo en el caso de quienes están pasando por la perimenopausia o la menopausia.

Suplementos nutricionales

Hay muchos suplementos dietéticos que contienen vitaminas y compuestos de hierbas que se venden directamente a las mujeres menopáusicas, pero, igual que ocurre con las hormonas conjugadas, los suplementos no están ni estandarizados ni sometidos a estudios rigurosos ni regulados, y existen muy pocas evidencias, o ninguna, que respalden su seguridad o efectividad.

Los fitoestrógenos son compuestos vegetales que actúan de una forma similar al estrógeno. Están presentes en fuentes alimentarias como los productos de soja, las semillas de lino, las legumbres y algunas frutas y verduras. Los fitoestrógenos de la soja también se pueden tomar como suplementos nutricionales. También existen remedios de hierbas, como el *cohosh* negro, que se usan para paliar los síntomas vasomotores propios de la menopausia.[18] Los estudios acerca de la soja y el *cohosh* negro arrojan resultados contradictorios; hay unos pocos estudios pequeños que demuestran ciertos beneficios en cuanto al alivio de los síntomas, pero en la mayoría no se ha observado ninguna mejora significativa.

Acupuntura

Uno de los tratamientos alternativos al que se recurre con más frecuencia para los sofocos es la acupuntura. Se trata de una práctica tradicional china que consiste en introducir unas agujas muy finas en la piel para redirigir el flujo energético, o *qi*, por el cuerpo. La acupuntura puede resultar muy efectiva para tratar algunas afecciones médicas, como el dolor musculoesquelético y los dolores de cabeza. Los estudios aleatorizados que se han hecho al respecto no han arrojado diferencias importantes entre los tratamientos de acupuntura y con placebo para aliviar los sofocos, pero las diferencias en las técnicas utilizadas hacen difícil estandarizar los estudios sobre la acupuntura.[19] Dado que los riesgos son mínimos, si la paciente siente que la acupuntura le alivia los síntomas, merece la pena seguir.

Ejercicio

Según varios estudios, el ejercicio no mejora significativamente la intensidad o la frecuencia de los sofocos, salvo cuando se asocia a la pérdida de peso en pacientes con sobrepeso u obesidad.[20] Aun así, el ejercicio sigue siendo una parte muy importante del mantenimiento de la salud durante la menopausia porque ayuda a dormir y previene las enfermedades cardiovasculares y la pérdida de masa ósea.

Salud mental

La terapia cognitivo-conductual puede mejorar las alteraciones del sueño y reducir las molestias producidas por los sofocos.[21] En general, la terapia puede ser beneficiosa para gestionar los cambios de humor, la depresión, la ansiedad y la disfunción sexual que algunas personas experimentan durante la perimenopausia y la menopausia. Cuidar del bienestar mental y emocional es tan importante como tratar los síntomas físicos de la menopausia, y un profesional de salud mental puede ser un miembro muy importante del equipo que trata la menopausia.

Puntos clave

- Las pacientes que pasan doce meses consecutivos sin tener períodos espontáneos han entrado en la menopausia. La menopausia no se define por los niveles hormonales ni por los síntomas.
- Se puede estar en la fase de transición menopáusica —con sofocos, sudoración, cambios de humor y síntomas genitourinarios— durante años antes de que la menstruación desaparezca por completo.
- La terapia hormonal con estrógenos es el tratamiento más efectivo para los síntomas de la menopausia.
- El estrógeno presente en los tratamientos hormonales comerciales para la menopausia se deriva de fuentes naturales, como plantas y la orina de yeguas embarazadas. Las hormonas conjugadas no son más naturales ni efectivas que las que se pueden conseguir en una farmacia tradicional.
- No es necesario comprobar los niveles hormonales de las pacientes que están siguiendo un tratamiento hormonal para la menopausia. El tratamiento y el ajuste de las dosis se basan en cómo se sienten y no en lo que dicen los análisis.

CAPÍTULO 15

Esterilidad

La esterilidad es sumamente común. La OMS estima que 48 millones de parejas y hasta 186 millones de personas conviven con ella en todo el mundo.[1] A pesar de unas cifras tan sorprendentes, las personas que tienen problemas para quedarse embarazadas suelen sentirse solas porque el proceso de intentar concebir es una experiencia muy privada y personal. En muchas culturas, se considera tabú hablar de sexo o concepción, lo cual puede hacer que resulte incómodo hablar sobre los problemas de fertilidad incluso con familiares cercanos o amigos íntimos. Tener problemas para conseguir o mantener el embarazo puede implicar una dolorosa combinación de dificultades médicas y factores de estrés de naturaleza emocional, económica e interpersonal. Puede generar confusión y frustración, y empeora debido al hecho de que, hasta en un tercio de los casos, las pruebas no ofrecen una respuesta clara sobre la raíz del problema. A esto se lo conoce como *esterilidad idiopática*. Las personas que lidian con problemas reproductivos pueden sentir rabia, dolor o inseguridad. Si la sociedad normaliza que se hable de estos problemas, las personas con infertilidad podrán entender mejor sus opciones y sentirse con la seguridad necesaria para hablar con sus médicos, y se darán cuenta de que no están ni mucho menos solas en su lucha.

Información básica sobre la esterilidad

Si no se consigue el embarazo tras un año de intentarlo de forma regular, se habla de esterilidad. No hace falta esperar los doce meses completos antes de hacerse pruebas; en los casos en que el período es ausente o irregular, puede hacerse una evaluación previa. Conviene ir pensando en hacerse pruebas de fertilidad tras seis meses de intentarlo con regularidad si el miembro de la pareja con útero tiene treinta y cinco años o más, ya que a medida que se envejece, es más probable que se tengan problemas para concebir.[2]

Se puede tener problemas para conseguir el embarazo incluso si ya se han tenido hijos. Esto se conoce como *esterilidad secundaria* y puede deberse a la edad, cambios en la salud o problemas de fertilidad en la pareja.

Las parejas del mismo sexo pueden recurrir a tratamientos de reproducción asistida como la inseminación y la fecundación *in vitro* para crear una familia, y también pueden experimentar esterilidad si tienen dificultades para concebir con estos métodos.

Causas de la esterilidad

Para que se den la concepción y el embarazo, un espermatozoide debe fecundar un óvulo, ambos deben ser genéticamente normales, y el óvulo fecundado debe dividirse en un embrión pluricelular, desplazarse por la trompa de Falopio y llegar al útero. El embrión se implanta en el endometrio de la cavidad uterina y desarrolla una placenta que contribuirá al embarazo a través de la producción de hormonas y el intercambio de nutrientes.

Si hay problemas en cualquier paso del proceso de concepción o implantación, puede haber esterilidad. Los factores relacionados con los órganos femeninos incluyen problemas con la calidad o la cantidad de los óvulos, problemas de ovulación, bloqueo de las trompas de Falopio y anomalías en la cavidad uterina o el cuello del útero. Los factores masculinos incluyen problemas con la erección, la eyaculación, la producción de esperma y el transporte del esperma. En casi todos los casos, las causas de esterilidad son biológicas y escapan al control de la persona, no son por algo que haya hecho mal.

Factores ováricos

Los factores ováricos incluyen problemas con la cantidad o la calidad de los óvulos o con la ovulación. A medida que se cumplen años, la cantidad y la calidad de los óvulos decrecen. Los índices de embarazo se reducen con la edad, y los índices de abortos espontáneos aumentan, lo que hace que resulte más difícil concebir y mantener el embarazo. Las probabilidades de quedarse embarazada en cada ciclo empiezan a bajar lentamente a partir de los treinta y pocos años, y el declive se acelera rápidamente a partir de los treinta y muchos. Para entonces, la persona solo conserva cerca del 10 % de los óvulos que tenía originalmente.[3]

A veces, el conjunto de óvulos disponibles, o reserva ovárica, es menor de lo esperado. A esto se lo conoce como *reserva ovárica baja*. En ocasiones, los ovarios dejan de funcionar con normalidad, lo que causa una menopausia temprana. A esto también se lo conoce como *insuficiencia ovárica primaria* o *fallo ovárico prematuro*. Quien padece esta afección dejará de tener la regla antes de los cuarenta años y es posible que ya no ovule. La reserva ovárica baja y el fallo ovárico prematuro pueden ocurrir sin una razón aparente, pero existen algunos factores que dañan los ovarios o los óvulos y afectan a la función ovárica. Entre ellos se incluyen los tratamientos contra el cáncer, como la quimioterapia y la radioterapia,[4] el tabaquismo, las enfermedades autoinmunes y las afecciones genéticas, como el síndrome de Turner, en el que la mujer nace con una única copia del cromosoma X.

Los problemas con la ovulación y la liberación de los óvulos se pueden deber a que la reserva ovárica está bajando o a problemas hormonales. Una de las causas más frecuentes de que no se ovule o se haga de forma irregular es el síndrome del ovario poliquístico. Las afecciones endocrinas, como la enfermedad de la tiroides o de la glándula pituitaria o adrenal, los problemas crónicos de hígado o riñón, las enfermedades autoinmunes y ciertas medicaciones también pueden afectar a la ovulación. El estrés físico y mental puede alterar las señales que el hipotálamo envía a la glándula pituitaria y que son necesarias para que los folículos se desarrollen y se dé la ovulación. Este cambio de la función hipotalámica es lo que explica que las personas que hacen ejercicio intenso, pierden mucho peso, pasan por una enfermedad grave o están sometidas a un estrés físico o emocional importante a veces dejen de tener la regla y de ovular de forma temporal.

Factores relacionados con las trompas

Si las trompas de Falopio están bloqueadas, el embrión no podrá alcanzar la cavidad uterina. Los factores relacionados con las trompas incluyen cualquier afección que haga cicatrices en las trompas o las obstruya; las causas comunes son las infecciones pélvicas anteriores a causa de la gonorrea o la clamidia; la endometriosis; las cirugías abdominales, y la enfermedad inflamatoria intestinal. Las cicatrices en las trompas también suponen un riesgo importante de tener embarazos ectópicos, ya que, si el embrión no puede entrar en el útero, puede implantarse y empezar a crecer en la trompa. La mayoría de las personas que tienen las trompas bloqueadas no tienen síntomas, y es algo que a menudo se diagnostica únicamente al someterse a pruebas de esterilidad.

Cuando el extremo de la trompa que está más cerca del ovario se bloquea, la trompa se puede llenar de fluido, agrandarse e hincharse y formar un hidrosalpinx. El fluido del interior de un hidrosalpinx es inflamatorio y puede evitar la implantación de un embrión o aumentar el riesgo de aborto espontáneo al fluir hacia atrás y crear un entorno inhóspito en la cavidad uterina.[5] La extirpación quirúrgica de una trompa dañada que se ha convertido en un hidrosalpinx es una de las pocas situaciones en las que extirpar la trompa mejora la fertilidad. La única trompa que queda puede coger el óvulo del ovario opuesto, y los índices de embarazo en fecundación *in vitro* mejoran tras la extirpación del hidrosalpinx.

Factores uterinos

Las estructuras que afectan al tamaño y la forma de la cavidad uterina pueden impedir la implantación de un embrión o aumentar el riesgo de un aborto espontáneo. Hablamos, por ejemplo, de los miomas que crecen en el interior de la cavidad o la deforman, los pólipos endometriales y el tejido cicatrizado que se encuentra en la cavidad a causa de cirugías o infecciones previas.

Las cicatrices en el cuello uterino provocadas por infecciones anteriores o intervenciones quirúrgicas también pueden causar esterilidad al bloquear el paso del esperma hacia el útero. Si el moco que se encuentra en el cuello uterino es especialmente denso, también puede impedir el paso del esperma.

Factores masculinos

Las estimaciones según las cuales los casos de esterilidad se deben a un factor masculino son muy variadas. Un estudio de la OMS indicó que, en los países desarrollados, el 8 % de los casos se debían únicamente a factores masculinos, y el 35 %, a una combinación de factores masculinos y femeninos.[6] Otros estudios señalan que cerca de un tercio de los casos se deben exclusivamente a factores masculinos, y que la mitad corresponden a factores masculinos y femeninos.[7] Es importante tenerlo en cuenta, ya que, en algunas culturas, los problemas relacionados con la concepción se le atribuyen solo a la mujer, y por eso las mujeres se enfrentan a un estigma relacionado con la esterilidad que sus parejas masculinas no experimentan.

La esterilidad masculina puede deberse a problemas relacionados con la producción de esperma, la eyaculación o las erecciones, los cuales pueden ser consecuencia de la edad, de la obesidad o responder a causas hormonales, genéticas, infecciosas y ambientales. La temperatura elevada en los testículos también puede afectar a la producción y a la calidad del esperma. Este efecto de la temperatura se observa en una afección llamada *varicoceles*, que consiste en la presencia de venas dilatadas en el testículo. Si son grandes, la sangre de las venas aumenta la temperatura y da lugar a problemas en cuanto a la cantidad y a la forma de los espermatozoides producidos. Asimismo, el consumo de nicotina, cannabis, alcohol y fármacos, entre ellos los esteroides anabólicos y la testosterona que se utilizan en el culturismo, pueden afectar a la producción de esperma.

Dado que este libro se centra principalmente en la salud ginecológica, lo aquí descrito no es más que una pequeña muestra de posibles causas de esterilidad de factor masculino. Un urólogo especializado en reproducción puede realizar una evaluación completa que valore todo el abanico de problemas posibles.

Esterilidad de origen desconocido

Casi un tercio de los casos de esterilidad no responden a un motivo aparente, y los resultados de todas las pruebas parecen normales.[8] Recibir el diagnóstico de esterilidad de origen desconocido puede ser desconcertante: por un lado, es un alivio saber que todo está bien, pero, por el otro, es frustrante que te digan que no hay un problema claro que se pueda solucionar.

Estudio de fertilidad

Pueden pasar varios meses de intentos antes de que se logre el embarazo. Incluso en las mejores circunstancias, las probabilidades de quedarse embarazada son de un 25 % o menos cada ciclo.[9] Por eso no suelen hacerse estudios de fertilidad hasta que se llevan doce meses consecutivos manteniendo relaciones sexuales regulares para intentar concebir, o seis si la persona que tiene útero tiene treinta y cinco años o más. Puesto que la cantidad y la calidad de los óvulos caen rápidamente a partir de finales de la treintena, hacerse pruebas y ponerse en manos de un especialista acreditado lo antes posible suele traducirse en mejores probabilidades de concebir.

El estudio de fertilidad incluye la evaluación de los factores ováricos, tubáricos, uterinos y masculinos. Estas pruebas analizan la ovulación y la reserva ovárica, si las trompas son permeables y la cavidad uterina es normal, y si se cuenta con la cantidad suficiente de espermatozoides de forma y función normal.

Pruebas de los ovarios

Para estudiar los órganos reproductivos femeninos, el médico toma nota del historial médico y menstrual, y de otras pruebas de laboratorio y por imagen. El historial médico puede proporcionar información importante sobre la fertilidad. Por ejemplo, si la paciente tiene períodos regulares más o menos cada cuatro semanas, lo más probable es que esté ovulando, mientras que en el caso de las pacientes a las que no les viene la regla varias veces seguidas, seguramente no habrán estado ovulando.

Se hacen análisis de sangre para comprobar los niveles hormonales y la función ovárica. Dado que las hormonas femeninas pueden fluctuar a lo largo del ciclo menstrual, estos análisis de fertilidad suelen hacerse, si es posible, alrededor del tercer día del ciclo (contando que el primer día es aquel en que empieza el flujo regular) para estandarizar la interpretación de los resultados. A partir de los niveles de estrógeno, de la hormona foliculoestimulante y de la hormona antimulleriana (AMH) se valora cómo están funcionando los ovarios. La AMH se reduce con la edad, y un nivel muy bajo puede predecir una respuesta poco favorecedora a la fecundación *in vitro*. A veces se hacen pruebas adicionales para evaluar la reserva ovárica, como el recuento de folículos antrales, que consiste en una ecografía para valorar la cantidad de óvulos.

Ninguna de estas pruebas es capaz de evaluar la calidad de los óvulos. Las anomalías de los espermatozoides se pueden ver bajo el microscopio, pero no existe una prueba equivalente para valorar la calidad y la estructura de los óvulos.

Pruebas del útero y las trompas

La forma y el contorno de la cavidad uterina y de las trompas de Falopio se pueden observar con una radiografía llamada *histerosalpingografía* o *HSG*. Esta prueba suele hacerla un médico experto en fertilidad o un radiólogo. Se inyecta un tinte en el cuello uterino y se hace una radiografía que revela si la cavidad del útero presenta una forma normal y si las trompas son permeables. La HSG identifica anomalías en la cavidad, como tejido cicatrizado y miomas, y puede mostrar también las trompas de Falopio si están bloqueadas o dilatadas. Un especialista en endocrinología reproductiva y esterilidad también puede evaluar la cavidad uterina y las trompas por medio de una ecografía especial en la que se inyecta una solución salina y aire en el útero.

Si se encuentra alguna anomalía como pólipos, miomas o tejido cicatrizado en el útero, se somete a la paciente a una histeroscopia, una intervención quirúrgica sencilla en la que se introduce una cámara fina por la vagina hasta llegar al útero. Estas anomalías se pueden extirpar por medio de pequeños instrumentos como tijeras, pinzas, asas eléctricas o unas aspas rotatorias diminutas.

Algunos especialistas en fertilidad ofrecen la posibilidad de analizar el tejido endometrial del interior del útero para descartar problemas microscópicos, como células anómalas o infecciones leves. Esta prueba se hace a partir de una biopsia endometrial, para la cual se introduce una pajita por el cuello del útero hasta entrar en la cavidad uterina para recoger tejido endometrial suelto.

Cuando se sospecha la presencia de endometriosis o de tejido cicatrizado en la zona pélvica que podrían estar afectando a las trompas, se puede plantear hacer una cirugía por laparoscopia para eliminar la endometriosis o las adhesiones.

Pruebas de los espermatozoides

Las pruebas de fertilidad masculina consisten principalmente en el análisis del semen. Se obtiene una muestra de semen mediante masturbación, y se evalúan la cantidad, la forma y el movimiento de los espermatozoides bajo el microscopio. Si no hay espermatozoides en el semen o si el paciente tiene problemas de eyaculación, se puede extraer el esperma de los testículos mediante un procedimiento quirúrgico menor que se realiza bajo anestesia. Se conoce como *extracción de espermatozoides del testículo* y se puede usar tanto para analizar como para recoger espermatozoides para tratamientos de fertilidad como la FIV.

Tratamientos de fertilidad

En cuanto se han llevado a cabo las pruebas, los médicos usan los resultados obtenidos para ayudar a sus pacientes a valorar las opciones de tratamiento de fertilidad a las que pueden acogerse. Pueden ser medicaciones para estimular la ovulación; la inseminación, que es una intervención mediante la cual se colocan los espermatozoides directamente en el útero; y la fecundación *in vitro*. Cada estrategia tiene sus propios riesgos y probabilidades de éxito. El especialista en fertilidad explicará las diferencias y ayudará a sus pacientes a discernir qué opciones les darán más probabilidades de quedarse embarazadas y tener un bebé.

Inducción de la ovulación

La estimulación de los ovarios para inducir la ovulación puede aumentar los índices de embarazo. Se puede hacer con medicaciones orales, como el clomifeno y el letrozol, especialmente en el caso de las pacientes con síndrome del ovario poliquístico. Si no funcionan, se puede recomendar el uso de hormonas inyectables, como la hormona foliculoestimulante y la hormona luteinizante. Estas medicaciones se combinan o bien con relaciones sexuales naturales programadas o inseminación (inseminación intrauterina). Se administra un fármaco para desencadenar la liberación del óvulo y entonces la pareja mantiene relaciones sexuales, o bien el médico lleva a cabo una inseminación intrauterina siguiendo el proceso que explicaremos enseguida. La inducción de la ovulación suele ser más económica y menos invasiva que la FIV, y por eso muchas parejas optan por ella como tratamiento inicial.

Las medicaciones para inducir la ovulación pueden hacer que se libere más de un óvulo y, por tanto, dar lugar a embarazos de gestación múltiple —como mellizos, trillizos y cuatrillizos—, los cuales son de mayor riesgo que los embarazos de un único bebé.[10] Por eso, el desarrollo folicular se suele observar detenidamente por medio de ecografías durante la inducción de la ovulación. Si parece que son varios los folículos que están madurando y que podrían liberarse al mismo tiempo, es posible que el ciclo de tratamiento se cancele. En este caso, no se llevaría a cabo la inseminación y se aconsejaría a la pareja que no mantuviera relaciones sexuales para evitar que se fertilicen varios óvulos.

También existe el riesgo de que se dé un síndrome de hiperestimulación ovárica, una afección grave que puede causar agrandamiento de los ovarios y pérdidas de fluido ovárico en el abdomen.[11] Los casos leves pueden causar distensión abdominal, ganancia de peso, dolor y náuseas, pero los casos graves pueden provocar dificultades para respirar, coágulos peligrosos en las venas, anomalías respecto de los electrolitos y fallo renal, y requieren tratamiento médico urgente. Suelen darse sobre todo cuando se usan hormonas de fertilidad inyectables, pero también pueden ocurrir con las medicaciones orales.

Inseminación intrauterina

La inseminación puede ser útil si la pareja no puede mantener relaciones sexuales a causa de algún problema, como pueden ser el vaginismo o la disfunción eréctil; si una pareja del mismo sexo está tratando de concebir usando un donante de esperma; o si está presente un factor cervical o masculino que haga que introducir una cantidad concentrada de espermatozoides directamente en el útero aumente las probabilidades de conseguir el embarazo. La inseminación intrauterina también puede mejorar los índices de embarazo cuando se lleva a cabo en combinación con medicaciones para inducir la ovulación.

Para practicar una inseminación, primero hay que lavar y preparar la muestra de semen de la pareja masculina o del donante de esperma, y se colocan los espermatozoides en el útero por medio de un catéter pequeño que se introduce por el cuello uterino. La inseminación se suele hacer en una consulta o sala de intervenciones con un espéculo, y no es muy distinto de lo que se hace durante la prueba de Papanicolau. No suele doler y tampoco suele hacer falta tomar analgésicos, aunque si la paciente tiene problemas con los procedimientos vaginales, se le pueden ofrecer ansiolíticos o sedantes.

Fecundación *in vitro* (FIV)

La fecundación *in vitro* es un procedimiento en el que los óvulos se extraen de los ovarios y se combinan con los espermatozoides en un laboratorio para crear embriones, los cuales se transfieren al útero. El término *in vitro* significa «en vidrio» en latín, y proviene de la idea de crear embriones en tubos de ensayo de cristal o placas de Petri. La FIV es la técnica de reproducción asistida más efectiva, ya que es la que registra las tasas de embarazo más elevadas.[12] Se puede hacer con el óvulo y el esperma propios de la pareja o con óvulos o esperma de un donante. También se puede llevar a cabo con una portadora gestacional, es decir, una persona que gesta en nombre de otra persona o pareja.

Primero suelen considerarse opciones menos invasivas, como la inseminación intrauterina, pero en algunos casos la pareja puede recurrir directamente a la FIV. Esto ocurre, por ejemplo, cuando las trompas están totalmente bloqueadas o el esperma es sumamente anómalo. Algunas parejas que no han tenido problemas de fertilidad pueden elegir la FIV para analizar los embriones y detectar enfermedades genéticas, como la anemia de células falciformes, en caso de que uno de los progenitores o ambos sean portadores de los genes afectados y sus hijos tengan riesgo de heredar la enfermedad.

Un ciclo de FIV suele consistir en la estimulación de los ovarios con fármacos para producir múltiples folículos. Se hacen análisis hormonales y ecografías para controlar el desarrollo de los folículos. Cuando estos parecen estar a punto, los óvulos se extraen mediante un procedimiento sencillo que se realiza bajo sedación. Para ello se utiliza una ecografía para guiar la inserción de una aguja a través de la vagina para extraer los óvulos de los folículos.

Entonces se fecundan los óvulos con el esperma en el laboratorio. La pareja masculina proporciona una muestra de semen el día de la extracción de óvulos, o también puede usarse semen de un donante o que haya sido previamente congelado. La fecundación se puede hacer introduciendo un único espermatozoide en cada óvulo con una aguja muy fina, una intervención llamada *microinyección espermática*.

A partir de aquí, se cultivan los embriones en el laboratorio durante varios días, donde se van desarrollando bajo la atenta supervisión de los embriólogos. Estos asignan a cada embrión una puntuación a partir de la apariencia y la cantidad de células con el objetivo de identificar los embriones de mayor calidad. La decisión de qué embriones y cuántos se transferirán durante el ciclo es muy compleja y se basa en muchos factores, entre los que se encuentran la edad de la paciente o de la donante de los óvulos, la calidad de los embriones y el historial reproductivo previo.

En la mayoría de los casos tan solo se transfiere un embrión durante cada ciclo de FIV para minimizar las posibilidades de que se dé un embarazo múltiple.[13] Quienes se someten a una FIV pueden preguntarse por qué no se transfieren más embriones para aumentar las probabilidades de éxito. La razón es que los embarazos de gemelos o más bebés conllevan mayores riesgos médicos tanto para la madre como para los fetos, entre ellos la pérdida del embarazo y los nacimientos muy prematuros. Incluso cuando se transfiere un único embrión, este puede dividirse y dar lugar a gemelos, y dos embriones se pueden convertir en cuatrillizos. Por eso, cada país cuenta con unas pautas específicas sobre cuántos embriones se deben transferir, y la transferencia de un único embrión es la opción recomendada para la mayoría de los ciclos.

Durante los ciclos de FIV, los embriones se pueden analizar en busca de anomalías genéticas. El diagnóstico genético preimplantacional (DGP) consiste en cultivar embriones en el laboratorio durante cinco o seis días, eliminar unas pocas células de cada uno y luego congelar los embriones mientras se llevan a cabo las pruebas genéticas. El DGP se puede usar para diagnosticar enfermedades graves, como la enfermedad de Huntington, la anemia de células falciformes, la fibrosis quística y las mutaciones que dan riesgo de cáncer, como la BRCA. El DGP también puede usarse en casos de abortos espontáneos recurrentes o ciclos de FIV fallidos, porque las anomalías genéticas pueden dar lugar a la pérdida del embarazo. Al seleccionar los embriones normales desde el punto de vista genético para transferirlos, se aumentan las probabilidades de que el embarazo sea un éxito.

La FIV puede ser un proceso costoso y difícil en los planos emocional y físico. Las medicaciones hormonales pueden provocar efectos secundarios, y hay una pequeña probabilidad de que haya complicaciones graves como el síndrome de hiperestimulación ovárica y embarazos ectópicos. En muchas partes del mundo, la situación económica o el acceso a especialistas en fertilidad puede limitar el uso de la FIV. Asimismo, las parejas pueden enfrentarse a dilemas éticos respecto a qué hacer con los embriones que no han usado, a cuántos embriones quieren transferir en cada ciclo, y a cuántos ciclos pueden y quieren someterse para concebir. A pesar de estos problemas, la FIV es una tecnología milagrosa que en algunos casos puede ser la mejor opción para conseguir el embarazo. Han nacido ya ocho millones de bebés por medio de la FIV,[14] y en lugares como los países escandinavos e Israel, donde la seguridad social cubre estos tratamientos, hasta el 10 % de embarazos son posibles gracias a la FIV.[15]

Opciones holísticas

Algunos estudios apuntan a que ciertas vitaminas, suplementos y tratamientos complementarios, como la acupuntura, podrían contribuir a mejorar la fertilidad. Sin embargo, los datos disponibles son variados y, en muchos casos, el tamaño y la calidad de los estudios son limitados.

Vitamina D

El desarrollo de los folículos en los ovarios se puede ver afectado por la vitamina D. Estudios observacionales han indicado que los resultados de la FIV pueden mejorar cuando los niveles de vitamina D son normales,[16] y que la deficiencia de esta vitamina podría estar relacionada con otras afecciones reproductivas, como la endometriosis, los miomas y el síndrome del ovario poliquístico. Un estudio aleatorizado de gran envergadura sobre la suplementación con vitamina D de mujeres que presentaban deficiencia de esta vitamina no arrojó ninguna diferencia en los índices de embarazos con FIV.[17] Pero teniendo en cuenta que restablecer los niveles de vitamina D tiene otros posibles beneficios para la salud, la suplementación puede sugerirse en caso de que la paciente presente niveles deficientes.

Antioxidantes

La coenzima Q10 (CoQ10) es un antioxidante que protege las células del deterioro. Se ha estudiado el posible beneficio de los antioxidantes en la calidad de los óvulos y del esperma. La CoQ10 está presente de forma natural en el cuerpo y también se encuentra en alimentos como el pescado y las vísceras. También puede tomarse como suplemento alimenticio. Los estudios al respecto han arrojado que la suplementación con CoQ10 durante los ciclos de los tratamientos de fertilidad puede mejorar ciertos aspectos de la respuesta ovárica, pero no parece mejorar los índices de nacimientos.[18]

DHEA

La dehidroepiandrosterona (DHEA) es una hormona de testosterona que se produce en las glándulas adrenales y que participa en el desarrollo de los folículos.[19] Algunos estudios muestran posibles beneficios en las mujeres con una reserva ovárica reducida o que tienen una respuesta ovárica pobre durante los ciclos de FIV. Cualquiera que tenga síndrome de ovarios poliquísticos u otras afecciones que aumenten los niveles de testosterona no debe tomar DHEA.

Acupuntura

Se cree que la acupuntura podría contribuir a mejorar el equilibrio hormonal y el flujo sanguíneo del útero, y que puede ayudar a gestionar la ansiedad y el estrés durante los tratamientos de fertilidad.[20] Existen algunas evidencias que afirman que la acupuntura mejora levemente los índices de embarazo cuando se lleva a cabo en paralelo con tratamientos de fertilidad como la FIV.

Salud mental

El cuidado de la salud mental y del bienestar personal son partes esenciales de los tratamientos de fertilidad y esterilidad. Tener problemas para quedarse embarazada o mantener el embarazo puede ser sumamente difícil desde el punto de vista emocional, y las personas que se someten a tratamientos de fertilidad se enfrentan a grandes factores de estrés relacionados con su economía, su estado físico y sus relaciones. Trabajar con un terapeuta o psiquiatra puede ayudar a gestionar el estrés, la depresión, la ansiedad y la comunicación con la pareja. Contar con el apoyo de los amigos, la familia y la pareja también es sumamente importante. Si tienes dificultades relacionadas con la fertilidad, te pido que no seas dura contigo misma y que tengas paciencia, y que te apoyes en tu equipo médico y tus seres queridos para que te ayuden. No estás sola.

Puntos clave

- Hasta 186 millones de personas en todo el mundo conviven con problemas de fertilidad.
- La esterilidad se define como la imposibilidad de conseguir el embarazo tras intentarlo regularmente durante un año. Es posible que se recomiende un estudio de fertilidad antes del año si la mujer tiene más de treinta y cinco años o no tiene períodos regulares.
- Aproximadamente, un tercio de los casos de esterilidad se deben a un problema médico que afecta a la pareja masculina.
- En la mayoría de los ciclos de FIV solo se transfiere un embrión para minimizar las posibilidades de un embarazo múltiple, el cual conlleva más riesgos médicos que los embarazos únicos.
- La FIV ofrece los índices de embarazo más elevados de entre todos los tratamientos de fertilidad, y en todo el mundo han nacido más de ocho millones de bebés gracias a ella.

CAPÍTULO 16

Abortos espontáneos

Al igual que la esterilidad, los abortos espontáneos son sumamente comunes. Hasta un 25 % de los embarazos reconocidos terminan en aborto espontáneo.[1] Es probable que la tasa real sea mucho más alta, ya que muchas pérdidas ocurren antes de que la persona se dé cuenta siquiera de que está embarazada. Se estima que hasta un 70 % de los óvulos fecundados terminarán en aborto espontáneo.[2] La mayoría de las personas no es consciente de lo frecuentes que son las pérdidas gestacionales, en parte porque en muchas culturas se mantienen en la esfera privada y se consideran un tema tabú. Muchas parejas esperan hasta el segundo trimestre para anunciar el embarazo porque les incomodaría tener que informar a sus amigos, compañeros de trabajo e incluso familiares si lo perdieran. Por desgracia, esta cultura de secretismo puede crear la falsa impresión de que los abortos espontáneos son poco frecuentes. Las personas que pasan por ello se pueden sentir solas o preguntarse si algo falla en ellas. Muchas analizan minuciosamente todo lo que han comido, bebido y hecho por miedo a que la pérdida haya sido culpa suya. Y lo cierto es que casi nunca se debe a algo que haya hecho la persona embarazada.

En este capítulo hablaremos de lo que ocurre en un aborto espontáneo, de cómo se gestiona, de los factores de riesgo y de las pruebas que se hacen en caso de haber tenido varios. Puede ser muy doloroso leer sobre estos temas si se ha pasado por la pérdida de un embarazo. Yo misma he tenido dos abortos espontáneos y entiendo perfectamente el dolor emocional y físico que pueden causar, por muy pronto que ocurran durante el embarazo. Aun así, espero que esta información ayude a los lectores a dejar atrás los mitos y la desinformación que rodean a los abortos espontáneos y brinde apoyo a quienes estén intentando concebir.

Información básica sobre los abortos espontáneos

Tal como su nombre indica, los abortos espontáneos consisten en la pérdida espontánea antes de la semana 20 del embarazo; pasada la semana 20, se habla de muerte fetal. El riesgo de aborto espontáneo se reduce a medida que avanza el embarazo. La mayoría ocurre durante las primeras 12 semanas del embarazo,[3] y en cuanto se llega al segundo trimestre, el riesgo cae hasta entre un 1 y un 5 %.

A veces se puede saber que se está teniendo un aborto espontáneo porque se tienen síntomas como sangrado vaginal, dolores como retortijones o expulsión de tejido, pero otras veces no hay ningún síntoma y el aborto se descubre durante una ecografía rutinaria.

Como hemos visto, el término médico que describe la pérdida del embarazo es *aborto espontáneo*. Puede generar confusión o resultar doloroso ver este término en el historial médico, porque el público general suele usar la palabra *aborto* para hablar de la interrupción voluntaria del embarazo. Pero en la terminología médica, *aborto* significa sencillamente el fin del embarazo.

Existen diferentes tipos de aborto espontáneo, que se distinguen según el estadio del embarazo en el que ocurrió la pérdida y los síntomas, si es que hay alguno, que experimenta la persona. Los casos como los embarazos ectópicos, que deben interrumpirse para garantizar la seguridad de la madre, también constituyen un tipo de pérdida del embarazo.

Embarazo bioquímico

Un embarazo bioquímico es una pérdida muy temprana en la que el embarazo ha dejado de desarrollarse antes de que fuese visible en una ecografía. Es posible que la prueba de embarazo dé un resultado positivo durante poco tiempo. A veces se puede confundir la pérdida de un embarazo bioquímico con un período regular o que se ha retrasado ligeramente.

Aborto diferido

Un aborto diferido es cuando el embarazo deja de desarrollarse sin mostrar ningún síntoma de sangrado o dolor. Los abortos diferidos suelen descubrirse cuando la paciente acude al médico a hacerse una ecografía rutinaria o para una visita preparto. Puede que se vea el embrión en la ecografía, pero no se detecta el corazón. Asimismo, la ecografía puede mostrar el saco gestacional, pero ningún embrión en su interior; a esto se lo conoce como *embarazo anembrionario* o *huevo huero*, y sucede cuando el embarazo deja de avanzar antes de que se desarrolle el embrión.

Amenaza de aborto

La amenaza de aborto aparece cuando la paciente presenta síntomas como sangrado o dolores, pero la ecografía revela un embarazo de desarrollo normal. En estas circunstancias, no está claro si habrá un aborto espontáneo, pero es posible que ocurra. Por suerte, muchos embarazos que se encuentran en esta situación se desarrollan con normalidad.

Aborto séptico

Los abortos sépticos ocurren si el tejido del embarazo y el útero se infectan. La persona embarazada puede sentir dolor y mostrar signos de infección, como fiebre y un flujo vaginal atípico. Este tipo de aborto puede ser muy peligroso y requiere la extracción inmediata del tejido gestacional y la administración urgente de antibióticos. En otros tipos de aborto espontáneo, la persona embarazada puede tomarse unos días o incluso semanas para plantearse sus opciones o esperar a que su cuerpo expulse el tejido gestacional a su ritmo. Sin embargo, esta es una de las pocas situaciones en las que el aborto debe tratarse de inmediato, ya que, de no ser así, la paciente puede enfermar gravemente.

Aborto recurrente

Hablamos de aborto recurrente cuando la persona tiene dos o más abortos espontáneos. En la mayoría de los casos, la pérdida de uno o dos embarazos en sus etapas tempranas es el resultado del azar y no un indicio de un problema médico.

Embarazo ectópico

El embarazo ectópico es aquel que se implanta fuera de la cavidad uterina. No se considera un aborto espontáneo, pero sí una pérdida gestacional, ya que no puede continuar su desarrollo. La localización más frecuente de un embarazo ectópico es en las trompas de Falopio, aunque también puede ocurrir en el cuello uterino, el músculo del útero, la cicatriz de una cesárea, el ovario y la cavidad abdominal.

Estos embarazos no darán lugar a fetos totalmente formados. Son potencialmente mortales porque pueden reventar y causar una hemorragia interna, por lo que deben tratarse de manera urgente para prevenir la ruptura. Las opciones de tratamiento incluyen el metotrexato —un fármaco de quimioterapia que se administra mediante inyección intramuscular— y la cirugía, que puede ser necesaria para extraer el tejido gestacional.

Las personas con un embarazo ectópico a menudo no se dan cuenta de que algo va mal hasta que comienzan a sentir dolor o presentan un sangrado anómalo. Además de enfrentarse repentinamente a una situación potencialmente mortal, también pueden experimentar el duelo por la pérdida de lo que parecía un embarazo normal.

Embarazo molar

Los embarazos molares se parecen a los ectópicos en el sentido de que, desgraciadamente, no pueden dar lugar a bebés totalmente formados. Se trata de afecciones poco frecuentes, que ocurren en menos del 1 % de los embarazos.[4] Aparecen a raíz de una anomalía en la fecundación, ya sea porque un espermatozoide fecunda un óvulo vacío o porque dos espermatozoides fecundan un mismo óvulo. Se desarrolla una cantidad anómala de tejido placentario, y puede dar la sensación de que el útero está aumentando de tamaño rápidamente. Los niveles de la hormona del embarazo pueden estar muy elevados, y la persona embarazada puede experimentar náuseas y vómitos intensos, dolor pélvico y sangrado anómalo. Los embarazos molares también pueden derivar en complicaciones médicas graves, como hipertensión y alteraciones tiroideas. Hay una forma de embarazo molar que puede incluso volverse canceroso,[5] y por eso la pauta es que las personas que han tenido un embarazo molar no intenten concebir de nuevo durante un año para poder controlar muy de cerca los niveles de las hormonas del embarazo.

Todos estos riesgos para la salud hacen que los embarazos molares se traten mediante un procedimiento llamado *dilatación y curetaje* o *legrado*, que consiste en extraer quirúrgicamente el tejido gestacional.

Diagnóstico

El aborto espontáneo puede descubrirse cuando la paciente presenta sangrado vaginal o dolor y acude a la consulta del médico o a urgencias para su evaluación. En otros casos, puede que no haya ningún síntoma y que la paciente descubra que ha tenido un aborto espontáneo en una visita prenatal rutinaria o durante una ecografía.

Los abortos espontáneos suelen confirmarse por medio de una combinación de ecografías pélvicas, análisis de sangre para medir los niveles de las hormonas del embarazo y un examen pélvico para comprobar si hay sangrado o expulsión de tejido. En las primeras etapas del embarazo, las ecografías se hacen de forma vaginal porque es difícil ver el interior del útero a través de la pared abdominal; a medida que el embarazo progresa y el útero se agranda, es posible ver el feto a través del abdomen. Según lo avanzado que esté el embarazo, el médico podrá intentar hacer la ecografía por vía abdominal primero y, si no ve todo lo bien que debería, pasar a la vaginal.

A veces no está claro si se está produciendo un aborto espontáneo o si sencillamente es tan pronto que el embrión no se ha desarrollado todavía. En estos casos, tanto la ecografía como los análisis de los niveles hormonales se repiten pasados unos días o semanas para comprobar el crecimiento. Si los niveles han caído o se han estancado, la ecografía no muestra indicios de crecimiento en el embrión o no detecta el corazón, o si la paciente expulsa tejido del embarazo, por desgracia se habrá confirmado el aborto.

Tratamiento

Las pacientes que están teniendo un aborto espontáneo podrán elegir entre varias opciones para manejarlo. Pueden esperar a ver si su cuerpo expulsa el aborto de forma natural, utilizar fármacos que las ayuden a expulsarlo, o someterse a una dilatación y curetaje para extraer el embarazo.

Todas las opciones disponibles para el manejo de un aborto espontáneo pueden conllevar la extracción incompleta del tejido gestacional, lo que podría requerir dosis adicionales de medicación o un procedimiento de dilatación y curetaje. Por ello, se puede recomendar un seguimiento mediante análisis de la hormona del embarazo, ecografías o ambos. Lo habitual es que el profesional de salud programe consultas durante y después del aborto para asegurarse de que la paciente se está recuperando bien tanto física como emocionalmente. No existe un protocolo estandarizado de seguimiento tras un aborto espontáneo; las recomendaciones médicas dependerán de la edad gestacional y de los síntomas de la paciente. Cada centro de salud y hospital puede tener su propio protocolo, pero todos deben garantizar que el aborto se ha resuelto por completo y que la paciente no presenta signos de infección ni hemorragia abundante.

Manejo expectante

Si la paciente desea minimizar la intervención médica o quirúrgica, puede optar por esperar a que el tejido gestacional se expulse por sí solo. A esto se lo conoce como *manejo expectante*. Hasta el 80 % de los abortos espontáneos que ocurren en el primer trimestre se resuelven de forma natural, aunque pueden tardar varias semanas.[6] El único riesgo importante que supone esperar es la posibilidad de que aparezca una infección en el útero. Se recomienda iniciar tratamiento si, después de cuatro semanas, el tejido no se ha expulsado o si aparecen signos de infección.

Medicaciones

Se pueden usar medicaciones para tratar un aborto espontáneo si la paciente quiere evitar la cirugía pero no quiere esperar a que el aborto se desencadene de forma natural. Los fármacos que se recetan son el misoprostol y la mifepristona, los mismos que se utilizan para los abortos electivos. El misoprostol relaja el cuello uterino e induce contracciones uterinas; la mifepristona hace que el tejido gestacional se despegue del útero. La combinación de ambos es más efectiva que el uso exclusivo del misoprostol para el tratamiento de los abortos espontáneos,[7] pero en muchas partes del mundo la mifepristona no está disponible debido a las restricciones sobre su uso en abortos médicos.

La expulsión de un aborto espontáneo, ya sea con medicaciones o con el enfoque del manejo expectante, puede provocar un sangrado abundante y dolores abdominales. Suele hacer falta administrar analgésicos, y si el sangrado es sumamente abundante, es posible que haya que acudir a urgencias. Los abortos espontáneos que se dan en el segundo trimestre pueden traer consigo riesgos especialmente altos de sangrado y dolor, y emocionalmente puede resultar muy duro tener que expulsar el feto. Por eso, cuando la embarazada se encuentra en el segundo trimestre, se le suele recomendar que opte por el manejo médico del aborto en un centro médico y no en casa.

Cirugías

La técnica de la dilatación y el curetaje es una intervención quirúrgica sencilla que se utiliza para extraer el tejido gestacional, y se utiliza tanto en los abortos espontáneos como en los electivos. En estas intervenciones, se introduce un espéculo en la vagina, se abre suavemente el cuello uterino y, o bien se introduce un tubo estrecho de succión, o bien se utilizan instrumentos para extraer el tejido gestacional. Cuando se trata de un aborto espontáneo en las etapas tempranas, se puede practicar con anestesia local en la consulta, pero si la paciente prefiere que se le administre más anestesia o si el embarazo está más avanzado y hay un mayor riesgo de sangrado o dolor, se puede practicar en el quirófano.

Una razón por la que se puede optar por someterse a esta intervención es la ansiedad que puede generar el sangrado o el dolor que puede traer consigo el aborto. Además, esta intervención también permite recoger tejido para someterlo a un análisis genético. Existe un pequeño riesgo de infección, generación de cicatrices y daños en el cuello uterino o el útero, aunque por lo general se considera una intervención de bajo riesgo.

Si el embarazo ha avanzado hasta el segundo trimestre o más, se puede hablar de dilatación y evacuación, aunque a veces los médicos usan los términos de *dilatación y curetaje* y *dilatación y evacuación* indistintamente. Las dilataciones y evacuaciones practicadas en el segundo trimestre presentan mayores riesgos quirúrgicos de sangrado y extracción incompleta del tejido placentario porque los embarazos están más avanzados.

Factores de riesgo

Más de la mitad de los abortos espontáneos se deben a una anomalía en los cromosomas del embrión.[8] La mayoría de estos problemas cromosómicos aparecen por azar a medida que las células del embrión se dividen y se multiplican, y no suelen ser indicativos de un problema heredado de ninguno de los progenitores que tenga que repetirse en un embarazo futuro.

Hay factores relacionados con la salud que pueden aumentar el riesgo de aborto. Algunos, como el tabaquismo, son riesgos modificables; es decir, la persona puede hacer cambios en su estilo de vida o someterse a un tratamiento para reducir el riesgo de padecer un aborto. Otros, como la edad y los problemas genéticos, no se pueden modificar, pero el riesgo de aborto puede disminuir si se recurre a técnicas de reproducción asistida, como la donación de óvulos y el diagnóstico genético preimplantacional.

La edad

Dado que la calidad de los óvulos se reduce a medida que los óvulos envejecen, los índices de aborto espontáneo aumentan con la edad. De media, el riesgo de aborto es de un 10 % en las mujeres de entre veinticinco y veintinueve años, y de más del 50 % en las mujeres de cuarenta y tantos.[9]

Enfermedades crónicas

Las enfermedades crónicas, como la diabetes poco controlada, la enfermedad de la tiroides y el síndrome del ovario poliquístico, así como los problemas médicos crónicos, como el lupus, los problemas renales y las cardiopatías, pueden aumentar el riesgo de aborto.

El síndrome antifosfolipídico es un tipo de trastorno coagulante que eleva el riesgo de que se formen coágulos de sangre en la placenta y que puede causar la pérdida del embarazo.

Infecciones

Ciertos virus y bacterias pueden infectar la placenta o el feto y provocar la pérdida del embarazo. Contraer COVID-19 durante el embarazo puede conducir al aborto y a la muerte fetal, posiblemente a causa de la inflamación o de la formación de coágulos en la placenta.[10] Existe otro grupo de infecciones que pueden atravesar la placenta, infectar al feto y provocar un aborto, la muerte fetal o defectos de nacimiento. Estas infecciones se conocen como infecciones TORCH, que es un acrónimo de toxoplasmosis, otros (sífilis, varicela, parvovirus B19, listeria), rubeola, citomegalovirus y herpes simple.

Consumo de sustancias

Fumar y consumir alcohol y drogas como la cocaína pueden aumentar el riesgo de aborto.

Anomalías uterinas

Cualquier anomalía estructural que comprima o bloquee la cavidad uterina puede aumentar el riesgo de la pérdida del embarazo. Entre ellas se encuentran los miomas, los pólipos y los septos uterinos (es decir, una pared de tejido fibroso que discurre por el centro de la cavidad uterina).

Los miomas, los pólipos y los septos se pueden eliminar por medio de una histeroscopia para restablecer una cavidad más normal y rebajar el riesgo de aborto.

Anomalías genéticas

Cuando se da una translocación equilibrada, un trozo de cromosoma se desprende y se une a otro cromosoma. Las personas que tienen una translocación equilibrada tienen un número de cromosomas normal, de forma que no suelen presentar problemas de salud. Sin embargo, cuando se desarrollan las células de sus espermatozoides u óvulos, dichas células contienen los cromosomas que tienen o bien un trozo de más o bien de menos. Los embriones resultantes tendrán un número de cromosomas atípico, lo cual puede llevar al aborto.

Mitos sobre el riesgo de aborto

Me parece igual de importante hablar sobre lo que no son factores de riesgo para un aborto espontáneo. En casi todas las culturas circulan mitos sobre actividades y acciones que deben evitarse para prevenir la pérdida del embarazo. Entre ellos se encuentran el ejercicio, el sexo, el levantamiento de objetos, el trabajo y el estrés. La mayoría de estos mitos son totalmente falsos. Los abortos espontáneos generalmente se deben, o bien a una anomalía cromosómica que ha aparecido de forma espontánea, o a un problema de salud que escapa al control de la persona. Lidiar con la pérdida de un embarazo ya es sumamente difícil, y nadie debería sentir que de algún modo ha provocado su aborto porque estaba estresada o ha trabajado demasiado.

Quizá hayas oído que los niveles bajos de progesterona pueden provocar abortos espontáneos. En la mayoría de los casos, que la progesterona esté baja indica que el embarazo no es viable y que, seguramente, terminará en aborto, pero no es la causa del aborto. Se ha observado que suplementar con progesterona no reduce significativamente el riesgo de tener un aborto, excepto en casos muy específicos en los que la persona tiene un historial de abortos recurrentes y está teniendo sangrados en el embarazo actual.[11]

Pruebas en el caso de abortos recurrentes

Cuando una paciente ha tenido dos o más abortos, es posible que quiera hacerse pruebas para ver si existe algún problema subyacente que pueda estar causando estos abortos. En las pruebas de más del 50 % de las pacientes que tienen pérdidas del embarazo recurrentes no se encuentra nada atípico, lo que significa que las pérdidas fueron de origen desconocido.[12] La buena noticia es que la mayoría tendrá un embarazo normal en el futuro. En un estudio se observó que el 77 % de las personas con un historial de abortos recurrentes terminaron dando a luz, y el índice de éxito fue del 71 % incluso en el caso de haber encontrado un factor de riesgo en las pruebas.[13]

Los estudios que se llevan a cabo en los casos de abortos recurrentes pueden incluir un chequeo rutinario, una exploración física básica y la búsqueda de problemas como diabetes, enfermedad de la tiroides, problemas de riñón y cardiopatías y síndrome antifosfolipídico. Es posible que se haga un análisis de sangre llamado *cariotipo* a ambos miembros de la pareja para examinar sus cromosomas y verificar si hay translocaciones equilibradas. La forma del útero se evalúa mediante una ecografía pélvica.

También se puede valorar llevar a cabo pruebas adicionales como una histeroscopia y una histerosalpingografía para observar la cavidad uterina y detectar posibles anomalías, como miomas o pólipos.

La recuperación tras la pérdida de un embarazo

Huelga decir que puede resultar sumamente doloroso y difícil pasar por cualquier tipo de pérdida del embarazo. Además del dolor físico que puede aparecer con el aborto, pueden surgir sentimientos de dolor, rabia, confusión y miedo. Cuidar del bienestar mental y emocional es tan fundamental como la recuperación física. La terapia psicológica con un profesional de la salud mental puede ayudar a las personas y parejas que pasan por un aborto, ya que es una buena forma de gestionar el duelo y las complejas emociones que puedan estar sintiendo.

Es habitual preguntarse cuánto tiempo se debe esperar antes de intentar quedarse embarazada de nuevo. Los médicos suelen recomendar reposo pélvico y evitar las relaciones sexuales durante algunas semanas para minimizar el riesgo de infección y asegurarse de que el aborto se haya resuelto por completo. En muchos casos, si la persona se ha recuperado físicamente tras la pérdida, desde el punto de vista médico no es necesario esperar más. Sin embargo, hay quienes deciden darse un poco más de tiempo para prepararse emocional y mentalmente antes de volver a intentar concebir de nuevo. Es habitual sentir nervios o actuar con cautela en los embarazos siguientes, incluso si todo va bien. Por eso, es importante que la persona siga tratándose bien y que se apoye en sus seres queridos y en su equipo médico para recibir todo el respaldo mental y emocional que necesita.

Puntos clave

- Hasta el 25 % de los embarazos reconocidos terminan en aborto espontáneo, pero el índice real probablemente sea mucho mayor, porque muchos embarazos terminan antes de que la persona sepa siquiera que está embarazada. Hasta el 70 % de los óvulos fecundados pueden terminar en aborto.
- La mayoría de los casos de aborto se deben al azar y no son indicativos de otros problemas médicos subyacentes.
- Es posible tener un aborto sin presentar ningún síntoma. A eso se lo conoce como *aborto diferido*.
- Hasta el 80 % de los abortos que ocurren en el primer trimestre se expulsan de forma natural sin tratamiento, pero puede llevar varias semanas.
- La mayoría de las personas que tienen abortos múltiples acabarán teniendo embarazos y partos normales.

CAPÍTULO 17

Diversidad de género

Circula una gran cantidad de desinformación sobre el género y el sexo, empezando por el verdadero significado de estos términos. La forma más sencilla de entender la diferencia es que el género tiene que ver con la identidad y el significado social de ser mujer, hombre u otra identidad de género, mientras que el sexo hace referencia a la biología, incluyendo los genes y cromosomas, los órganos reproductivos, los genitales y las hormonas. El género y el sexo no son términos intercambiables, y ninguno de los dos se limita a un sistema binario de hombre o mujer.

De hecho, en el mundo hay millones de personas con diversidad de género, lo que significa que son trans y que no se identifican con el género que se les asignó al nacer, o que son no binarias o de género fluido y que no se identifican solamente como hombre o como mujer. Los datos procedentes de los Centros para el Control de Enfermedades analizados por investigadores de la Universidad de California en Los Ángeles estimaban que en Estados Unidos hay 1,6 millones de personas trans que tienen trece años o más.[1] Es muy probable que esta cifra no represente a la verdadera población trans, ya que muchas personas quizá prefieran no identificarse públicamente como trans o estén tratando de entender su identidad de género.

Para quienes viven fuera del binarismo de género, las cuestiones relacionadas con el género y el sexo pueden afectar a casi todos los aspectos físicos, emocionales y sociales de sus vidas. Incluso pueden ser una cuestión de vida o muerte. En un estudio de 2018, la Academia Estadounidense de Pediatría publicó que más de la mitad de los adolescentes trans habían intentado suicidarse, y que el riesgo era del 30 % y del 42 % en las adolescentes trans y los adolescentes no binarios, respectivamente.[2] El acoso, el rechazo de la familia o de su entorno y otros factores sociales pueden contribuir a unos índices tan escalofriantes. Afortunadamente, muchos estudios han puesto de manifiesto que la atención médica que permite a las personas explorar y afirmar su identidad de género de forma segura mejora significativamente la depresión y la ansiedad, y reduce el riesgo de autolesión.[3] Por todo ello, la atención de afirmación de género puede literalmente salvar vidas, y permite que las personas con diversidad de género lleven vidas plenas, sanas y felices.

Es fundamental abordar la diversidad de género en un libro sobre salud ginecológica porque la atención de afirmación de género es una parte legítima y esencial del cuidado y la atención reproductiva. A pesar de ello, las personas trans y no binarias se enfrentan a grandes obstáculos al buscar atención médica, ya que pueden ser el blanco de discriminación o incluso de amenazas legales simplemente por intentar vivir de manera auténtica tal como son. Quiero que este capítulo sirva como un recurso para quienes estén explorando su identidad de género y busquen atención médica para afirmar su identidad. También hablo de estas cuestiones para quienes deseen comprender mejor la diversidad de género, pero tengan dificultades para diferenciar la realidad de la desinformación difundida en los medios de comunicación o en sus comunidades.

Qué es el género

El término *género* es poliédrico y abarca tanto la identidad de una persona como su relación con el mundo social que la rodea. La OMS define el género como las «características de las mujeres, los hombres, las niñas y los niños que se construyen socialmente. Aquí se incluyen las normas, los comportamientos y los roles que se asocian con ser una mujer, un hombre, una niña o un niño».[4] Lo que significa ser hombre o mujer, masculino o femenino, varía según cada cultura y va cambiando con el tiempo.

Si bien la sociedad moldea el concepto general de género, la identidad de género se refiere a cómo cada persona experimenta su propio género. La identidad de género de una persona puede o no coincidir con el sexo asignado al nacer o encajar dentro de las categorías de género tradicionales.

Terminología

Si la identidad de género de la persona coincide con el sexo que se le asignó al nacer, se considera cisgénero. Ser trans significa que la identidad de género no coincide con el sexo asignado al nacer. *Cis* y *trans* se usan como adjetivos: un hombre cis es alguien que se identifica como hombre y al nacer se le asignó el sexo masculino. Un hombre trans es alguien que se identifica como hombre, pero a quien se le asignó el sexo femenino al nacer. Si la persona se identifica con aspectos tanto de la identidad masculina como de la femenina, o con ninguna de ellas, puede considerarse no binaria, *genderqueer* o agénero. Técnicamente, las personas no binarias también son trans, ya que no se identifican plenamente con el sexo asignado al nacer. La identidad de género puede cambiar con el tiempo en el caso de las personas de género fluido. El lenguaje también está en constante evolución, por lo que estas categorías (y los términos que una persona pueda elegir para referirse a sí misma) pueden variar con el tiempo.

El género no es lo mismo que la sexualidad o la orientación sexual. El género es un aspecto de la identidad personal, mientras que la sexualidad o la orientación sexual hace referencia a quién nos atrae. Las personas de todos los géneros pueden ser homosexuales (sienten atracción por las personas de su mismo género), heterosexuales (sienten atracción por el género opuesto), bisexuales (sienten atracción por hombres y mujeres), pansexuales (sienten atracción por todos los géneros) o asexuales (sienten muy poca o ninguna atracción sexual por las personas de cualquier género).

Salud trans

Se solía estimar que entre el 0,3 y el 2 % de la población era trans o no binaria; sin embargo, los datos más recientes del Pew Research Center mostraban que el 5 % de los adultos de menos de treinta años se identificaban con un género que difería del sexo que se les había asignado al nacer.[5] Es probable que este porcentaje más elevado no represente un cambio en el número verdadero de personas que son trans, sino que lo que ocurre es que las generaciones más jóvenes están más acostumbradas a ver la diversidad de género representada en los contenidos audiovisuales que consumen y en su entorno, y tienen acceso al lenguaje y a los conceptos que les permiten caracterizar su propia identidad. A veces, las generaciones más mayores y las personas que viven en entornos más conservadores están sometidas a una presión importante para amoldarse a los roles de género convencionales. En muchas partes del mundo, si la persona se identifica abiertamente como trans, puede exponerse a la persecución o a sufrir daños físicos. Todos estos factores hacen que sea difícil hacer una estimación precisa de cuántas personas son trans, pero cabe esperar que los datos de los que disponemos subestimen significativamente la población real en todo el mundo.

Las personas trans suelen tener que enfrentarse a grandes obstáculos sociales y de salud. La discordancia entre su identidad y los rasgos sexuales de su cuerpo puede generarles mucha angustia, una sensación que se conoce como *disforia de género* y que puede aparecer a causa de la apariencia física o de experiencias como la menstruación, el sexo y las exploraciones médicas. No todas las personas trans padecen disforia severa, pero cuando se da puede ser debilitante y expone a la persona a un alto riesgo de autolesión.

Pero hay un rayo de esperanza, y es que la atención médica de afirmación de género, la cual permite a la persona trans alinear mejor su cuerpo con su identidad de género, puede ayudar a paliar la depresión y la ansiedad asociadas a la disforia. Lo contrario de la disforia de género es la euforia de género, la cual genera la sensación de alegría, comodidad y paz que siente la persona cuando su cuerpo y expresión de género coinciden con su identidad. Este es el objetivo último de la atención médica en este sentido. Los tratamientos de afirmación de género consisten en una combinación de apoyo psicosocial, fármacos hormonales para suprimir los cambios de la pubertad o alterar las características sexuales secundarias, como el crecimiento del vello facial o corporal, y a veces intervenciones quirúrgicas para extirpar los órganos reproductivos o alterar la apariencia del rostro, los genitales o el cuerpo.

Por desgracia, la atención médica relacionada con el género es uno de los tratamientos más politizados que existen. A pesar de que todas las sociedades médicas importantes se han pronunciado a favor de la necesidad y la seguridad médica de los tratamientos de afirmación de género tanto para adultos como para menores,[6] en Estados Unidos, más de la mitad de los estados han implementado leyes o propuesto anteproyectos de ley que prohíben administrar este tipo de tratamientos a los menores.[7] Dichas leyes imponen castigos penales a los profesionales de la salud o los padres y madres que ayuden a un menor a obtener estos tratamientos. Igual que ocurre con las leyes que prohíben el aborto, las leyes que criminalizan los tratamientos de afirmación de género contradicen frontalmente los estándares de la atención médica basados en evidencias científicas. Los estudios al respecto han demostrado que el acceso a este tipo de tratamientos puede reducir drásticamente los casos de depresión, ideación suicida y autolesiones, y disminuir los suicidios entre jóvenes trans en hasta un 70 %.[8] Son tratamientos que, literalmente, salvan vidas.

Tratamientos de afirmación de género para menores

Gran parte de la oposición a la atención y a los tratamientos de afirmación de género se basa en desinformación sobre lo que realmente implican, especialmente en el caso de niños y adolescentes. Circulan mitos que afirman que los médicos realizan cirugías genitales irreversibles en menores demasiado jóvenes para comprender su identidad y que existe un alto riesgo de arrepentimiento y destransición. Ambas afirmaciones son falsas y no reflejan la realidad de la atención y de los tratamientos de afirmación de género.

En menores de edad, la atención de afirmación de género es principalmente no quirúrgica y se centra en brindar apoyo emocional y físico para que puedan explorar y consolidar su identidad de género.[9] No existe un enfoque único: algunos niños y niñas solo necesitan saber que están seguros y cuentan con apoyo, y puede que no necesiten otro tratamiento.

Otros, en cambio, necesitarán tratamiento para detener los cambios propios de la pubertad, como el desarrollo de los pechos, que podrían desencadenar disforia. A los niños y niñas prepúberes no se les administran medicamentos ni se les realizan cirugías; en este grupo de edad, la atención o el tratamiento es exclusivamente de apoyo. Solo un pequeño porcentaje de adolescentes necesitará cirugía debido a una disforia severa que no puede manejarse únicamente con medicación, y la mayoría de los médicos recomienda posponer las cirugías genitales, como la faloplastia, hasta después de cumplir los dieciocho años.

Los casos de destransición —detener el tratamiento y volver al sexo asignado al nacer— también son extremadamente poco frecuentes: el 98 % de los adolescentes trans continuarán con el tratamiento en la edad adulta.[10] La mayor parte de la atención médica de afirmación de género que se presta a los menores se centra en el apoyo psicológico y en opciones médicas reversibles siempre que sea posible, porque los niños y los adolescentes pueden tener sentimientos diferentes sobre su identidad o los objetivos de su tratamiento médico según van creciendo. Incluso si finalmente se quiere destransicionar, este tipo de tratamientos no pierde importancia, porque libera a la persona de su disforia y le proporciona los recursos necesarios para entenderse mejor a sí misma y a su identidad.

Apoyo a niños y familias

Los padres y madres de un niño trans pueden sentirse abrumados o preocupados acerca de cuál es la mejor forma de ayudar a su hijo por un proceso tan sumamente complejo tanto médica como emocionalmente. El equipo médico orientará a los padres y a las familias en cada decisión y les ayudará a reflexionar sobre las distintas opciones, teniendo en cuenta aspectos a largo plazo como la fertilidad. Para poder administrar un tratamiento de afirmación de género en niños siempre se debe contar con el consentimiento de un tutor legal, y por eso los padres están muy implicados en el proceso de orientación y de toma de decisiones. Los profesionales de la salud supervisan de cerca a los niños y niñas que reciben bloqueadores de la pubertad y terapia hormonal, y monitorean su salud física y emocional. Se realizan controles médicos periódicos para evaluar su crecimiento, y reciben apoyo psicológico individual y familiar con profesionales de la salud mental. Las decisiones sobre el tratamiento se reevalúan a medida que el niño o niña crece y madura. Por ejemplo, pueden decidir iniciar o suspender la terapia hormonal, o bien ajustar las dosis con el tiempo.

El equipo de atención, que suele estar ubicado en hospitales infantiles o grandes centros médicos, generalmente incluye pediatras, trabajadores sociales y psicólogos o psiquiatras con experiencia en identidad de género. En algunos casos, también participan endocrinólogos, ginecólogos, urólogos y cirujanos plásticos. Los niños y niñas con diversidad de género, junto con sus familias, deben abrirse camino por el sistema escolar y gestionar sus relaciones con compañeros, docentes y otros miembros de la familia. Los trabajadores sociales y los especialistas en salud mental pueden ayudar a las familias a comunicarse con profesores y directores escolares para garantizar un entorno seguro y de apoyo para el menor. Esto puede incluir el uso de su nombre y pronombres elegidos, la protección de su privacidad y el respeto a su identidad sin divulgar información sobre su género sin su consentimiento, así como medidas para prevenir el acoso y la discriminación. Garantizar la salud y el bienestar de un niño o niña trans va más allá del ámbito hospitalario e implica el apoyo de padres, docentes y otros miembros de su comunidad.

Medicaciones: bloqueadores de la pubertad y hormonas

Los niños con diversidad de género no suelen empezar a padecer disforia hasta que pasan por la pubertad. Es entonces cuando sus cuerpos empiezan a cambiar y a desarrollar unos rasgos sexuales, como el crecimiento de los pechos y el inicio de la menstruación, que pueden resultar sumamente angustiantes. Por eso, los bloqueadores de la pubertad son uno de los principales tipos de medicación que se utilizan para tratar a los niños y niñas trans. Estos fármacos —agonistas de GnRH— también se usan para tratar la pubertad precoz, la endometriosis y los miomas, y su acción se basa en evitar el desarrollo de las características sexuales. Esto alivia la disforia de género para que el niño tenga tiempo de explorar y aclarar su identidad de género. Si decide dejar de medicarse, el desarrollo normal de la pubertad suele retomarse a los pocos meses.[11] Los agonistas de GnRH no empiezan a administrarse hasta que el menor comienza a mostrar los cambios físicos propios de la pubertad. A los niños y niñas prepúberes no se les da medicación porque no hace falta, y es que todavía no tienen las características sexuales, como el crecimiento mamario o de vello facial, que pueden causar la disforia.

Los tratamientos hormonales con estrógeno o testosterona se pueden usar para alcanzar las características sexuales deseadas en adolescentes. En el caso de los chicos trans, esto puede incluir el crecimiento de vello facial, el engrosamiento de la voz y la supresión de la regla. Dado que el tratamiento con estrógeno y testosterona puede afectar a la fertilidad de los adolescentes trans a largo plazo, se deriva a las familias a los especialistas correspondientes para hablar de qué opciones de preservación de la fertilidad están a su alcance antes de que el menor empiece a tomar hormonas.

Cirugía

A los menores solo se les realizan tratamientos quirúrgicos permanentes en caso de disforia de género muy grave, y especialmente cuando no practicar la cirugía supone un riesgo de autolesión muy elevado. Entre los menores, la cirugía más común es, de lejos, la del pecho. Consiste en extirpar el tejido mamario y reconstruir la zona para darle una apariencia más masculina. Esta intervención también es la cirugía de afirmación de género más solicitada entre los hombres trans, ya que la disforia torácica relacionada con la presencia y apariencia del tejido mamario puede ser debilitante. Además, el tejido mamario es más difícil de ocultar que otras características sexuales secundarias. Los adolescentes y hombres trans a veces recurren al vendaje compresivo de los pechos, pero esta práctica puede resultar dolorosa o incluso perjudicial porque afecta a la piel y a la pared del pecho, y no siempre proporciona un alivio adecuado de la disforia. Empezar a tomar bloqueadores de la pubertad a una edad temprana puede evitar la aparición de la disforia del pecho, pero muchos jóvenes trans no inician el tratamiento de afirmación de género hasta después de haber desarrollado los pechos. Para estos adolescentes, la cirugía del pecho puede suponer un gran alivio a su angustia.

Es muy poco frecuente que se practiquen cirugías genitales e intervenciones para extirpar los órganos internos en menores, como es el caso de las histerectomías o las ooforectomías.[12] Hay medicaciones que pueden eliminar la menstruación, y dado que el útero y los ovarios no son visibles, su presencia no es ni mucho menos tan desencadenante de la disforia como pueden ser los pechos. Por esta razón, las histerectomías y las cirugías genitales suelen posponerse hasta la edad adulta.

Tratamientos de afirmación de género para adultos

Los adultos trans tienen a su disposición una gran variedad de opciones hormonales y quirúrgicas para la afirmación de género, y cada persona tendrá objetivos propios. Cuando se trata de decidir qué tratamientos encajan mejor con sus necesidades, las personas trans deben tener en cuenta dichos objetivos, es decir, qué grado de masculinización o feminización se quiere alcanzar, cómo se sienten respecto a someterse a una cirugía y su interés en la fertilidad futura. Algunas personas deciden que no necesitan someterse a ningún tratamiento médico o quirúrgico, mientras que otras optan por la terapia hormonal sumada a cirugías faciales, torácicas o genitales. Algunos pacientes trans a quienes se les asignó el sexo femenino al nacer pueden querer mantener su fertilidad y poder gestar, mientras que otros solicitan una ligadura de trompas o la extirpación del útero o de los ovarios. Son decisiones sumamente personales para las que no existen respuestas correctas o incorrectas; lo único que cuenta es lo que hará que la persona se sienta mejor consigo misma.

Medicaciones: terapia hormonal

Para los hombres trans, el tratamiento hormonal consiste en la terapia con testosterona, que suele administrarse mediante inyecciones. También puede utilizarse en forma de gel tópico para quienes no toleran bien las agujas o prefieren una masculinización más gradual. La testosterona produce características sexuales secundarias, como el crecimiento del vello facial y corporal, el aumento de la masa muscular, el engrosamiento de la voz y el agrandamiento del clítoris. Además, las inyecciones de testosterona harán que desaparezca la menstruación. Los niveles de testosterona suelen controlarse durante el tratamiento, y las dosis se van ajustando para mantener los niveles en un rango masculino normal. Las personas en terapia hormonal con testosterona deben estar bajo el atento control de sus médicos, ya que puede haber ciertos riesgos, como la subida del colesterol y de las plaquetas.

Cirugía

Algunos hombres trans quieren someterse a una histerectomía para evitar futuras menstruaciones o el riesgo de embarazo, o porque experimentan sangrados irregulares o dolores, lo cual puede desencadenar la disforia. La decisión de extraer los ovarios puede ser más compleja, ya que disponemos de pocos datos a largo plazo sobre la salud de los hombres trans después de haberse sometido a una ooforectomía bilateral. La testosterona proporciona apoyo hormonal y parece proteger al cuerpo de ciertos riesgos para la salud, como la osteoporosis, que se observan en las mujeres cis que se someten a una menopausia quirúrgica. Sin embargo, no está claro si, con el tiempo, tendrán un riesgo igual de elevado de padecer enfermedades cardiovasculares y osteoporosis como las mujeres cis cuando se les extirpan los ovarios a una edad temprana. Extraer los ovarios sin preservar los óvulos también elimina la posibilidad de tener hijos biológicos, y de ahí que algunos jóvenes trans decidan someterse a la extracción de óvulos y congelarlos antes de extraerse los ovarios, lo cual permitiría que su pareja femenina cis o portadora gestacional pudiesen llevar a cabo futuros embarazos.

Las opciones de cirugía genital para los hombres trans incluyen la vaginectomía (extirpación parcial o total de la vagina), la escrotoplastia (creación de un escroto, con o sin implantes testiculares), la metoidoplastia (aumento de la longitud del clítoris para crear un falo pequeño) o la faloplastia (creación de un pene a partir de injertos de piel del brazo, la pierna o el costado). Las cirugías de la parte inferior del cuerpo también pueden consistir en alargar la uretra para que la persona pueda orinar de pie y la inserción de un dispositivo eréctil para que el paciente pueda tener erecciones. Cada persona que decida someterse a cirugía en la parte inferior tendrá objetivos distintos: lograr una apariencia más masculina o ser capaz de orinar o mantener relaciones sexuales como un hombre. A veces, no quieren encajar en el binarismo tradicional de hombre o mujer; por ejemplo, pueden hacerse una faloplastia, pero conservar también la vagina.

Las cirugías genitales conllevan riesgos de complicaciones como infecciones, dehiscencia de la herida, estrechamiento de la uretra debido al tejido cicatrizado y problemas de sensibilidad nerviosa. Por ello, cualquier persona que quiera someterse a una cirugía de reconstrucción genital debería acudir, siempre que sea posible, a un cirujano que tenga mucha experiencia en cirugías de afirmación de género y sopesar detenidamente los riesgos y los beneficios de cada opción. Operarse con un cirujano que tenga experiencia en estos casos tan complejos es la forma más segura de alcanzar la apariencia y función corporal que se ajusten a los objetivos personales.

Revisiones de salud periódicas

Al margen de las hormonas y las cirugías, los pacientes trans también necesitan atención médica básica, que incluye anticoncepción, pruebas de Papanicolau para prevenir el cáncer cervical en quienes tienen útero, pruebas para detectar ITS y exámenes de detección de cáncer de mama en quienes aún conservan tejido mamario, entre otros controles de salud rutinarios. Incluso los pacientes trans que toman testosterona y ya no tienen la regla pueden seguir ovulando, y por eso es importante que vean qué opciones anticonceptivas tienen a su alcance si quieren evitar el embarazo.

A las personas trans puede costarles mucho encontrar médicos con los que se sientan cómodas y que tengan experiencia y sean competentes a la hora de tratar a pacientes con diversidad de género. Los hombres trans pueden sentirse incómodos yendo a clínicas ginecológicas, donde la decoración puede ser de estilo femenino o puede haber pacientes embarazadas en la sala de espera. Para proporcionar un espacio más inclusivo, tanto los médicos como los encargados de las clínicas pueden preguntar a todos sus pacientes qué pronombres prefieren y cuál es su identidad de género dentro del proceso de admisión, utilizar el nombre preferido por el paciente, evitar decorar el espacio con un estilo marcadamente femenino, respetar la autonomía del paciente si no se siente cómodo sometiéndose a exploraciones pélvicas y, sobre todo, poner al paciente en el centro de toda la orientación, las pruebas y las decisiones de tratamiento que puedan darse. Los profesionales de la salud deben formarse en materia de buenas prácticas para ofrecer la mejor atención a los pacientes con diversidad de género con los recursos que ofrece la Asociación Profesional Mundial para la Salud Transgénero (WPATH, por sus siglas en inglés).

Cómo obtener atención médica

Si eres trans o de género no binario y has tenido experiencias negativas con el sistema médico o no encuentras profesionales con experiencia en el ámbito de la atención de afirmación de género, puedes probar varias vías. En la página web de la WPATH (wpath.org) encontrarás un directorio de especialistas comprometidos con la atención médica de pacientes trans. Este directorio incluye a médicos de cabecera, profesionales de la salud mental, ginecólogos, urólogos y cirujanos plásticos, y permite buscar por zona geográfica. Muchas personas también encuentran médicos a través de recomendaciones de amigos, redes sociales o grupos y organizaciones comunitarias.

Si estás empezando a explorar tu identidad de género y no sabes muy bien por dónde comenzar, el primer paso es pedir hora con un médico de atención primaria que tenga experiencia en atención con perspectiva de género. En el caso de los menores, se trata de un pediatra general. Puedes buscar un médico en la página de WPATH o averiguar si existe un centro especializado en atención de personas con diversidad de género en tu zona, los cuales suelen encontrarse en centros médicos académicos y hospitales infantiles. Los médicos de atención primaria pueden explicarte el proceso, ayudarte a orientarte en el sistema y derivarte a los terapeutas, endocrinólogos y especialistas en cirugía que puedas necesitar. Muchos de estos médicos también recetan terapias hormonales, además de realizar chequeos periódicos para la prevención de enfermedades y la administración de anticonceptivos.

Si no tienes cerca a ningún médico con experiencia en estos casos, hay servicios de telemedicina que ofrecen terapia psicológica y recetas para tratamientos hormonales por teléfono, pero también es importante tener a un médico de atención primaria a mano para llevar a cabo otros chequeos rutinarios y exploraciones físicas. Incluso si tu médico no tiene experiencia atendiendo a pacientes con diversidad de género, si puedes comunicarte libremente con él o ella, podréis establecer una relación constructiva y positiva.

El acceso limitado a la atención médica para personas trans y no binarias es un problema significativo, especialmente fuera de las grandes áreas metropolitanas. Muchos profesionales de la salud que actualmente atienden a pacientes trans han buscado recursos educativos por su cuenta debido a su compromiso personal con la atención a esta comunidad. Sin embargo, las facultades de Medicina y los programas de residencia están empezando a incluir formación en el cuidado de pacientes con diversidad de género en sus planes de estudios, y muchos seguros de salud comerciales y públicos ya cubren la atención para personas que necesitan tratamientos de afirmación de género. Esperemos que, con el tiempo, las personas trans y no binarias no lo tengan tan difícil para acceder a los tratamientos médicos que necesitan para llevar una vida auténtica y saludable desde el punto de vista físico y emocional.

Puntos clave

- En Estados Unidos hay al menos 1,6 millones de adolescentes y adultos trans.
- El acceso a la atención médica de afirmación de género reduce drásticamente los casos de depresión, ideación suicida y autolesiones, y los casos de suicidio entre los jóvenes trans llegan a reducirse hasta un 70 %.
- Cerca del 98 % de los adolescentes trans seguirán su tratamiento ya de adultos. Los índices de destransición son sumamente bajos.
- La mayor parte de la atención de afirmación de género que se proporciona a los menores no es quirúrgica, sino de apoyo, y permite que el menor explore su identidad de género de una forma segura mientras crece.
- En la página web de la Asociación Profesional Mundial para la Salud Transgénero (WPATH) hay un directorio que permite buscar médicos especializados en ayudar a pacientes con diversidad de género.

CAPÍTULO 18

Intersexualidad

El adjetivo *intersexual* describe a una persona cuya anatomía reproductiva no encaja en el binarismo típico de hombre o mujer. Algunas afecciones intersexuales, también conocidas como *diferencias en el desarrollo sexual*, pueden ser visibles al nacer cuando los genitales no parecen corresponder a un pene con escroto ni a un clítoris con vulva. A partir de la década de 1950, los médicos empezaron a aconsejar a los padres de los bebés intersexuales que sometieran a sus hijos a cirugías para modificar los genitales y hacerlos parecer más masculinos o femeninos, supuestamente para ayudar al niño a encajar en las normas de género establecidas.[1] Las familias solían ocultar las cirugías y los diagnósticos a sus hijos, y los criaban según los roles de género seleccionados. Por desgracia, en muchos casos, el género seleccionado al nacer no encajaba con el que el niño se identificaba más tarde, lo cual generaba una gran confusión y trauma. Las cirugías, que incluyen la extirpación o reducción quirúrgica del clítoris engrosado y la extirpación de los testículos o los ovarios, pueden provocar una disminución de la sensibilidad genital, cicatrices, esterilidad, alteraciones en la función sexual y trastornos psicológicos.

Hoy en día, la mayoría de los defensores de la intersexualidad condenan la práctica de someter a los bebés y niños a cirugías genitales porque pueden ser perjudiciales desde el punto de vista físico y psicológico. Esto ha llevado a algunos de los hospitales infantiles más importantes de Estados Unidos, como el Boston Children's Hospital y el Lurie Children's

Hospital de Chicago, a dejar de practicar cirugías médicamente innecesarias a niños intersexuales. Al compartir sus experiencias, las personas intersexuales y los padres de niños intersexuales están defendiendo su derecho a la autonomía corporal y ayudando a la comunidad médica a ver las diferencias en el desarrollo sexual como una variación sexual válida y no como una anomalía que haya que modificar.

Información básica sobre la intersexualidad

El sexo biológico no es ni mucho menos algo sencillo, y existe un abanico extenso y complejo de situaciones en las que la biología no encaja en un binarismo estricto. El sexo depende de varios componentes distintos: la genética, las hormonas, los órganos reproductivos y los genitales. Puede haber discordancia entre si estos componentes son masculinos o femeninos, o puede haber elementos de ambos. Por ejemplo, tenemos el síndrome de Swyer, en el que la persona tiene cromosomas XY (masculinos) y útero, vagina y genitales externos femeninos.

El sexo es comparable al espectro de los colores, el cual está hecho de las longitudes de onda de la luz.[2] Algunas longitudes de onda se perciben como rojas o naranjas, pero, en realidad, hay muchas variaciones intermedias, y la distinción entre lo que se considera rojo y lo que se considera naranja es, en cierto punto, arbitraria. Los genes, los órganos reproductivos, los genitales y las hormonas pueden presentar una variabilidad similar. Por ejemplo, las mediciones que definen una clitoromegalia, en la que el clítoris es más grande de lo normal, y un micropene, un pene que es más pequeño de lo habitual, son en esencia puntos de corte arbitrarios basados en distribuciones estadísticas del tamaño dentro de una población. Lo mismo ocurre con los niveles de testosterona y estrógeno; muchos creen que solo los hombres tienen testosterona y que solo las mujeres tienen estrógenos, pero lo cierto es que todos tenemos ambos, solo que los rangos de niveles hormonales que se observan en la mayoría de los hombres y mujeres son distintos. Dicho de otra forma: lo que se considera masculino y femenino en lo que a los rasgos se refiere no es más que lo que se ve con más frecuencia, y llega un momento en que los puntos de corte son constructos sociales y no absolutos biológicos.

Por eso, es difícil estimar cuántas personas son intersexuales, ya que es un término amplio que abarca una gran variedad de personas y condiciones. Existen decenas de situaciones hormonales y genéticas que pueden dar lugar a diferencias en el desarrollo sexual, y en las comunidades médicas y entre las personas intersexuales hay cierto disenso en cuanto a qué condiciones pueden considerarse un desarrollo sexual diferente. En general, ser intersexual es algo mucho más común de lo que se cree. Hasta el 1,7 % de la población podría ser intersexual o presentar una variación intersexual.[3] Cerca de uno de cada 1.000-4.500 bebés es identificado como intersexual al nacer, pero otras diferencias pueden no ser descubiertas hasta más adelante.[4] Basta con decir que, incluso con las estimaciones más conservadoras, hay millones de personas intersexuales en todo el mundo.

Terminología

La comunidad intersexual no es ni mucho menos monolítica. Al igual que la población en general, cada persona es diferente, y su identidad, perspectiva y experiencias son únicas. Incluso la elección del término que se prefiere —intersexual o diferencias en el desarrollo sexual— difiere de una persona a otra.

Los términos más anticuados de *hermafrodita* y *pseudohermafrodita* han sido rechazados casi universalmente por los profesionales de la salud y miembros de la comunidad por su falta de precisión. Existe el mito de que las personas intersexuales tienen genitales femeninos y masculinos, aunque esto no es físicamente posible, y el término *hermafrodita* perpetúa ese mito. Sin embargo, es posible tener cromosomas XX y XY a la vez,[5] y algunas de las personas que presentan esta composición genética prefieren llamarse *quimeras*, porque el quimerismo genético implica poseer distintos conjuntos de ADN.

En general, la palabra *intersexual* se utiliza para describir a la persona, y el término *diferencias en el desarrollo sexual* se usa para referirse a las condiciones médicas, pero es importante tener en cuenta que hay personas que prefieren usar unos términos o convenciones u otros, y que el lenguaje no deja de evolucionar. Asimismo, algunas personas que presentan diferencias en el desarrollo sexual o variaciones intersexuales en sus características sexuales no eligen identificarse como intersexuales.

Ser intersexual no implica tener una identidad de género concreta. Algunas personas intersexuales se identifican con el sexo que se les asignó al nacer; otras se consideran trans, no binarias o agénero; y otras se identifican principalmente como intersexuales. Como hemos visto en el capítulo anterior, ninguna de estas opciones es lo mismo que la sexualidad, ya que esta tiene que ver con la persona por la que se siente atracción.

Diagnóstico

La mayoría de las situaciones de intersexualidad se descubren en la infancia, ya sea al nacer o cuando el adolescente no experimenta los cambios propios de la pubertad. A algunas personas intersexuales se las diagnostica más tarde, ya de adultas, cuando intentan ser sexualmente activas por primera vez o están intentando concebir. La evaluación médica de un paciente intersexual suele requerir la participación de un equipo multidisciplinar que incluya a pediatras o médicos de atención primaria, endocrinólogos, genetistas, urólogos o ginecólogos y profesionales de la salud mental. Puede hacer falta llevar a cabo pruebas genéticas y hormonales, una exploración física y estudios de diagnóstico por imagen para valorar la anatomía interna y entender la biología particular de la persona.

Tratamiento

Solo existen unos pocos casos en los que los bebés intersexuales necesitan una atención médica de urgencia. Por ejemplo, si el recién nacido no puede orinar por culpa de ciertas anomalías en los genitales o la uretra, es posible que haya que operar inmediatamente. Más allá de situaciones concretas como esta, la mayoría de los casos no requieren tratamiento. Tener unos genitales que no encajan con la apariencia típica de una vulva o de un pene con su escroto no significa que haya que corregirlos con cirugía. A los niños no se les debería someter a cirugías que no son necesarias desde el punto de vista médico hasta que tengan la edad necesaria como para entender los riesgos y las alternativas que existen y puedan decidir si quieren operarse.

A veces llega el momento en que algunas personas intersexuales quieren o necesitan un tratamiento médico o quirúrgico porque su anatomía afecta a su capacidad para llevar una vida sexual activa, o porque quieren concebir y hacerse cargo del embarazo. Los tratamientos de reproducción asistida pueden ayudar a que las personas intersexuales tengan hijos, a veces mediante el uso de la donación de óvulos, esperma o embriones, o recurriendo a una portadora gestacional. Si las hormonas y la apariencia física de la persona no se corresponden con su identidad de género, deberá ver qué opciones de afirmación de género tiene a su alcance.

Algunas diferencias en el desarrollo sexual pueden estar asociadas a un riesgo más elevado de cáncer de testículo, y antes se solía recomendar la extirpación de los testículos o de los ovarios en la infancia para reducir este riesgo. No obstante, los datos recientes apuntan a que se puede haber sobrestimado el riesgo de padecer un cáncer temprano que se asocia a algunos de estos casos,[6] y las familias pueden decidir posponer la cirugía hasta que el niño o niña haya pasado la pubertad o tenga la edad suficiente para dar su propio consentimiento. Algunas familias deciden no extraer las gónadas y prefieren ir vigilando de cerca cualquier indicio de cáncer.

Las personas intersexuales y sus familiares deberían recibir apoyo social y orientación que los ayude a transitar por el sistema médico y entender sus propias identidades, objetivos y opciones. En última instancia, los niños y los adultos intersexuales merecen el derecho básico a la autonomía corporal, y a que los médicos les expliquen los riesgos y beneficios de todas sus opciones médicas sin caer en el paternalismo ni los juicios de valor. Si los pacientes no se sienten cómodos con las recomendaciones que reciben, deben buscar una segunda opinión con un especialista que tenga experiencia en la atención de personas intersexuales. Actualmente, para ello puede hacer falta dirigirse a un centro médico académico o a un hospital infantil de referencia, o hacer una consulta a un servicio de telemedicina. Es una suerte que existan las opciones en remoto, pero para que la calidad de la atención de todas las personas intersexuales pueda mejorar, hará falta que toda la comunidad médica se comprometa a aprender, escuchar y aumentar la formación formal en materia de salud intersexual.

Puntos clave

- Las personas intersexuales tienen cuerpos que no se ajustan al binarismo típico de hombre o mujer.
- Hasta el 1,7 % de la población podría ser intersexual.
- Algunas personas no descubren que lo son hasta que alcanzan la edad adulta e intentan mantener relaciones sexuales o quieren concebir.
- La mayoría de las personas intersexuales no necesitan tratamiento. Debería evitarse someter a los bebés y niños a cirugías innecesarias desde el punto de vista médico para que ellos mismos puedan tomar sus propias decisiones en cuanto a su salud ya de adultos.

CAPÍTULO 19

Cáncer

Muchas situaciones médicas comparten el patrón de que «no es histeria»: mujeres que padecen dolor pélvico y otros síntomas alarmantes luchan desesperadamente por obtener ayuda, pero deben pelear para que les hagan las pruebas necesarias antes de recibir por fin el diagnóstico. En algunos casos, los síntomas, como el dolor pélvico, las náuseas, los vómitos y el sangrado anómalo, pueden ser indicios de un problema médico grave como el cáncer, y, por desgracia, un retraso en el diagnóstico puede marcar la diferencia entre la vida y la muerte.

El mejor escenario posible frente al cáncer es prevenir su desarrollo desde el inicio. Si la prevención no es factible, detectarlo a tiempo e iniciar el tratamiento lo antes posible brinda a la persona mayores probabilidades de superarlo. La concienciación puede ser muy importante tanto en la prevención como en la detección temprana, y puede empoderar a las mujeres y a las personas asignadas como mujeres al nacer para que hagan preguntas y defiendan su salud.

Síntomas

Hay ciertos síntomas que siempre deberían tomarse en serio y que justifican hacer pruebas diagnósticas de algún tipo. Entre ellos se encuentra ganar o perder mucho peso sin haber cambiado los hábitos alimentarios o de ejercicio, el sangrado vaginal después de la menopausia, el sangrado rectal, bultos nuevos en los pechos y nódulos linfáticos en la axila o la ingle que no desaparecen en una o dos semanas.

Aunque la mayoría de las personas que muestran estos síntomas no tienen cáncer, pueden seguir siendo indicios de una afección médica importante y deberían dar pie a una valoración completa. Si tus médicos no te ofrecen ningún tipo de valoración o prueba, puedes abogar por tu salud preguntando qué creen que está causando tus síntomas y por qué no consideran necesario realizar estudios adicionales. Es posible que te recomienden probar otro tratamiento primero, pero si los síntomas persisten, no obtienes respuestas o no te sientes conforme con el plan de manejo, deberías buscar una segunda opinión lo antes posible.

Algunos síntomas comunes no tienen por qué ser preocupantes si aparecen solo ocasionalmente y se van tal como vinieron, pero si persisten, son recurrentes o empeoran, acude a tu médico de atención primaria o ginecólogo para que te examinen. Estamos hablando de dolor esporádico en la zona abdominal, pélvica o de la espalda, náuseas, distensión abdominal y estreñimiento u otros cambios significativos en tus hábitos intestinales.

Diagnóstico

El primer paso del proceso para evaluar cualquier síntoma preocupante es redactar un historial médico que incluya qué síntomas tienes y desde cuándo, otros problemas médicos, si estás al día en tus chequeos médicos rutinarios, como las pruebas de prevención del cáncer, y si en tu familia ha habido algún caso de cáncer. Si varios familiares de una o ambas partes de tu familia han tenido cánceres, y especialmente si se les diagnosticó de jóvenes, podría existir un riesgo genético más elevado de cáncer en la familia.

Tu médico, que normalmente será de atención primaria o ginecólogo, debería hacerte, como mínimo, una exploración física básica que podrá incluir un examen mamario o pélvico, según la zona que te preocupe. Si hace falta hacer pruebas de imagen, lo normal es que la primera sea una ecografía para ver los órganos pélvicos o una ecografía mamaria o mamografía para evaluar los pechos. A partir de los síntomas o de lo que arrojen los resultados, podrán pedirse pruebas adicionales.

Los cánceres se diagnostican por medio de una biopsia o de una intervención quirúrgica con la que se obtiene una muestra de tejido que luego es analizada por un patólogo. A lo largo de este proceso, el médico que lleve a cabo la evaluación debería explicarte claramente en todo momento en qué consisten las pruebas y por qué se te están haciendo, y qué sentirás mientras se lleven a cabo las pruebas o las intervenciones como las biopsias.

Si al paciente se le diagnostica un cáncer o si el médico tiene la fuerte sospecha de que hay un cáncer, se le derivará al oncólogo. Un equipo médico compuesto de especialistas entre los que hay oncólogos, cirujanos, patólogos y radiólogos tomarán las decisiones sobre el tratamiento que debe seguirse. En el campo de la ginecología, los ginecólogos oncólogos practican cirugías para el tratamiento de los cánceres de útero, ovarios, trompas, cuello uterino, vagina y vulva, y también pueden ayudar a gestionar tratamientos médicos como la quimioterapia.

Cánceres ginecológicos y de mama

Algunos de los cánceres que más afectan a las mujeres son los que más historias de éxito acumulan en el ámbito de la sanidad pública. El cáncer de útero y el de mama tienen buenas opciones de detección; las pruebas de estos cánceres se hacen de forma regular; los precánceres y cánceres se suelen detectar de forma temprana; y existen opciones de tratamiento efectivas que pueden evitar que el cáncer se desarrolle o dar a las pacientes buenas probabilidades de superar la enfermedad. Existe incluso una vacuna para prevenir el cáncer de cuello uterino.

Estas historias de éxito existen gracias a una combinación de factores, entre ellos, un gran volumen de investigación, financiación y campañas de educación dirigidas tanto a la comunidad médica como al público en general. Aunque hay otros problemas ginecológicos que todavía no cuentan con métodos tan efectivos para la detección y la prevención, los cánceres de cuello uterino y de mama sirven como ejemplo de lo que se puede conseguir con la investigación, el apoyo y la concienciación.

CÁNCER DE CUELLO UTERINO

El cáncer de cuello uterino es uno de los pocos cánceres que podría erradicarse por completo, ya que existen intervenciones para prevenir la raíz del cáncer y métodos sencillos para detectar y eliminar las células precancerosas antes de que se conviertan en cáncer. Más del 99 % de los casos de cáncer de cuello uterino son producto de una infección de transmisión sexual, el virus del papiloma humano (VPH).[1] Las vacunas para proteger contra el VPH se administran a las adolescentes antes de que sean sexualmente activas, y con ellas se consigue reducir notablemente el riesgo de desarrollar un precáncer y cáncer de cuello uterino. También existe una prueba de detección de uso sumamente extendido, la de Papanicolau.

El cáncer de cuello uterino suele crecer muy lentamente, y suelen pasar muchos años antes de que las células infectadas con el VPH desarrollen cambios precancerosos —llamados *displasia cervical o de cuello uterino*—, y aún pasan unos años más antes de que la displasia se convierta en cáncer. Este ritmo tan lento de cambio hace que la displasia se pueda detectar y tratar antes de que dé lugar a un cáncer.

Factores de riesgo

Los factores de riesgo para desarrollar un cáncer de cuello uterino suelen tener que ver con las probabilidades de contraer el VPH y la capacidad del cuerpo de vencer la infección. Las personas que más parejas sexuales tienen a lo largo de sus vidas presentan un riesgo más elevado, ya que es posible contraer el VPH de cada pareja incluso si se usan métodos de barrera como los preservativos. Cualquier cosa que debilite el sistema inmune también aumenta el riesgo de padecer este cáncer, como por ejemplo fumar, tomar medicaciones inmunosupresoras como los esteroides y la infección por el virus de inmunodeficiencia humana (VIH). Si el sistema inmune está debilitado, quizá no sea capaz de vencer el VPH, y cuanto más tiempo permanezca activa la infección, más probabilidades habrá de que provoque cambios en las células del cuello uterino.

El cáncer de cuello uterino es mucho más común en los países en que gran parte de la población no tiene acceso a la prueba de Papanicolau y a la vacuna del VPH. La disparidad en la incidencia de casos de cáncer de cuello uterino y de fallecimientos a causa de él reflejan unas graves desigualdades económicas y sociales; casi el 90 % de las muertes a causa del cáncer de cuello uterino proceden de países de renta baja y media.[2] En 2020, la OMS adoptó una estrategia global para eliminar el cáncer de cuello uterino que se centra en aumentar el acceso a las vacunas, a las citologías y al tratamiento de la displasia y del cáncer.[3] Sin embargo, para que esta estrategia dé frutos, hará falta implementar cambios sistémicos a gran escala que incluyan la formación de la comunidad médica y la educación de la población sobre la prevención del VPH y del cáncer de cuello uterino.

La exposición en el útero a una hormona sintética llamada *dietilestilbestrol* o *DES* supone un factor de riesgo relativamente raro de padecer cáncer de cuello uterino. El DES se administró a las madres entre los años 1940 y 1970 para reducir el riesgo de aborto espontáneo.[4] En los años cincuenta se descubrió que el DES no mejoraba significativamente los casos de aborto espontáneo y su uso se redujo, pero, aun así, se siguió utilizando en algunos países hasta los años setenta. Las niñas que estuvieron expuestas al DES mientras estaban en el vientre de su madre presentan un riesgo más elevado de padecer un cáncer de vagina y de cuello uterino, de forma que necesitan hacerse pruebas para detectar el cáncer de cuello uterino más frecuentemente que la población en general.

Vacuna del VPH

Casi todas las personas que son sexualmente activas, o al menos el 80 %, contraerán una cepa u otra del VPH en algún momento de su vida.[5] Esto es cierto incluso para aquellas que tienen una única pareja en la vida, ya que esa pareja podría haber estado expuesta al VPH con anterioridad. Aunque muchas de estas cepas no provocan síntomas, algunas se consideran de alto riesgo, lo que significa que pueden aumentar el riesgo de afecciones malignas, como en el caso del cáncer de cuello uterino.

En Estados Unidos, las vacunas comerciales que protegen contra el VPH se empezaron a usar en el año 2006. Desde entonces, en los países que han generalizado la vacunación del VPH se han reducido significativamente los casos de displasia cervical y cáncer de cuello uterino. Las vacunas también reducen el riesgo de padecer otros cánceres relacionados con el VPH, como el de vulva, vagina, ano, pene y boca.

Las vacunas contra el VPH protegen de dos de las cepas del VPH más peligrosas, la 16 y la 18, las cuales causan cerca del 70 % de los cánceres de cuello uterino;[6] asimismo, protegen de otras cepas que pueden causar cáncer y verrugas genitales. La versión más reciente de la vacuna que se encuentra disponible en Estados Unidos, la Gardasil 9, protege contra nueve cepas. Dado que existen cientos de tipos del VPH, la vacunación no elimina por completo el riesgo de displasia o cáncer, pero es sumamente efectiva y logra evitar entre el 98 y el 99 % de los casos de precáncer y cáncer de cuello uterino.[7]

Estas vacunas suelen administrarse en un curso de dos o tres dosis, normalmente durante la adolescencia, antes de que se empiece a llevar una vida sexual activa. Se recomienda que los niños de todos los géneros se pongan estas vacunas, y no solo los que pueden contraer cáncer de cuello uterino. Y es que protegen a los que se vacunan de otros cánceres relacionados con el VPH, y disminuir la incidencia del VPH entre la población reduce los índices generales de transmisión, lo cual a su vez hace que todo el mundo esté más protegido. Esta vacuna también se puede administrar a las personas adultas, y en Estados Unidos, la vacuna Gardasil 9 ya cuenta con la aprobación de la Administración de Medicamentos y Alimentos en cuanto a su uso en mujeres y hombres de hasta cuarenta y cinco años.[8] Incluso si la persona ya se ha infectado del VPH, se puede beneficiar de la vacuna, ya que se estará protegiendo de contraer otras cepas si tiene más de una pareja sexual o si tiene otras parejas sexuales en el futuro.

Sobre el VPH circula mucha desinformación que puede generar dudas sobre si ponerse o no la vacuna. Algunos padres y madres creen que sus hijos no necesitan estas vacunas o que de algún modo fomentan la promiscuidad. También existe el mito de que puede causar autismo, esterilidad y otros riesgos para la salud, pero ninguno es cierto. Se trata de una vacuna extremadamente segura: ya se han administrado cientos de millones de dosis, y los principales efectos secundarios son la irritación temporal en el lugar en que se inyecta y otros síntomas leves como dolor de cabeza y mareo; en cuanto a efectos secundarios a largo plazo, no se ha observado ninguno.[9] Además, vacunarse contra el VPH no influye en la conducta sexual futura. La vacuna es segura y se tolera bien, y puede ofrecer una protección importante contra el cáncer a las personas de todos los géneros.

Síntomas

El síntoma más habitual del cáncer de cuello uterino es el sangrado vaginal irregular, el cual incluye el sangrado después de mantener relaciones sexuales, entre períodos y después de la menopausia. También puede haber flujo vaginal persistente de consistencia acuosa o mal olor, que puede malinterpretarse por indicios de una infección vaginal. Dado que estos síntomas pueden deberse a tantas afecciones distintas, cualquiera que presente sangrados o flujo persistente debería hacerse las pruebas necesarias para determinar su origen, sobre todo si la persona ya ha pasado la menopausia.

Diagnóstico

La displasia cervical y el cáncer de cuello uterino se pueden detectar en una prueba de Papanicolau rutinaria, pero también la paciente puede acudir al médico con síntomas de sangrado o flujo irregular, y, durante una exploración pélvica, se puede encontrar un bulto en el cuello uterino. En estos casos, el médico recomendará una biopsia para analizar el tejido cervical y establecer el diagnóstico de precáncer o cáncer.

Prueba de Papanicolau (citología) y del VPH

La prueba de Papanicolau o citología suele detectar los cambios anómalos en el cuello uterino mucho antes de que provoquen un cáncer. En Estados Unidos, se recomienda someterse a esta prueba a partir de los veintiún años, independientemente de la actividad sexual.[10] Anteriormente, la citología se practicaba en cuanto la persona iniciaba su vida sexual o cumplía los dieciocho años. Sin embargo, el riesgo de padecer una displasia o cáncer de cuello uterino antes de los veintiuno es ínfima, y hacer estas pruebas en un momento tan temprano puede dar pie a biopsias y tratamientos innecesarios sin que ello reduzca significativamente el número de personas que desarrollan cáncer. Por eso, la citología ya no se hace con la misma frecuencia que antes, y si nunca se han obtenido resultados anómalos, se puede hacer entre cada tres y cinco años. Se sigue recomendando hacerse una citología a partir de los veintiún años, incluso si no se tiene una vida sexual activa, porque hay ciertos cánceres raros de cuello uterino que no son causados por el VPH. Si la persona no ha sido sexualmente activa, puede que no se sienta cómoda sometiéndose a la exploración pélvica que se necesita para hacer esta prueba; por eso es importante comentar con el médico los riesgos y los beneficios de hacerse la prueba, y estará en su derecho de rechazarla si esa es su preferencia.

A partir de los treinta, a las pruebas de cáncer de cuello uterino se les pueden añadir análisis para detectar cepas de VPH de riesgo alto. El VPH es muy frecuente entre las personas sexualmente activas adolescentes y en la veintena, pero a medida que van creciendo, su sistema inmunitario suele resolver la infección. Si se da el caso de que se tenga un VPH de alto riesgo que no se haya resuelto, las probabilidades de desarrollar una displasia y un cáncer de cuello uterino aumentan. Las pruebas de detección del VPH se hacen con la misma muestra que se obtiene durante la citología y permiten determinar el riesgo que presenta la persona de padecer un cáncer. Si se obtiene un resultado positivo para un VPH de riesgo alto, se hará un seguimiento más minucioso mientras la prueba siga dando positiva, pero la buena noticia es que, en la mayoría de las personas que tienen el VPH, la infección desaparecerá antes de que llegue a causar una displasia o un cáncer.

Quienes no presentan un riesgo alto de VPH tienen muy pocas probabilidades de tener un cáncer de cuello uterino. De hecho, algunas organizaciones, como la Sociedad Americana contra el Cáncer (ACS, por sus siglas en inglés), solo recomiendan las pruebas del VPH —sin citología para evaluar la apariencia de las células— para las personas de entre veinticinco y sesenta y cinco años.[11]

Las pautas generales que rigen la necesidad de hacer las pruebas de Papanicolau no son las mismas para las personas que presentan un riesgo bajo de padecer un cáncer de cuello uterino que para las que tienen un riesgo más elevado. Si se tiene un VPH de alto riesgo, se han obtenido resultados anómalos en citologías previas o se ha observado displasia cervical, o la persona está inmunodeprimida, es posible que sea necesario hacer un seguimiento más frecuente.

Biopsias del cuello uterino

La colposcopia es una prueba que se lleva a cabo cuando la citología detecta células anómalas o una cepa del VPH de un riesgo especialmente alto, como la 16 o la 18. Durante esta prueba, se utiliza un microscopio para inspeccionar el cuello uterino y la vagina, y se toman pequeñas biopsias del cuello uterino. Si se observa algún bulto en él, se puede biopsiar directamente.

Si la colposcopia revela una displasia, pueden llevarse a cabo otras intervenciones para obtener análisis más detallados y tratar la afección. La displasia leve no requiere tratamiento, pero las de mayor grado con células de aspecto más anómalo se extirparán para prevenir el desarrollo de cáncer. La displasia se puede tratar con láser para vaporizar las células anómalas, con crioterapia para congelarlas o, la opción más común, con un procedimiento de escisión electroquirúrgica con asa, o LEEP (por sus siglas en inglés). En este procedimiento se aplica anestesia local en el cuello uterino y se utiliza una fina asa electrificada para extirpar una pequeña porción del cuello uterino. Si existe sospecha de cáncer, suele realizarse una conización o biopsia de cono, un procedimiento quirúrgico en el que se extrae una porción más grande de tejido cervical con un bisturí mientras la paciente se encuentra bajo anestesia en el quirófano. El cáncer puede detectarse mediante biopsia durante la colposcopia, el LEEP o la conización.

CÁNCER DE ÚTERO

Así como el cáncer de cuello uterino es el cáncer ginecológico más frecuente en los países con recursos limitados, en otros países, como Estados Unidos, el más común es el cáncer de útero. Hay dos partes del útero que pueden volverse cancerosas: el tejido endometrial de la cavidad y el músculo y el tejido conjuntivo de las paredes uterinas. Normalmente, cuando los médicos hablan de cáncer de útero, se refieren al cáncer de endometrio, ya que es, con diferencia, el más habitual.

Factores de riesgo

El riesgo de desarrollar cáncer de endometrio aumenta con la edad, y la mayoría de los casos afectan a personas de más de cincuenta años. El desequilibrio entre el estrógeno y la progesterona también puede incrementar el riesgo, ya que el estrógeno estimula el crecimiento del tejido endometrial, especialmente cuando hay una deficiencia de progesterona, que normalmente regula dicho crecimiento. Esta combinación de factores puede provocar mutaciones en las células endometriales y que crezcan a un ritmo agresivo, lo cual puede llevar a un engrosamiento anómalo del tejido llamado *hiperplasia*, una condición precancerosa. Si las células siguen creciendo, puede desarrollarse cáncer de endometrio.

Por todo ello, tener SOP es un factor de riesgo para la hiperplasia endometrial y el cáncer de endometrio, porque puede provocar ausencias del período y niveles bajos de progesterona. La obesidad también aumenta el riesgo, porque las células adiposas producen estrógeno, y algunas personas con SOP pueden tener sobrepeso. El tejido endometrial se acumula todavía más si no hay reglas regulares que expulsen el tejido. Por ello, a las personas con SOP que no tienen la regla de forma regular se les administra progesterona para protegerlas del desarrollo de cáncer de endometrio.

Los riesgos del estrógeno sin oposición, es decir, sin el efecto protector de la progesterona, son la razón por la que a las personas con útero nunca se les prescriben anticonceptivos ni terapia de sustitución hormonal que contengan solo estrógeno; siempre se combinan con progesterona. En cambio, si la persona no tiene útero, el estrógeno puede administrarse solo, ya sea como terapia hormonal para la menopausia o como parte de un tratamiento de afirmación de género.

Existe una medicación llamada *tamoxifeno* que no es una hormona, pero puede estimular el tejido endometrial como lo hace el estrógeno. Se usa para tratar el cáncer de mama porque bloquea los efectos del estrógeno en el tejido mamario, pero por desgracia puede actuar como estrógeno en otras partes del cuerpo, como el útero. Por eso, el uso del tamoxifeno aumenta el riesgo de que la mujer desarrolle un cáncer de endometrio.

Además, un mayor número de ciclos menstruales a lo largo de la vida, desde una edad temprana con la primera menstruación hasta una menopausia tardía, también incrementa el riesgo de cáncer de endometrio. Esto se debe a que cuantas más veces se estimule y se engrose el endometrio, más posibilidades habrá de que aparezcan células anómalas.

También hay afecciones genéticas que aumentan la probabilidad de un cáncer de útero; la más conocida es el síndrome de Lynch, que da lugar a un riesgo elevado de cánceres gastrointestinales, como el de colon y estómago, y también eleva el riesgo de cáncer de endometrio. La mutación BRCA1, que tanto se asocia a los cánceres de mama y de ovario, también puede implicar un riesgo ligeramente elevado de padecer un cáncer de endometrio. A las personas que tienen esta mutación se les puede plantear la opción de someterse a una histerectomía al mismo tiempo que se operan para extirpar las trompas y los ovarios.

Existen ciertos tipos raros de cáncer de endometrio que no tienen nada que ver con la exposición al estrógeno. Estos cánceres se pueden dar en personas que no presentan ninguno de los factores de riesgo típicos que acabamos de ver, y generalmente son más agresivos. Existen también otros tipos de cáncer de útero, entre ellos los leiomiosarcomas, que son unos cánceres que afectan al músculo uterino y al tejido conjuntivo y que tienen una apariencia parecida a la de los miomas. También son mucho menos frecuentes y más agresivos que los cánceres de endometrio.

Síntomas

El síntoma más común de los cánceres de útero es el sangrado vaginal anómalo, especialmente después de la menopausia; el 90 % de las mujeres menopáusicas con cáncer de endometrio tuvieron sangrado vaginal antes de su diagnóstico.[12] Por eso, cualquier persona con sangrado posmenopáusico debe hacerse pruebas para descartar el cáncer como causa. La mayoría de los casos de sangrados posmenopáusicos no se deben al cáncer, sino a alguna afección benigna como los pólipos, los miomas o el síndrome genitourinario de la menopausia. Aun así, suelen hacerse pruebas rápidamente porque cerca del 10 % de las mujeres que sangran una vez pasada la menopausia tienen cáncer, y el pronóstico siempre es mejor cuando se coge a tiempo.[13]

Diagnóstico

El cáncer de endometrio se diagnostica mediante el análisis de una muestra de tejido extraída del interior de la cavidad uterina. Se puede hacer en la consulta médica a través de una biopsia de endometrio, un procedimiento en el que se introduce una pajita por la vagina hasta el útero para recoger células endometriales sueltas. También se puede recomendar una histeroscopia para ver el interior de la cavidad uterina, intervención que suele combinarse con una dilatación y un curetaje para obtener tejido y analizarlo.

CÁNCER DE OVARIO

El cáncer de ovario es probablemente el más temido de los cánceres ginecológicos porque, a diferencia del cáncer de cuello uterino, no existen métodos efectivos de prevención, y, a diferencia de los cánceres de útero, puede que no haya síntomas hasta que el cáncer se encuentra en una fase avanzada. Afortunadamente, hay formas de reducir el riesgo de desarrollarlo, y pueden ser tan sencillas como el uso de anticonceptivos hormonales o la esterilización de las trompas.

Existen distintos tipos de cáncer de ovario, y algunos son menos agresivos que otros. Cada parte del ovario —los folículos y los óvulos, las células productoras de hormonas y el resto del tejido ovárico— puede dar lugar a un tipo específico de cáncer. Estos incluyen los tumores de células germinales, que se originan en los óvulos; los tumores del estroma del cordón sexual, que afectan a las células que producen hormonas; y los tumores epiteliales, que se desarrollan a partir de la superficie del ovario. Los tipos más habituales de cáncer de ovario son los epiteliales. Cuando se piensa en el cáncer de ovario como un cáncer agresivo y de estadio avanzado, suele tratarse de este.

Los cánceres de las trompas de Falopio son prácticamente idénticos a los cánceres de ovario epiteliales y se tratan de la misma forma. Muchos cánceres de ovario epiteliales empiezan en los extremos de las trompas, pero crecen hasta haber afectado ya a los ovarios en el momento de ser detectados. Por eso, eliminar las trompas de Falopio como método de esterilización o durante una histerectomía reduce significativamente el riesgo de desarrollar un cáncer de ovario.

Factores de riesgo

Entre los factores de riesgo se encuentra la edad, aunque los tumores de células germinales suelen aparecer en pacientes más jóvenes. Al igual que el cáncer de endometrio, cuantos más ciclos menstruales se tengan o más veces se haya ovulado a lo largo de la vida, mayor será el riesgo de desarrollar cáncer de ovario. Por eso, tener la primera regla a una edad temprana, una menopausia tardía y la ausencia de embarazos son factores de riesgo en este tipo de cáncer. En cambio, el uso de anticonceptivos que inhiben la ovulación reduce el riesgo.

Los síndromes de cáncer hereditario, como es el caso de las mutaciones BRCA1 o BRCA2, también implican un riesgo más elevado de padecer cáncer de ovario. A las personas que tienen esta mutación se les aconseja extirpar los ovarios y las trompas en cuanto ya no quieran tener más hijos, o entre los treinta y cinco y los cuarenta años, para reducir las probabilidades de desarrollar un cáncer.

Síntomas

Los indicios de un cáncer de ovario pueden incluir síntomas frecuentes como el dolor pélvico, la distensión abdominal, la sensación de pesadez abdominal, las náuseas y los vómitos, y los cambios en los hábitos gastrointestinales, como el estreñimiento. Las pacientes y sus médicos pueden empezar pensando que se trata de síndrome del colon irritable o de indigestión, porque los síntomas son prácticamente idénticos. Y dado que estos síntomas se pueden atribuir a afecciones benignas más habituales, por desgracia el cáncer de ovario no suele diagnosticarse hasta que está bastante avanzado.

Diagnóstico

El cáncer de ovario puede ser detectado en una ecografía, que se realiza si la persona experimenta dolor o distensión abdominal. En la ecografía pélvica o en una resonancia se pueden ver rasgos preocupantes que indiquen un posible cáncer de ovario, pero es necesario practicar una cirugía para analizar el tejido y obtener un diagnóstico.

Por regla general, no se realizan biopsias de los cánceres de ovario debido al riesgo de que las células cancerosas se derramen en el abdomen al introducir una aguja en la masa, y de ahí que se diagnostiquen quirúrgicamente cuando se extirpa un quiste o el ovario entero.

CÁNCER DE VULVA

Con menos de 20.000 casos al año en Estados Unidos, y comparado con otros cánceres ginecológicos, el de vulva es muy raro. Los síntomas pueden ser como los de afecciones habituales como las infecciones por hongos, y dado que muy pocas veces se sospecha la presencia de este cáncer, no siempre se diagnostica antes de que la paciente lleve bastante tiempo con síntomas.

Factores de riesgo

Los cánceres de vulva se pueden parecer a otros cánceres de piel, y puede incluso haber melanoma de vulva. Muchos de estos cánceres guardan relación con el VPH, como el de cuello de útero. Por esta razón, fumar y las afecciones y las medicaciones que debilitan el sistema inmune también elevan el riesgo de padecer un cáncer vulvovaginal, y las vacunas contra el VPH lo reducen. Las probabilidades de tener un cáncer de vulva también aumentan con la edad, especialmente después de la menopausia. El liquen escleroso causa inflamación crónica en la piel de la vulva y también puede aumentar el riesgo de cáncer en esta zona.

Síntomas

Los síntomas del precáncer o cáncer de vulva se pueden parecer mucho a los de las infecciones por hongos y de las verrugas genitales: irritación crónica de la piel de la vulva, bultos parecidos a verrugas, engrosamiento de la piel o una llaga que no termina de curar.

Diagnóstico

Si tienes picores, irritación o lesiones en la piel en esta zona que no mejoran con el tratamiento, debes acudir al ginecólogo para que te haga una exploración física. Es posible que se te recomiende una biopsia vulvar para analizar el tejido.

CÁNCER VAGINAL

En Estados Unidos, solo se diagnostica cáncer vaginal a unas mil mujeres al año, lo que significa que es sumamente raro.[14] La mayoría de los cánceres que afectan a la vagina suelen proceder de órganos vecinos, sobre todo el cuello del útero o el propio útero. Los cánceres de vagina que se originan en la vagina misma guardan mucho parecido con el cáncer de cuello uterino y de vulva provocados por el VPH. Igual que puede haber células precancerosas en el cuello uterino y la vulva, también existe una afección precancerosa en la vulva que se llama *neoplasia vaginal intraepitelial* (o VaIN, por sus siglas en inglés), que se puede detectar y tratar antes de que dé lugar a un cáncer.

Factores de riesgo

Los cánceres de vagina y de cuello de útero comparten los mismos factores de riesgo, entre los cuales destacan la infección del VPH y la exposición al DES ya en el útero. Las mujeres que estuvieron expuestas al DES son de las pocas que necesitan citologías de las paredes vaginales, porque su riesgo es especialmente elevado. Por lo demás, el cáncer vaginal es tan raro que no hace falta hacer pruebas de detección temprana entre la población en general.

Síntomas

Muchos casos de neoplasia vaginal intraepitelial o de cáncer vaginal en sus primeras etapas no presentan síntomas, aunque es posible tener sangrado vaginal irregular, sangrado con las relaciones sexuales o un flujo vaginal acuoso. Cuando el cáncer de vagina avanza, la propia persona, su pareja o el médico pueden notar un bulto en la vagina. Los casos avanzados pueden provocar dolor pélvico o incluso frecuencia urinaria o estreñimiento si se extiende y afecta a la vejiga o al recto.

Diagnóstico

La neoplasia vaginal intraepitelial y el cáncer de vagina se diagnostican por medio de una colposcopia y una biopsia, igual que la displasia y el cáncer de cuello uterino. De hecho, muchos casos de neoplasia vaginal intraepitelial se encuentran por casualidad al hacer una colposcopia tras obtener resultados anómalos en una citología, ya que entonces también se inspeccionan las paredes de la vagina.

CÁNCER DE MAMA

El cáncer de mama es el segundo cáncer más diagnosticado entre las mujeres, después del cáncer de piel. Hasta una de cada ocho mujeres será diagnosticada de cáncer de mama a lo largo de su vida, y en muchas familias hay al menos un miembro que ha pasado por él.[15] Afortunadamente, contamos con una prueba de detección fantástica —la mamografía o radiografía de los pechos— que es capaz de detectar el cáncer de mama en fases muy tempranas. Los grupos de concienciación y de supervivientes del cáncer de mama han ayudado a dar a conocer la importancia de hacerse mamografías y de acudir al médico enseguida en caso de encontrar bultos en los pechos durante una autoexploración.

Tipos de cáncer de mama

El cáncer de mama puede afectar a distintas partes del pecho. El carcinoma lobulillar afecta a las glándulas productoras de leche, mientras que el carcinoma ductal afecta a los tubos, o conductos, que transportan la leche al pezón. Hay otros tipos de cáncer que afectan al resto del tejido mamario, como la piel o el pezón. El carcinoma ductal *in situ* y el carcinoma lobulillar *in situ* son de etapa temprana o de estadio 0, lo que significa que las células se han vuelto cancerosas, pero no se han extendido al exterior del conducto o de las glándulas productoras de leche. En cuanto las células cancerosas empiezan a crecer en el tejido que las rodea, reciben el nombre de *carcinoma ductal invasivo* y *carcinoma lobulillar invasivo*, respectivamente

Factores de riesgo

Entre los factores de riesgo del cáncer de mama se encuentran la edad, el historial familiar de cáncer de mama o de ovario, una mayor exposición temporal a las hormonas producidas por los ovarios (como en el caso de haber tenido la primera regla a una edad temprana o la menopausia a una edad tardía), tener los pechos densos y haber recibido radioterapia en el pecho. La obesidad supone un factor de riesgo entre las mujeres menopáusicas, pero por razones que no están claras, el mismo efecto no se observa en las mujeres premenopáusicas.

Las modificaciones del estilo de vida, como hacer ejercicio de forma regular, no fumar y reducir el consumo de alcohol pueden reducir las probabilidades de padecer cáncer de mama. Amamantar a los hijos también reduce el riesgo de cáncer de mama en aquellas que puedan y quieran hacerlo.

Existe la preocupación de que los anticonceptivos causen cáncer. Aunque los métodos anticonceptivos hormonales pueden elevar ligeramente el riesgo de cáncer de mama, este riesgo es bajo y parece desaparecer en cuanto se suspenden los anticonceptivos.[16] De hecho, las personas que usan anticonceptivos hormonales presentan unos riesgos generales más bajos de padecer cáncer que aquellas que no los usan, porque las hormonas también reducen el riesgo de padecer cáncer de útero y ovario.

Los tratamientos de sustitución hormonal que se administran después de la menopausia que contienen estrógeno y progesterona también pueden elevar ligeramente el riesgo de cáncer de mama. Sin embargo, algunos estudios sugieren que el uso a corto plazo, de menos de cuatro o cinco años, no afectaría significativamente a este riesgo, y que los casos de cáncer de mama solo aumentarían con un uso prolongado.[17] Curiosamente, los tratamientos hormonales que solo contienen estrógeno, utilizados en personas que no tienen útero, no parecen afectar al riesgo de cáncer de mama.

Las mutaciones de los genes como el BRCA1 y el BRCA2 se asocian con un riesgo general de hasta un 85 % de contraer cáncer de mama.[18] Ciertos elementos del historial familiar de la paciente pueden apuntar a que existe el riesgo de un cáncer hereditario: varios miembros de la familia que han tenido cáncer de mama o cánceres asociados como el cáncer de ovario; un familiar que haya padecido varios tipos de cánceres; ser de ascendencia judía askenazí, o que algún miembro cisgénero masculino de la familia haya tenido cáncer de mama. Si se sospecha la presencia de una mutación genética del cáncer, convendría consultar a un genetista para plantear la posibilidad de hacerse pruebas. Las personas que presentan mutaciones en el BRCA1 y el BRCA2 tienen a su alcance opciones como pruebas de prevención del cáncer más frecuentes, la inclusión de resonancias magnéticas a las mamografías con fines preventivos, y cirugías de prevención del cáncer como la mastectomía profiláctica.

Síntomas

Más de un tercio de los casos de cáncer de mama se descubren gracias a las propias pacientes y no a las pruebas de imagen rutinarias.[19] Esto se debe a que los cánceres a veces se desarrollan durante el año o dos que pasan entre una mamografía y la siguiente, o antes de que la persona alcance la edad suficiente para que se le hagan mamografías periódicas. Es posible que la paciente note un bulto en el pecho mientras se ducha o se viste, o que sea su pareja quien lo encuentre. Otros signos de cáncer de mama incluyen erupciones rojas o inflamadas en la piel o el pezón que no desaparecen, ganglios linfáticos hinchados que tampoco remiten y la retracción repentina del pezón hacia dentro.

Diagnóstico

A pesar de que sean las propias pacientes quienes encuentran un tercio de los cánceres de mama, los otros dos tercios no presentan síntomas y el cáncer es descubierto por el médico o detectado por medio de una mamografía. Las mamografías preventivas periódicas son muy importantes para poder detectar cánceres pequeños antes de que provoquen síntomas o se conviertan en un bulto que pueda notarse.

En el caso de las personas que presentan un riesgo medio de padecer cáncer de mama, las mamografías rutinarias empiezan a hacerse entre los cuarenta y los cincuenta años.[20] Se llevan a cabo cada uno o dos años hasta los cincuenta y una vez al año entre los cincuenta y los ochenta; a partir de aquí, se estudiará caso a caso cuándo deben dejar de hacerse. Cada organización cuenta con sus propias directrices en cuanto a la frecuencia y a la edad a la que se empiezan a hacer las mamografías periódicas, y es que dichas directrices deben encontrar el equilibrio entre las posibles mejoras de los índices de supervivencia del cáncer de mama y los casos que pueden dar lugar a falsos positivos, biopsias innecesarias, ansiedad y exposición a rayos X. Cualquiera que presente un riesgo más elevado de cáncer de mama debido a su historial personal o familiar necesitará seguir un plan de prevención individualizado.

Antes se recomendaba que las mujeres se explorasen las mamas masajeando el tejido mamario y la zona de la axila en casa una vez al mes; no obstante, se observó que estas autoexploraciones frecuentes no afectaban a los resultados de los cánceres de mama que se detectaban y que, en cambio, podían dar lugar a estudios de imagen o biopsias innecesarios. Ahora, el Colegio Americano de Obstetras y Ginecólogos recomienda que las mujeres se familiaricen con sus propios pechos, es decir, que sepan qué apariencia y tacto tienen normalmente, y que acudan de inmediato a su médico si notan cualquier cambio en la apariencia de la piel o del pezón o algún bulto nuevo en el pecho o la axila.[21]

Las exploraciones mamarias médicas que se hacen en los chequeos de salud rutinarios no parecen mejorar la detección entre las pacientes de riesgo medio, pero aun así a veces se ofrecen, especialmente si la paciente presenta algún factor de riesgo. La OMS indica que las exploraciones médicas pueden ser una forma importante de valorar la presencia de cáncer de mama en contextos de pocos recursos, donde las pacientes no siempre tienen acceso a mamografías rutinarias.[22]

En lo que sí coinciden todas las organizaciones de expertos es que las mamografías son mucho más efectivas que las termografías, un método que detecta la temperatura del pecho. Hay médicos alternativos que promueven la termografía, pero no se ha llegado a demostrar que resulte efectiva en la detección del cáncer de mama. La Administración de Alimentos y Medicamentos de Estados Unidos publicó un comunicado sobre seguridad en 2011 en el que decía que la termografía no puede sustituir a las mamografías, y que por sí solas no son una herramienta de prevención efectiva.[23] Quienes prefieren optar por la termografía suelen hacerlo por dos razones: la preocupación por la exposición a los rayos X y la incomodidad que provoca la compresión de los pechos durante la mamografía. Sin embargo, la dosis de rayos X que se administra durante las mamografías rutinarias es ínfima y muy segura en los intervalos de prevención recomendados.

Es cierto que la compresión de los pechos durante las mamografías puede ser incómoda o incluso dolorosa, pero solo se tarda unos segundos en obtener la imagen, y en la mayoría de los casos lo que se siente es presión, más que dolor. Con las tecnologías de mamografía más novedosas, estas pruebas son cada vez menos incómodas. Si la mamografía no es de urgencia, pide hora una o dos semanas después de haber tenido la regla para evitar los momentos en que los pechos están más sensibles.

Si las imágenes revelan un bulto o algún otro motivo de preocupación, se recomendará hacer una biopsia mamaria. Las biopsias se pueden hacer guiadas con una ecografía, una mamografía o una resonancia, y quien las lleve a cabo será un radiólogo o un cirujano mamario.

Gracias a la detección temprana por medio de las mamografías y a unas opciones de tratamiento efectivas, los casos de cáncer de mama suelen resolverse de forma muy positiva: la tasa general de supervivencia a cinco años alcanza el 90 %, y se llega a un 99 % de supervivencia a cinco años si el cáncer no se ha extendido más allá del pecho.[24] El cáncer de mama es un ejemplo fantástico de una enfermedad en la que se pueden dar cambios impresionantes si se tiene acceso a financiación para la investigación, cobertura médica para las pruebas de prevención y el tratamiento, educación y concienciación del público y el compromiso de la comunidad médica de encontrar opciones de tratamiento más efectivas.

Puntos clave

- Casi todos los cánceres de cuello uterino se pueden prevenir gracias a la vacuna del VPH y a las citologías regulares.
- El cáncer de útero es el cáncer ginecológico más común en Estados Unidos.
- El 10 % de las mujeres que presentan sangrado vaginal después de la menopausia tendrán cáncer de útero. En el otro 90 % de los casos, el sangrado está provocado por una causa benigna, como los pólipos, los miomas o los cambios de la menopausia.
- Los anticonceptivos hormonales y la extirpación de las trompas de Falopio pueden reducir significativamente el riesgo de padecer cáncer de ovario.
- Más de un tercio de los casos de cáncer de mama son detectados por la propia paciente, pero es importante someterse a mamografías rutinarias para detectar el cáncer de mama antes de que pueda verse o notarse.

TERCERA PARTE

¿Qué tratamientos hay?

CAPÍTULO 20

Anticonceptivos

Hay pocos tipos de medicación tan celebrados y vilipendiados a la vez como los anticonceptivos. Desde la introducción de la píldora anticonceptiva en los años sesenta, los anticonceptivos han dado a las personas con útero autonomía sobre sus vidas reproductivas al permitirles evitar o espaciar los embarazos para centrarse en su educación, trabajo y otros objetivos personales.

Los anticonceptivos hormonales también se utilizan para tratar un amplio abanico de problemas ginecológicos, ya que sirven para aliviar unos síntomas del período o premenstruales que a veces pueden resultar debilitantes. Quienes critican su uso a veces lo hacen porque consideran que los profesionales de la salud recurren excesivamente a los anticonceptivos para tratar afecciones como la endometriosis, los miomas y el SOP, a veces excluyendo otras opciones, y puede que algo de razón haya en ello. No obstante, también circula muchísima desinformación sobre los posibles peligros de los métodos anticonceptivos hormonales, como por ejemplo el mito de que provocan problemas de salud como la esterilidad. Sobre esta desinformación se han construido industrias enteras: existen costosos suplementos para limpiar el cuerpo de hormonas, así como tratamientos que supuestamente revierten los daños provocados por los anticonceptivos, aunque no hay evidencia de que existan daños a largo plazo ni de que los tratamientos de limpieza hormonal aporten beneficio alguno.

Como ocurre con cualquier otro tratamiento médico, los métodos anticonceptivos no son más que herramientas; traen consigo beneficios y riesgos, y no son universalmente buenos o malos. No existe un método en concreto que sea perfecto para todo el mundo, sino que será la opción que mejor encaje con cada persona. Cuando se trata de sopesar las opciones anticonceptivas hormonales y no hormonales, conviene que la paciente y el médico revisen los riesgos, los beneficios y la efectividad de cada una.

Cuando hablamos de la efectividad de los distintos métodos anticonceptivos, el uso típico se refiere al porcentaje de usuarias que evitan quedarse embarazadas durante todo un año usando el método en cuestión. Puede ocurrir que un método sea muy efectivo cuando se usa de forma impecable cada vez, pero si resulta que es difícil de usar o de recordar, es posible que haya embarazos. Por ejemplo, puede que la persona olvide tomarse la píldora a diario, lo que hace que la efectividad del uso típico sea menor que si se le hubiese dado un uso perfecto.

Si estás en el proceso de decidir qué método anticonceptivo utilizar, te pido que tengas en cuenta los riesgos que entraña no usar ninguno, y en especial los posibles riesgos psicológicos y físicos a los que te expones si acabas teniendo que pasar por un embarazo y un parto o por un aborto si te quedas embarazada sin haberlo planeado. Merece la pena tener en cuenta los posibles efectos secundarios de los anticonceptivos hormonales, entre los cuales se encuentran los cambios de humor, el aumento de peso, la sensibilidad en los pechos, las náuseas y los coágulos, todos ellos también efectos secundarios del embarazo, porque también provoca un aumento de estrógeno y progesterona.

Anticonceptivos hormonales

Los métodos anticonceptivos hormonales, a excepción de los dispositivos intrauterinos con progesterona, también conocidos como DIU, evitan el embarazo al impedir que los ovarios liberen óvulos. Bloquean las señales del cerebro que normalmente estimulan el crecimiento de los folículos y la ovulación, y es que, si no se liberan óvulos, es imposible que se produzca la fecundación. La progesterona también espesa el moco cervical, lo cual puede impedir que los espermatozoides lleguen al útero. Todos los métodos anticonceptivos hormonales contienen progesterona, pero las píldoras anticonceptivas combinadas, el parche anticonceptivo y el anillo vaginal también contienen estrógeno.

Todos los métodos anticonceptivos hormonales pueden provocar síntomas que afectan al estado del ánimo, como depresión y ansiedad, especialmente si alguien ya padece de estos trastornos anímicos de entrada. También pueden provocar sangrado irregular o manchado, aunque los anticonceptivos hormonales suelen reducir o eliminar el sangrado o los dolores menstruales. Por eso se usan para tratar los síntomas de la endometriosis y de los miomas.

Los anticonceptivos que contienen estrógeno entrañan un pequeño riesgo de provocar coágulos de sangre en las venas, como trombosis venosa profunda en las piernas, embolias pulmonares o cerebrales. Afortunadamente, para las personas con un riesgo promedio de sufrir coágulos, la probabilidad de desarrollar uno o tener una embolia es muy inferior al 1 %, lo que significa que solo unas pocas personas por cada mil que usen este método se verán afectadas.[1] Los riesgos son más elevados a partir de los treinta y cinco años o si la persona tiene otros factores de riesgo, como fumar, tener presión arterial alta o sufrir migrañas con aura (es decir, con síntomas visuales, sensoriales o parecidos a los de una embolia). Sería recomendable que las pacientes que presentan algunos de estos factores de riesgo eviten los anticonceptivos con estrógeno.

Cualquiera que haya tenido ya un coágulo o una embolia o que tenga un trastorno coagulante que conlleve un riesgo muy elevado de desarrollar coágulos tendrá que ver si debe evitar los anticonceptivos hormonales de todo tipo, y es que la progesterona también puede aumentar ligeramente el riesgo de que se formen coágulos. Al sopesar los riesgos, recuerda que el propio embarazo supone un riesgo mucho mayor de desarrollar coágulos y tener una embolia; el riesgo de que aparezcan coágulos se quintuplica durante el embarazo y durante varias semanas después de dar a luz, de forma que quedarse embarazada puede suponer más riesgos para la salud que usar un método anticonceptivo con progesterona.[2]

Los métodos que contienen estrógeno, como la píldora, el parche y el anillo, suelen tomarse durante tres semanas seguidas de una semana en la que se toman pastillas de placebo o en la que se interrumpe su uso, lo cual permite que se tenga la regla. En un ciclo menstrual típico, la caída de testosterona desencadena el sangrado menstrual. Si la progesterona se mantiene en el mismo nivel, no se tendrá la regla, y es frecuente que las pacientes que usan anticonceptivos solo de progesterona o métodos con pequeñas dosis de estrógeno dejen de tener el período.

Cuando se usan anticonceptivos hormonales, no existe ninguna razón médica que exija que se tenga el período; la progesterona impide el crecimiento del tejido endometrial en la cavidad uterina, de forma que no hace falta que el período lo expulse, lo cual es una muy buena noticia para cualquiera que tenga reglas dolorosas o abundantes o síntomas asociados graves, como las migrañas menstruales, el síndrome premenstrual o el trastorno disfórico premenstrual. No tener la regla a cuenta de usar anticonceptivos solo tiene algunas desventajas. La primera es que hay quien prefiere tener la regla para asegurarse de que no está embarazada, y otra es que, si no se tiene la regla, puede haber sangrados o manchados impredecibles.

Los anticonceptivos que solo contienen progesterona pueden ofrecerse en lugar de los métodos con estrógeno cuando la paciente acaba de tener un bebé. Esto se debe a que durante varias semanas después del parto existe un riesgo más elevado de desarrollar coágulos, pero también porque el estrógeno podría impedir la lactancia si la persona desea dar el pecho.

Muchos hombres trans prefieren recurrir a métodos que solo contienen progesterona porque el estrógeno puede suprimir los niveles de testosterona, lo cual puede reducir los efectos que se buscan con las medicaciones de testosterona. El estrógeno también puede causar efectos secundarios feminizantes, como el agrandamiento y la sensibilidad de las mamas, lo cual puede empeorar la disforia. Los hombres trans pueden quedarse embarazados incluso cuando la testosterona les ha retirado el período, de forma que no deberían apoyarse solo en la testosterona como método anticonceptivo.

La píldora anticonceptiva

La mayoría de las píldoras anticonceptivas contienen tanto estrógeno como progesterona. El tratamiento consiste en tomar una pastilla al día. Los paquetes suelen contener tres semanas de pastillas hormonales y una semana de píldoras placebo que inducen el período. Por si la persona no quiere tener la regla, algunos paquetes o bien no contienen píldoras placebo o bien las contienen solo una vez cada tres meses, pero se puede alcanzar el mismo efecto con cualquier pastilla anticonceptiva; basta con ignorar los placebos y tomar las pastillas con hormonas sin hacer ninguna pausa.

Hay cientos de tipos de pastillas anticonceptivas que se diferencian en la cantidad de estrógeno y la cantidad y el tipo de progesterona que contienen. En general no existen diferencias entre las distintas formulaciones en lo que a la efectividad anticonceptiva se refiere, pero pueden tener perfiles de efectos secundarios distintos. Por ejemplo, hay tipos de progesterona que son más fuertes que otros y que pueden causar más síntomas relacionados con el estado de ánimo. Las pastillas con niveles de estrógeno más bajo, conocidas como píldoras de dosis bajas, son mejores para evitar efectos secundarios como las náuseas, pero también es más probable que provoquen sangrados o sangrados impredecibles.

Cada formulación tiene sus posibles beneficios e inconvenientes. Al acudir al médico antes de empezar a tomar la pastilla, conviene que la paciente explicite sus prioridades y preocupaciones sobre los posibles efectos secundarios, ya que con ello ayudará al médico a decidir qué pastilla recetarle. La buena noticia es que en muchas de las personas que toman la pastilla anticonceptiva los efectos secundarios hormonales que sienten suelen resolverse a los pocos meses de tomarla de forma continuada.

Las píldoras anticonceptivas combinadas de estrógeno y progesterona también tienen un beneficio secundario, y es que pueden mejorar el acné. Los dermatólogos suelen recomendar los anticonceptivos exclusivamente para tratar el acné, incluso si la paciente no necesita evitar el embarazo. El estrógeno estimula la producción de las proteínas que se unen a la testosterona en el flujo sanguíneo, y la reducción de los niveles de testosterona que se consigue con ello puede mejorar el acné. Cuanto más estrógeno contengan, más se notará el efecto.

También hay pastillas que solo contienen progesterona, que suelen estar hechas de una progesterona llamada *noretindrona* y que se conocen con el nombre de *minipíldora*. No son tan efectivas como las que contienen estrógeno a la hora de evitar el embarazo, y deben tomarse todos los días a la misma hora, con una ventana de tres horas, ya que, de lo contrario, es posible que haya un embarazo. Por eso, las personas que más suelen usarla son las que están amamantando y prefieren tomar la píldora a usar otro método más efectivo, como el DIU. En 2023, la Administración de Alimentos y Medicamentos aprobó la venta libre de una píldora anticonceptiva de progesterona que contiene norgestrel (Opill). Poder obtener un anticonceptivo sin receta contribuye a eliminar problemas de acceso, pero sus usuarias deben tener en cuenta que esta pastilla también debe tomarse dentro de esa ventana de tres horas todos los días. Hay también una pastilla de progesterona que contiene drospirenona (Slynd) que no hace falta que se tome dentro de este limitado margen de tiempo. Sin embargo, el precio de la Slynd puede ser un problema, ya que no existen versiones genéricas y las aseguradoras no siempre la cubren.

Si los comparamos con los de otros métodos anticonceptivos, los beneficios de la píldora anticonceptiva incluyen su facilidad de uso, su precio y su accesibilidad. Si alguien presenta efectos secundarios o quiere intentar concebir de inmediato tras dejar de tomar la pastilla, debe saber que sus efectos desaparecen en cuestión de un día. Los inconvenientes son que cualquier píldora anticonceptiva debe tomarse todos los días, ya que basta con saltarse una dosis para que puedan darse tanto la ovulación como el embarazo. Dada la posibilidad de que se olvide tomar alguna pastilla, la efectividad del uso típico de la pastilla combinada es del 93 %[3] y del 91 % en el caso de las pastillas de progesterona.[4] Ponerse una alarma en el móvil puede ser útil, pero en el caso de las personas que trabajan en turnos irregulares, cruzan distintos husos horarios a menudo o tienen la sospecha de que les costará acordarse de tomar una medicación diaria, puede que la píldora anticonceptiva no sea el mejor método.

Anillos vaginales

Los anillos vaginales anticonceptivos son anillos finos y flexibles que liberan estrógeno y progesterona, los cuales se absorben a través de las paredes vaginales. Estos anillos se colocan en casa, y basta con pinzarlos ligeramente e introducirlos hasta la parte superior de la vagina con los dedos, donde permanecerán durante tres semanas. Luego, la usuaria lo retira y lo deja fuera durante una semana para tener el período. No es necesario sacarlos para mantener relaciones sexuales, se pueden usar con tampones y, si se colocan correctamente, ni la usuaria ni sus parejas los notarán durante las relaciones sexuales. La mayoría de los anillos anticonceptivos se desechan y sustituyen pasado el mes, pero hay una marca nueva que se puede reutilizar durante un máximo de un año.

Los anillos vaginales contienen dosis muy bajas de estrógeno, y como no se ingieren por vía oral, pueden ser un buen método si la persona ha experimentado náuseas con las pastillas u otros efectos secundarios relacionados con los estrógenos. Dado que contienen algo de estrógeno, tienen las mismas contraindicaciones que cualquier método que lo contenga. Su efectividad es parecida a la de las pastillas, de un 93 % con un uso típico.[5] Como se introducen solo una vez al mes, pueden ser más cómodos que las pastillas, pero también puede costar más acordarse de cambiarlo. Los anillos no son un buen método si la persona tiene un vaginismo significativo o se siente incómoda con la inserción vaginal de productos como tampones o copas menstruales.

Parches

El parche anticonceptivo es otro método combinado de estrógeno y progesterona. Estos parches se colocan en la piel una vez a la semana durante tres semanas; en la cuarta se deja de usar para permitir el período. Pueden ser preferidos por aquellas personas que no quieren tener que recordar tomar la píldora todos los días, pero que no se sienten cómodas usando los anillos vaginales o con otros métodos anticonceptivos más duraderos. El parche tiene una efectividad de uso típico de un 93 %, la misma que la pastilla y el anillo.

Los parches pueden conllevar un riesgo ligeramente mayor de coágulos que la mayoría de las píldoras anticonceptivas y también pueden presentar una mayor tasa de embarazo a medida que aumenta el peso corporal. El parche más utilizado en Estados Unidos viene con una advertencia que contraindica su uso en personas con un índice de masa corporal (IMC) superior a 30, precisamente por el mayor riesgo de coágulos.[6] A veces puede despegarse o caerse, y hay a quienes el adhesivo les resulta molesto.

Inyección anticonceptiva (Depo-Provera®)

El acetato de medroxiprogesterona (Depo-Provera®, también conocido como Depo) es una progesterona que se inyecta en el músculo una vez cada tres meses. Se administra en una clínica o consulta médica. Dado que se trata de un método que solo utiliza progesterona, muchas usuarias, o bien no tienen la regla, o bien la tienen muy pocas veces o de forma irregular. Hay quien recurre a este método por comodidad.

Es una de las pocas medicaciones anticonceptivas que puede provocar aumento de peso, y por eso quizá no sea la mejor opción si a la persona le preocupa ganar peso. No se ha observado que otros métodos anticonceptivos como las píldoras provoquen un aumento de peso significativo, aunque las experiencias pueden variar de una persona a otra.

Mientras se utiliza el Depo, existe un riesgo temporal de pérdida de masa ósea. Cuando se descubrió este efecto, algunos médicos empezaron a imponer límites en el número de años en que se permitía su uso a las pacientes. No obstante, hay estudios más recientes que han demostrado que la pérdida de densidad ósea es solo temporal, que se revierte en cuanto se deja de tomar la medicación y que no aumenta el riesgo de fractura ósea, lo que significa que se puede usar tanto como se quiera, a menos que se tenga un riesgo elevado de osteoporosis o de fracturas.[7] En general, cualquiera que utilice este método debe asegurarse de tomar el suficiente calcio y vitamina D y de hacer ejercicio, así como evitar fumar para mantener los huesos fuertes.

Este es el método anticonceptivo cuyos efectos pueden tardar más en desaparecer. Aunque se debe administrar cada tres meses para asegurar su efectividad a la hora de evitar el embarazo, después de dejar de inyectarlo es posible que los períodos y la ovulación no se reanuden hasta pasados varios meses. Si la persona está intentando concebir, este hecho puede resultar desconcertante y molesto, y por eso no se recomienda si se quiere evitar el embarazo durante un tiempo breve. Si estás usando Depo y planeas quedarte embarazada en un futuro cercano, sería recomendable que cambies a un método con efectos rápidamente reversibles, como la píldora, durante unos meses antes de empezar a buscar el embarazo.

La efectividad de esta inyección es más elevada que la de los métodos mencionados anteriormente, de un 96 % con un uso típico.[8] Esto ocurre porque no hace falta acordarse de hacer nada más que de pedir hora para ponerse la inyección. Para facilitar el proceso a las pacientes, la mayoría de las consultas ya dan hora para la siguiente cita tras la visita.

Implante de progesterona (Nexplanon)

El implante de progesterona (Nexplanon) es una pequeña varilla delgada que se inserta justo debajo de la piel en la parte superior del brazo y libera una hormona llamada *etonogestrel*. Su uso está aprobado para un máximo de tres años. Como el DIU, se trata de un dispositivo anticonceptivo reversible de larga duración. El implante suele introducirse y extraerse en la consulta del médico o en la clínica, o se puede colocar después de haber tenido un bebé. El procedimiento es muy rápido: se adormece la piel con anestesia local y se introduce el dispositivo bajo la piel con una aguja. Se trata de una opción fantástica si la persona quiere un método de larga duración, pero prefiere evitar las intervenciones pélvicas. A diferencia de la inyección de Depo, no parece causar aumento de peso. Y aunque su efectividad puede verse ligeramente afectada cuanto mayor es el peso corporal, este implante es uno de los métodos anticonceptivos más efectivos para las pacientes obesas.

El efecto secundario más frecuente del implante es el sangrado vaginal irregular. Las usuarias pueden no tener períodos regulares, pero sí sangrados o manchados impredecibles. Afortunadamente, hay formas de controlar el sangrado si se vuelve molesto, como por ejemplo tomando medicaciones antiinflamatorias como el ibuprofeno.

Dado que los dispositivos anticonceptivos de larga duración como el

Nexplanon no requieren que la paciente se acuerde de tomar el anticonceptivo, tienen las tasas de efectividad más elevadas, de más del 99 %.[9]

Dispositivos intrauterinos (DIU)

Los dispositivos intrauterinos son métodos anticonceptivos reversibles de larga duración que tienen distintas formas y están hechos de diversos materiales, y se colocan en la cavidad del útero. Suelen tener un cordel para extraer el dispositivo, pero en algunos países como China los DIU no tienen cordeles y se dejan puestos como método anticonceptivo permanente.

Los DIU que se utilizan en Estados Unidos tienen forma de T y están hechos de cobre o de plástico, y contienen progesterona que se va liberando en el útero. Suele creerse que los DIU funcionan porque provocan una pequeña inflamación que afecta tanto a la movilidad de los espermatozoides como a la salud del óvulo. Igual que otros métodos anticonceptivos de progesterona, los DIU espesan el moco cervical para evitar el paso de los espermatozoides.

Circula el mito de que el DIU evita la implantación de los embriones y provoca abortos al afectar a un embarazo ya establecido. Los DIU no interrumpen los embarazos que ya se han implantado en el útero, y no parecen evitar la implantación en caso de que el óvulo se haya fecundado. En los años setenta y ochenta se llevaron a cabo estudios en que los investigadores analizaron las trompas de Falopio de mujeres que usaban y que no usaban el DIU, y que se sometían a una ligadura de trompas.[10] Las trompas de las mujeres con DIU no contenían ni espermatozoides ni óvulos fecundados, mientras que en las mujeres que no lo llevaban y no estaban usando ningún otro tipo de anticonceptivo se observaron ambos. Estas observaciones pueden resultar tranquilizadoras si el uso del DIU plantea dilemas éticos a las usuarias que hayan oído que puede causar abortos.

Los DIU de progesterona se hacen de dos tamaños diferentes y con cantidades hormonales distintas. Los DIU más pequeños se diseñaron para que su inserción resultase más cómoda a las pacientes más jóvenes o para las que tuviesen un útero más pequeño o una abertura cervical más estrecha. El uso de estos DIU más pequeños, llamados *Skyla* y *Kyleena*, está aprobado para un máximo de tres y cinco años, respectivamente. Tienen unos niveles de hormona inferiores a los DIU más grandes, y es poco probable que su uso impida la menstruación, lo que significa que la mayoría de sus usuarias seguirán teniendo la regla. Los DIU más grandes, el *Liletta* y el *Mirena*, solo son unos milímetros más largos y anchos, pero contienen más hormona y por eso tienen un efecto supresor mayor sobre el sangrado menstrual. Hasta la mitad de las personas que utilizan los DIU de progesterona grandes no tendrán la regla mientras lleven el DIU colocado.[11] Por eso, estas opciones pueden ser las preferidas por las usuarias que quieren tratar unos períodos abundantes y dolorosos. El uso máximo aprobado de los DIU de ambas marcas es de ocho años.

El DIU de cobre (Paragard) no lleva hormonas y se puede dejar colocado hasta diez años. Es un buen método de larga duración para las pacientes que quieran evitar las hormonas. El inconveniente del DIU de cobre es que puede hacer que el sangrado menstrual sea más abundante y empeorar los dolores menstruales, de forma que quizá no sea la mejor opción para quienes ya tienen reglas abundantes o dolorosas.

Antes de insertar el DIU se deben realizar análisis para descartar infecciones cervicales o uterinas, como la gonorrea y la clamidia. Si se coloca un DIU mientras hay una infección activa, se corre el riesgo de desarrollar enfermedad inflamatoria pélvica, una infección peligrosa que afecta al útero, a las trompas y a los ovarios. Las pruebas para estas infecciones se realizan tomando una muestra vaginal en el momento de introducir el DIU. Las pacientes que presenten síntomas de infección, como fiebre, flujo vaginal irregular y dolor pélvico sin motivo aparente, deben evitar ponerse el DIU hasta terminar el tratamiento por completo y los síntomas hayan desaparecido.

El DIU se coloca en la clínica o en la consulta del médico. (Véase el capítulo 24 para más información sobre los procedimientos ginecológicos ambulatorios). Los cordeles que salen del extremo del DIU se dejan fuera del cuello del útero, y, cuando llega el momento de extraerlo, se tira de dichos cordeles. Estos cordeles se pueden notar en la parte superior de la vagina, y las pacientes pueden esperar que sus médicos les enseñen a comprobar su estado periódicamente para asegurarse de que el DIU sigue en su sitio. Los cordeles del DIU pueden entrar en el interior del canal cervical durante las relaciones sexuales, sobre todo si se cortan demasiado, lo cual puede hacer que extraerlos resulte algo más complicado.

Los DIU conllevan sus riesgos. Puede que no queden bien colocados o que el cuerpo los expulse si el útero se contrae o sangra abundantemente. También pueden causar manchados o sangrados irregulares, que suelen resolverse en cuestión de días o semanas, pero que pueden durar más tiempo en algunos casos. Puede que las pacientes experimenten calambres o dolor durante unas horas o días después de colocárselo, aunque estos síntomas suelen controlarse bien con medicaciones sin receta, como ibuprofeno. Si el cuello del útero está muy cerrado o si la anatomía del útero es inusual (es decir, si está deformado por la presencia de miomas o muy inclinado hacia delante o hacia atrás), es posible que no se pueda colocar el DIU. El dispositivo se puede insertar dentro del músculo del útero o, en casos poco frecuentes, perforar la pared uterina y llegar al abdomen. Por eso, si resulta difícil introducirlo, lo habitual es que el médico detenga la intervención o se ayude de una ecografía para guiar la colocación.

En general, a la mayoría de las pacientes se les puede insertar el DIU en la consulta, tras informarlas bien y darles un plan para prevenir el dolor. Teniendo en cuenta que la inserción del DIU puede resultar dolorosa, las personas que padecen un dolor importante o ansiedad con las exploraciones con espéculo quizá prefieran optar por otra opción anticonceptiva o que se les introduzca el DIU con anestesia.

Al igual que el implante, los DIU están entre los métodos anticonceptivos más efectivos y también tienen una efectividad del 99 % cuando se colocan correctamente.[12] Los DIU de progesterona tienen una efectividad ligeramente más elevada que los DIU de cobre; los casos de embarazos con un DIU de progesterona son sumamente raros, incluso si no está colocado perfectamente, mientras que el DIU de cobre puede no impedir el embarazo si está colocado demasiado bajo en el útero o en el cuello del útero.

ANTICONCEPTIVOS DE EMERGENCIA

Así como la mayoría de los métodos anticonceptivos se inician antes de mantener relaciones sexuales, los anticonceptivos de emergencia se usan para evitar el embarazo después de mantener relaciones sin protección. Al hablar de métodos anticonceptivos de emergencia, casi todo el mundo piensa en la pastilla, pero en realidad el método más efectivo para evitar el embarazo en estas situaciones es el DIU de cobre que se introduce después de mantener relaciones sin protección.

Existen varias pastillas anticonceptivas de emergencia disponibles en el mercado, también conocidas como la *píldora del día después*. Entre ellas están las que contienen una progesterona llamada *levonorgestrel* (que se vende con los nombres de Plan B y Julie, entre otros) y una medicación que actúa sobre los receptores de progesterona llamada *ulipristal* (Ella). Las marcas más comunes se toman como una sola pastilla, aunque algunas formulaciones de pastillas anticonceptivas de emergencia requieren dos dosis. Los métodos de levonorgestrel están disponibles sin receta en las farmacias, pero el ulipristal se vende solo con receta, de forma que puede ser más difícil de obtenerlo con urgencia. También se pueden tomar varias dosis de las pastillas anticonceptivas combinadas de estrógeno y progesterona normales como anticonceptivo de emergencia después de tener relaciones sin protección. A esto se lo conoce como el *método Yuzpe*, y mientras que otros anticonceptivos de emergencia como el levonorgestrel se pueden comprar sin receta, con el método Yuzpe hace falta que un médico explique cuántas pastillas hay que tomar según la dosis y el tipo de pastilla que tome la paciente.

A menudo se confunden los anticonceptivos de emergencia con la píldora abortiva. En realidad, son muy distintos, ya que las pastillas anticonceptivas de emergencia no interrumpen un embarazo ya implantado, sino que actúan evitando la ovulación, tal como hace cualquier otra píldora anticonceptiva.

El ulipristal es más efectivo que las demás pastillas anticonceptivas de emergencia: evita el 98 % de los embarazos incluso cinco días después de haber mantenido relaciones sin protección,[13] mientras que las pastillas de levonorgestrel tienen una efectividad de entre el 85 y el 97 % hasta tres días después de la relación sexual.[14] El método Yuzpe es la opción menos efectiva; dado que el ulipristal es la que más probabilidades tiene de evitar el embarazo, quizá resultaría útil pedirle al médico una receta para tenerla a mano en caso de necesitarla.

En comparación con todos estos métodos, el DIU de cobre es el tipo de anticonceptivo de emergencia más eficaz, con una efectividad superior al 99 % cuando se introduce hasta cinco días después de mantener relaciones sin protección.[15] El DIU de cobre también es efectivo independientemente del peso corporal, mientras que las pastillas pierden cierta efectividad en las personas que tienen sobrepeso u obesidad: las pastillas de levonorgestrel pueden no ser efectivas cuando el índice de masa corporal está por encima de 30, y el ulipristal puede ser inefectivo a partir de un peso de 88,5 kg o un índice de masa corporal de 35. Si alguien con un IMC elevado no puede o no quiere ponerse un DIU de cobre, el ulipristal es la segunda mejor opción.[16]

En última instancia, la efectividad del anticonceptivo de emergencia dependerá de la posibilidad de usarlo lo antes posible después de mantener relaciones sin protección. Muchas personas pueden tener acceso a las pastillas anticonceptivas de emergencia mucho más rápidamente de lo que tardarían en concertar una visita urgente para colocarse el DIU, de forma que lo mejor es optar por el método al que puedan acceder antes.

Anticonceptivos de barrera

Los métodos de barrera impiden el embarazo al bloquear físicamente el paso de los espermatozoides de forma que no alcancen el óvulo durante el sexo. Son la opción elegida por quienes quieren evitar los métodos hormonales o de otros tipos o que prefieren la sencillez de usar un método solo cuando se mantienen relaciones en las que el pene se introduce en la vagina. Los preservativos también tienen la ventaja adicional de que protegen a sus usuarios de las ITS.

Preservativos

El método de barrera más utilizado es el condón masculino, el cual se coloca sobre el pene cuando está erecto y antes de que se produzca el contacto genital. Los preservativos están hechos de látex (caucho), poliuretano (plástico) o materiales naturales, como la piel de cordero (que en realidad no es piel, sino tejido del intestino grueso del cordero). Los condones de látex y de poliuretano son mucho más efectivos cuando se trata de proteger contra las ITS porque los materiales naturales pueden tener agujeros microscópicos que dejen pasar bacterias o virus. Cuando se usan perfectamente, todos los condones masculinos pueden evitar hasta el 98 % de los embarazos,[17] pero dado que muchas parejas no los usan a la perfección, la tasa de efectividad típica es del 85 %.

Para darles un uso perfecto, es necesario guardarlos en las condiciones óptimas, evitando las temperaturas extremas que puedan debilitar el material. No deben guardarse en bolsillos, billeteras o en el coche; el envoltorio se debe abrir con cuidado para evitar que se rasguen; y solo deben usarse con lubricantes al agua o de silicona, ya que los de aceite, como los que son a base de aceite de coco, pueden dañar el material del preservativo.

Al colocar el condón, hay que tirar de la punta del depósito para dejar espacio para que se acumule el semen. Luego, se desenrolla sobre la superficie del pene, con la parte enrollada hacia fuera. Justo después de eyacular, el pene debe sacarse de la vagina mientras se sostiene el condón por la base para que no se salga. Hay que tirarlo a la basura y utilizar uno nuevo para volver a mantener relaciones sexuales. Los condones no se deben reutilizar ni se deben usar dos a la vez, jamás, porque la fricción puede causar desgarros. Si la pareja no tiene claro cómo usar o retirar el condón, tendrán que leer las instrucciones del paquete.

Los condones femeninos son más grandes que los masculinos, están hechos de nitrilo (plástico) y cuentan con unos anillos flexibles en ambos extremos, uno para mantener el condón en la parte superior de la vagina y otro para mantenerlo abierto en la abertura vaginal. Se les llama *condones femeninos* porque tradicionalmente se han colocado en la vagina, pero también se pueden usar para evitar contraer ITS con el sexo anal. Los condones femeninos se introducen antes de mantener relaciones y se sacan y desechan después de la eyaculación. Los condones femeninos y masculinos no deben usarse juntos porque la fricción puede rasgar el material.

El uso de los condones femeninos es menos frecuente, ya que no están tan disponibles y son más caros. La efectividad típica también es menor que la de los preservativos masculinos, del 79 %, probablemente porque el público está menos familiarizado con ellos y no sabe cómo usarlos correctamente.[18]

Esponja

La esponja anticonceptiva es un dispositivo de espuma blanda que contiene espermicida. Se humedece con agua para activar el espermicida y se introduce en la parte superior de la vagina. Se puede introducir hasta 24 horas antes de mantener relaciones y debe dejarse colocada durante al menos seis horas después, pero no debe permanecer en la vagina durante más de 30 horas porque conlleva un ligero riesgo de síndrome del choque tóxico, una infección poco habitual pero peligrosa provocada por una bacteria.[19] La esponja se puede usar para varios actos sexuales dentro de esas 24 horas, y no es necesario cambiarla cada vez. Después, la usuaria tira de una anilla que viene unida a la esponja para extraerla. Estas esponjas no están tan disponibles como los condones masculinos, no protegen contra las ITS y tienen una tasa de fallo más elevada en el caso de las mujeres que han dado a luz por la vía vaginal. La efectividad de su uso típico es del 86 % para las personas que no han dado nunca a luz,[20] mientras que para las que sí lo han hecho es del 78 %, probablemente porque el cuello uterino puede estar más abierto después del parto. Asimismo, el espermicida de la esponja puede provocar irritación o escozor vaginal.

Espermicida y gel anticonceptivo

Se trata de dos métodos que se aplican en la vagina antes de mantener relaciones sexuales para inmovilizar o impedir el paso de los espermatozoides. El espermicida contiene unas sustancias químicas que afectan a la habilidad de los espermatozoides de nadar, y también puede bloquear físicamente su paso al interior del cuello del útero. Se presenta en forma de crema, espuma e insertos vaginales, y cada versión tiene sus propias instrucciones en cuanto a cuándo hay que introducirlos y cada cuánto se deben volver a aplicar. Por sí solo, el espermicida es uno de los métodos anticonceptivos menos efectivos, con una efectividad de uso típico de tan solo el 70 %, pero se puede usar en combinación con un preservativo para reforzar la protección contra el embarazo.

Existe un gel anticonceptivo vaginal nuevo que se vende solo con receta y que contiene ácido láctico, ácido cítrico y bitartrato de potasio (Phexxi). Funciona gracias a que reduce el pH vaginal, con lo cual se consigue inmovilizar a los espermatozoides. Se introduce en la vagina con un aplicador antes de mantener la relación sexual, dura una hora y debe reaplicarse con cada relación sexual.[21] Este gel se puede usar con preservativo, pero no con el anillo vaginal anticonceptivo. Tiene una efectividad de uso típico del 86 %.[22] Ni el espermicida ni el gel vaginal protegen contra las ITS, y por eso los médicos recomiendan usarlos combinados con el preservativo.

Diafragma y capuchón cervical

Los métodos de barrera que quedan, el diafragma y el capuchón cervical, ya no se usan casi en Estados Unidos porque no son tan efectivos ni prácticos como otros métodos. El diafragma, un disco flexible que se introduce en la vagina, fue uno de los métodos anticonceptivos más utilizados en Estados Unidos hasta que apareció la píldora anticonceptiva en los años sesenta. Tanto el diafragma como el capuchón cervical funcionan colocando espermicida sobre el cuello del útero y bloqueando el paso del semen. El diafragma es más ancho y cubre la parte superior de la vagina y el cuello uterino, mientras que el capuchón cervical es un disco pequeño que se coloca de manera ajustada directamente sobre el cuello del útero. Ambos deben ser colocados por un profesional médico para garantizar que el tamaño sea correcto. Antes de mantener relaciones sexuales, deben llenarse con espermicida e introducirlos en la vagina. Tras cada relación sexual hay que retirarlos, rellenarlos con espermicida y volver a colocarlos. Luego deben dejarse en su lugar durante al menos otras seis horas, pero no más de 24. Las usuarias deben inspeccionar el capuchón o el diafragma con regularidad para asegurarse de que no haya grietas o agujeros.

El capuchón cervical es menos efectivo que el diafragma, seguramente porque puede ser más difícil colocarlo justo por encima del cuello del útero. En la misma línea que la esponja, tiene una tasa de fallo elevada entre las personas que han dado a luz porque puede resultar más difícil bloquear la abertura del cuello del útero; la efectividad típica del capuchón cervical es del 71 % entre las personas que han dado a luz y del 86 % para las demás.[23] La efectividad típica del diafragma es del 87 %.[24] Ni el uno ni el otro protegen contra las ITS. Dado que los preservativos son mucho más fáciles de utilizar, no requieren instalación ni mantenimiento y protegen contra las ITS, muchas personas que quieren usar un método de barrera optan por ellos y no por los diafragmas o los capuchones, pero el diafragma puede considerarse como alternativa si la persona quiere evitar las hormonas, tiene bajo riesgo de ITS y no quiere usar ni el DIU ni el preservativo.

El método de la marcha atrás

El método de la marcha atrás consiste en extraer el pene de la vagina antes de que se produzca la eyaculación. Este método tiene una tasa muy elevada de embarazo porque el fluido puede salir del pene antes de la eyaculación, y este líquido preseminal puede contener espermatozoides. Además, si no se extrae el pene antes de que empiece la eyaculación, el semen puede llegar a la vulva o a la abertura de la vagina y dar lugar a un embarazo. Dado que no hay mucho margen de error, la efectividad del uso típico es del 80 %, lo que significa que una de cada cinco parejas que confían en la marcha atrás como único método anticonceptivo tendrá un embarazo en cuestión de un año.[25]

Planificación familiar natural / métodos basados en el conocimiento de la fertilidad

La *planificación natural familiar* es un término general que engloba aquellos métodos que se basan en el conocimiento del propio ciclo natural para identificar la ovulación y la ventana fértil, durante la cual puede producirse un embarazo. Esta técnica puede utilizarse para evitar el embarazo o para optimizar las probabilidades de concebir en el caso de las parejas que están buscando el embarazo. Hay quienes prefieren los métodos naturales de anticoncepción porque no quieren usar hormonas, recurrir a un DIU o utilizar métodos de barrera, o porque han experimentado efectos secundarios con otros métodos.

Existen varios métodos diferentes de planificación familiar natural. El más básico es el de los días estándar, el cual consiste en abstenerse de mantener relaciones o usar otros métodos anticonceptivos entre los días 8 y 19. Este método solo se puede usar si los ciclos de la mujer siempre duran entre 26 y 32 días.

En el método del ritmo o del calendario, se utiliza un calendario o una aplicación para hacer seguimiento de los ciclos durante varios meses, y la ventana fértil se calcula a partir de los ciclos más largos y cortos de todos los que se han medido. Para estimar el primer día fértil, hay que restar 18 de la longitud de ciclo más corta. En el caso de alguien cuyo ciclo más corto sea de 28 días, el primer día fértil será el décimo día del ciclo. El último día fértil se estima cogiendo la longitud de ciclo más larga de entre todos los registrados y restándole 11. Si el ciclo más largo de esta misma persona es de 35 días, el último día fértil sería el 24. En este caso, tendría que abstenerse o usar métodos de barrera entre los días 10 y 24 de cada ciclo.

Los métodos naturales de planificación natural entrañan un riesgo de embarazo más elevado que cualquier otra opción anticonceptiva que se use de forma típica. Muchas personas no tienen ciclos perfectamente regulares o predecibles; la ovulación se puede producir en momentos inesperados; y puede resultar difícil abstenerse o usar otros métodos como el preservativo durante toda la ventana fértil de cada mes. Los métodos estándar y del calendario tienen una tasa de efectividad de uso típico de un 75 %, lo cual prácticamente equivale a no utilizar ningún método.[26] La efectividad mejora cuando el método del ritmo se combina con otras técnicas de planificación familiar naturales como los métodos basados en el conocimiento de la fertilidad.

Estos métodos implican hacer un seguimiento de otros signos de la ovulación, como la temperatura corporal y el moco cervical, para identificar de forma más precisa el momento en que la persona podría estar ovulando. La temperatura corporal basal, que se toma por la mañana antes de levantarse de la cama, aumenta después de la ovulación. Dicho aumento puede ser de tan solo una fracción de un grado, y de ahí la necesidad de usar un termómetro especial para tomar la temperatura basal. El moco cervical es un fluido que produce el cuello del útero, que se encuentra en la vagina y cuya consistencia cambia con la ovulación. Para comprobar cómo es, basta con introducir los dedos limpios en la vagina o fijarse en la apariencia del moco que queda en la ropa interior. En los días previos a la ovulación, el moco cervical puede ser pegajoso. Justo antes o después de la ovulación, el moco tiene la apariencia y la consistencia de la clara de huevo: transparente, escurridizo y, cuando se separan los dedos, elástico.

Es importante tener en cuenta que muchos de los signos de la ovulación, como el aumento de la temperatura basal y la presencia de moco cervical de clara de huevo, no aparecen hasta después de haberse producido la ovulación; es decir, si la persona ha estado manteniendo relaciones sexuales sin protección, para cuando estos cambios son observables ya es demasiado tarde para evitar el embarazo. El conocimiento de la fertilidad nunca debería usarse como único método anticonceptivo hasta que la persona haya estado haciendo seguimiento de sus ciclos durante varios ciclos para identificar los patrones de ovulación. La efectividad de los métodos basados en el conocimiento de la fertilidad se encuentra entre el 77 y el 98 %;[27] para alcanzar los niveles máximos de efectividad es necesario utilizar la temperatura basal, el moco cervical y el método del calendario a la vez. Comprobar el moco cervical y la temperatura basal a diario y abstenerse o usar métodos de refuerzo de forma constante durante muchos años exige una dedicación considerable. Además, la efectividad de este método depende de la regularidad de los ciclos de la persona, y no es una buena opción para cualquiera que tenga reglas irregulares o no sea capaz de comprometerse a hacer el seguimiento necesario.

Qué tener en cuenta al escoger un método anticonceptivo

Cuando se trata de elegir el método anticonceptivo que mejor se adapte a tus necesidades, hay muchos factores que tener en cuenta. Puede resultar abrumador ver una lista tan extensa de opciones, pero una vez que sopeses los pros y los contras y consideres tus propias preferencias, seguramente reducirás rápidamente las opciones disponibles.

Algunas de las preguntas que deberías plantearte son:

- ¿Cómo se toma o se utiliza el método en cuestión? ¿Las instrucciones son compatibles con tu estilo de vida?
- ¿Te acordarás de tomar o usar el método a la hora necesaria? Puede que la píldora no sea la mejor opción para las personas que tienen horarios muy irregulares o dificultades para recordar tomar medicaciones diarias.
- ¿El método te permite tener relaciones sexuales de forma espontánea o requiere una planificación considerable, como en el caso de los métodos de barrera o del espermicida? Los dispositivos anticonceptivos de larga duración, como el DIU y el implante de Nexplanon, están entre los anticonceptivos más efectivos y no requieren que sus usuarias se acuerden de nada más que de la fecha de caducidad del dispositivo.

Aunque hay quienes prefieren los métodos de planificación familiar naturales o de barrera para minimizar los posibles efectos secundarios, estos métodos conllevan el riesgo más elevado de embarazo, a menos que se pongan en práctica una serie de hábitos de seguimiento estrictos. No tiene por qué suponer un problema si la persona está abierta a quedarse embarazada, pero podría ser motivo de gran preocupación para alguien que no quiera tener hijos. Dado que todos los métodos anticonceptivos pueden fallar, cualquiera que no quiera concebir debería usar un método de refuerzo como los preservativos o plantearse la esterilización si cree que ha llegado el momento de tomar una medida permanente.

El precio o la posibilidad de acceder a un método puede limitar las opciones disponibles; en Estados Unidos, todos los seguros médicos comerciales y estatales están obligados por ley a cubrir los métodos anticonceptivos, incluidos los dispositivos de larga duración y la esterilización, pero no necesariamente cubrirán todas las marcas de anticonceptivos, y algunos métodos pueden resultar más caros. En el caso de las pacientes que no tienen seguro o que no cuentan con un ginecólogo o médico de atención primaria que les recete un anticonceptivo, en Estados Unidos, las clínicas de Planned Parenthood pueden ofrecer un acceso económico a todos los tipos de anticonceptivos, también por la vía de la telemedicina si no hay una clínica cerca.

Puntos clave

- Todos los métodos anticonceptivos hormonales se pueden utilizar para no tener la regla.
- Algunas pastillas anticonceptivas pueden mejorar el acné porque reducen los niveles de testosterona.
- Los DIU no causan abortos porque no interrumpen embarazos que ya se hayan implantado.
- El DIU de cobre es el anticonceptivo de emergencia más efectivo.
- El método de la marcha atrás tiene un índice de fallo muy elevado porque puede haber espermatozoides en el fluido que sale del pene antes de que se produzca la eyaculación.
- Los métodos de planificación familiar naturales, como el del calendario, presentan un elevado índice de embarazos a menos que la persona también haga un seguimiento de los signos de la ovulación, como la temperatura corporal basal y el moco cervical.

CAPÍTULO 21

Histerectomía

En Estados Unidos, más de 400.000 personas se someten a una histerectomía cada año, lo que la convierte en una de las cirugías más comunes.[1] La palabra *histerectomía* suele despertar una reacción negativa en quienes han oído que puede provocar síntomas menopáusicos, como sofocos o disminución del deseo sexual, o que su recuperación es larga y difícil. Existe mucha confusión sobre qué es exactamente una histerectomía, cómo y por qué se practica, y cuáles son sus verdaderos riesgos, especialmente en lo que respecta a la salud y el bienestar a largo plazo.

Muchos de los mitos que rodean a las histerectomías se basan en circunstancias del pasado que ya no reflejan las experiencias actuales de las personas. A las mujeres les suele alegrar saber que los efectos a largo plazo no son tan significativos como creían. Aunque como en cualquier otra cirugía existen riesgos, no es extraño que las pacientes a las que inicialmente les asustaba someterse a una histerectomía decidan que es la mejor opción para ellas una vez que han sido bien informadas.

Información básica sobre la histerectomía y la ooforectomía

Una histerectomía es una cirugía en la que se extrae el útero. Es importante saber que el término se refiere únicamente a la extirpación del útero y no de los ovarios. La extirpación quirúrgica de los ovarios recibe el nombre de *ooforectomía.* Antiguamente era más habitual que los ginecólogos recomendasen extirpar los ovarios al mismo tiempo que se practicaba la histerectomía para prevenir el cáncer de ovario. Hasta 2008, a más del 50 % de las personas que se sometían a una histerectomía también se les extraían los ovarios.[2] Eso significaba que había mujeres de apenas treinta y pocos años a las que de pronto se les inducía una menopausia quirúrgica, lo que daba lugar a síntomas como sofocos, cambios en el estado de ánimo, prolapso, incontinencia y disminución de la libido. Muchas personas asocian las histerectomías con estos síntomas menopáusicos porque había pacientes jóvenes que pasaban por la menopausia cuando se les extraían los ovarios en el momento de practicarles una histerectomía. No obstante, el útero no produce hormonas, por lo que su extirpación no desencadena la menopausia.

En 2008, el Colegio Estadounidense de Obstetras y Ginecólogos recomendó que se conservasen los ovarios en las mujeres premenopáusicas siempre que la histerectomía no tuviese por objeto tratar o prevenir el cáncer.[3] Así, hoy en día se dejan los ovarios en su sitio por defecto al practicar una histerectomía, a menos que la persona presente un riesgo significativo de cáncer de mama u ovario. Las mujeres posmenopáusicas a veces optan por que se les extirpen los ovarios para reducir su riesgo de cáncer de ovario, pero es importante que comenten con su médico los posibles riesgos para la salud.

Motivos por los que practicar una histerectomía

Las afecciones que se tratan por medio de una histerectomía incluyen los miomas, la adenomiosis, la endometriosis que afecta a la superficie del útero, el precáncer o cáncer de útero, problemas genéticos que aumentan el riesgo de padecer un cáncer de útero y la disforia de género. Las histerectomías se consideran el tratamiento definitivo para problemas médicos que tienen que ver con el útero, lo que significa que se da por hecho que extirpar el útero eliminará por completo dichas afecciones. Las excepciones son la endometriosis y el cáncer, ya que ambos pueden reaparecer tras una histerectomía.

Circula el mito de que las histerectomías se ofrecen a cualquiera que sencillamente quiera dejar de tener la regla o que no quiera quedarse embarazada en el futuro. En realidad, la histerectomía solo debería usarse para tratar enfermedades médicas graves si otros tratamientos menos agresivos no han funcionado. En la práctica, los seguros médicos en Estados Unidos no cubren esta intervención a menos que exista una indicación médica, como la presencia de miomas o reglas dolorosas y abundantes, y de ninguna manera la cubren como método de esterilización. Y, sobre todo, hay que tener en cuenta que, en lo que concierne a la salud y al bienestar de la persona, la histerectomía suele ser la opción de tratamiento más invasiva. Es una cirugía importante que implica la extirpación de un órgano, de forma que las pacientes deberían decantarse por ella solo cuando las medicaciones u otras intervenciones más suaves no han logrado controlar sus molestos síntomas. El objetivo es minimizar el riesgo de sufrir complicaciones, las cuales pueden ocurrir con todo tipo de cirugías.

Terminología quirúrgica

La terminología de las histerectomías puede resultar confusa porque el lenguaje que usan los profesionales médicos a veces difiere del que utiliza el público en general. Por ejemplo, muchas personas creen que una histerectomía parcial consiste en extirpar el útero y dejar los ovarios, cuando en realidad este término no existe en la terminología médica. Los médicos no hablan de «histerectomías parciales» porque no se sabe si se conservarán los ovarios, el cuello del útero o las trompas. Estas diferencias de expresión pueden generar confusión y problemas de comunicación, pero si las pacientes y sus médicos comparten un lenguaje común, podrán entenderse mejor y trabajar juntos para encontrar el tratamiento más adecuado. He aquí algunas definiciones básicas:

- *Histerectomía total:* se extirpa todo el útero, incluido el cuello uterino. Insisto, esto no significa que se extirpen los ovarios, ya que solo se refiere al útero y al cuello.

- *Histerectomía supracervical:* se extirpa el útero, pero se deja el cuello uterino.
- *Salpingectomía:* se extirpa una trompa de Falopio o ambas; cuando se extirpan las dos, se habla de una salpingectomía bilateral.
- *Ooforectomía / salpingo-ooforectomía:* se extirpa un ovario o los dos. Dado que las trompas de Falopio casi siempre se extirpan cuando se extraen los ovarios, los médicos suelen usar este término para hablar de la extracción de la trompa y el ovario.

Tipos de histerectomía

Antes de la década de 1990, la mayoría de las histerectomías se practicaban a través de una gran incisión abdominal llamada *laparotomía* o *histerectomía abierta*. Las cirugías abiertas suelen requerir un período de recuperación prolongado, y retomar el trabajo o el ejercicio físico se puede llegar a retrasar hasta dos meses. Ahora existen opciones muy poco invasivas para llevar a cabo las histerectomías, la laparoscópica (o robótica) y la vaginal. Las histerectomías laparoscópicas y vaginales permiten que la paciente se recupere más rápidamente y con menos dolor y riesgo de complicaciones derivadas de la cirugía, y de ahí que los ginecólogos traten de practicar las histerectomías por estas vías mínimamente invasivas siempre que pueden. No obstante, cada cirujano tiene un nivel de formación, experiencia y comodidad distinto cuando se trata de practicar histerectomías vaginales o laparoscópicas, y eliminar miomas uterinos de gran tamaño puede requerir una cirugía abierta. Es recomendable que las pacientes que se estén planteando someterse a una histerectomía busquen la opinión de cirujanos con distintos tipos de experiencia para explorar todas las opciones disponibles.

Histerectomía vaginal

Este tipo de histerectomía se practica exclusivamente por la vagina, sin necesidad de hacer ninguna incisión abdominal. Este método es fantástico para las pacientes que presentan prolapso uterino y suele incluirse en la cirugía uroginecológica cuando la paciente se está sometiendo a otras reparaciones vaginales para resolver un prolapso de los órganos pélvicos o incontinencia.

Existen limitaciones técnicas que determinan cómo de grandes pueden ser los úteros que se extirpan a través de la vagina. Los miomas en concreto pueden hacer que el útero se agrande mucho y que en ocasiones llegue incluso a llenar la pelvis entera o a extenderse hacia la parte superior del abdomen. Un útero de tales dimensiones no se podrá extirpar de forma segura por medio de una histerectomía vaginal, ya que en la vagina solo hay espacio suficiente para una pequeña incisión quirúrgica. Además, la cirugía vaginal no permite que el cirujano evalúe o maneje otras afecciones que se encuentren en el abdomen, como es el caso de la endometriosis.

No todos los ginecólogos ofrecen histerectomías vaginales; dado que la cirugía laparoscópica se ha vuelto mucho más habitual en las últimas décadas, el conocimiento sobre las cirugías vaginales ahora es más escaso. Pero cuando se ofrecen, son una opción excelente porque no requieren incisiones abdominales y la recuperación suele ser muy sencilla.

Histerectomía laparoscópica

El enfoque laparoscópico de una histerectomía es idóneo para tratar afecciones como el tejido cicatrizado y la endometriosis, ya que pueden ser difíciles o imposibles de ver con incisiones vaginales o abdominales. Al igual que con la histerectomía vaginal, existen limitaciones de tamaño en cuanto a cómo de grande puede ser el útero para que pueda extirparse por vía laparoscópica. Los miomas uterinos se pueden fragmentar en partes más pequeñas para poder extraerlos a través de una incisión en la vagina o en el abdomen. Este proceso de fragmentación puede llevar varias horas, y se evita cuando existe sospecha de cáncer por el riesgo de esparcir células cancerosas por el cuerpo. Incluso si no es necesario fragmentar el útero, la cirugía laparoscópica suele llevar más tiempo que la cirugía abierta, ya que los instrumentos utilizados son pequeños. Por esta razón, es necesario que la paciente esté lo suficientemente sana para tolerar el estrés físico de una anestesia prolongada.

La cirugía laparoscópica también se puede llevar a cabo con un robot quirúrgico. Algunos cirujanos prefieren trabajar con estos sistemas porque hacen que algunos pasos que forman parte de la cirugía, como la sutura laparoscópica, resulten más sencillos. Pero lo cierto es que, al final, el robot no deja de ser una herramienta que controla el propio cirujano y no un tipo diferente o superior de cirugía.

Histerectomía abdominal o abierta

Las histerectomías abdominales o abiertas se hacen a través de una única incisión de gran tamaño en la parte baja del abdomen. Se utiliza para extraer miomas uterinos muy grandes o si se sospecha la presencia de un cáncer de útero y este no se puede fragmentar para extirparlo poco a poco. La histerectomía abdominal también se puede recomendar en el caso de quienes presentan afecciones médicas que hagan que las cirugías prolongadas resulten más peligrosas. Teniendo en cuenta que la incisión es más grande, las histerectomías abiertas requieren un período de recuperación más largo que las laparoscópicas o vaginales, y entrañan un mayor riesgo de complicaciones, como la aparición de infecciones o hernias.

La histerectomía y el cuello del útero

Es frecuente que las pacientes pregunten si el cuello del útero debe conservarse durante una histerectomía porque han oído que es esencial para la salud sexual, el funcionamiento de la vejiga o la prevención del prolapso vaginal. Muchos estudios han demostrado que dejar el cuello del útero no aporta ningún beneficio médico; no hay diferencias en cuanto a la satisfacción sexual, la función de la vejiga o el riesgo de prolapso.[4] Por lo tanto, el procedimiento estándar consiste en extirpar el cuello del útero en el momento de practicar la histerectomía, ya que con ello se consigue eliminar el riesgo de padecer cáncer cervical. En Estados Unidos, si el cuello del útero se extirpa durante la histerectomía y la paciente no ha tenido precáncer en el cuello del útero en los veinte años anteriores, podrá dejar de hacerse la prueba de Papanicolau, ya que su objetivo es buscar este tipo de cáncer.

Hay quienes consideran que el cuello del útero es una parte importante de su respuesta sexual personal o de su habilidad de llegar al orgasmo. En este caso, no cabe duda de que merece la pena hablar de los riesgos y los beneficios que supone dejarlo y no extirparlo. A veces, el cuello del útero se conserva por razones de seguridad quirúrgica; por ejemplo, las cesáreas que se le hayan practicado a la paciente con anterioridad pueden generar cicatrices entre la vejiga y el cuello del útero, y si se observa un tejido muy cicatrizado, es posible que el cirujano decida dejar el cuello del útero en su sitio para reducir el riesgo de dañar la vejiga.

Riesgos para la salud relacionados con la menopausia

Incluso si se conservan los ovarios, las pacientes que se someten a una histerectomía pueden experimentar síntomas de la menopausia unos años antes de media que las demás.[5] También existe un riesgo más elevado de padecer enfermedades cardiovasculares.[6] Estos efectos pueden deberse a que durante la cirugía se cortan y sellan los pequeños vasos sanguíneos que discurren entre el útero y los ovarios, y que ese cambio en el flujo sanguíneo altere la función de los ovarios.

No existe ningún patrón definido en cuanto al riesgo de experimentar un prolapso de los órganos pélvicos o incontinencia, excepto cuando la paciente ya haya tenido estos problemas con anterioridad a la cirugía, en cuyo caso habrá un riesgo más elevado de que el prolapso o la incontinencia empeoren tras la histerectomía.

Salud sexual

Las pacientes suelen tener dudas sobre cómo será su salud sexual a largo plazo tras someterse a una histerectomía, ya que existe el mito de que esta intervención provoca la pérdida de la libido o de la capacidad de llegar al orgasmo. Hay muchos estudios sobre la función y la satisfacción sexual después de una histerectomía que se han centrado en evaluar distintos factores, como el tipo de histerectomía y si también se extirparon los ovarios o el cuello del útero. La mayoría de dichos estudios no arrojan ningún cambio a largo plazo en la función sexual tras someterse a una histerectomía de cualquier tipo, a menos que se extirpen también los ovarios, y en varios casos se ha observado que la satisfacción sexual en realidad mejoraba después de la histerectomía.[7] Esto ocurre porque las pacientes que se someten a esta intervención casi siempre tenían problemas graves de dolor o sangrado que afectaban a su función sexual o a su libido, y con la cirugía se les puso fin. Es posible que al principio haya cierta incomodidad al tener relaciones sexuales una vez superado el período posoperatorio de descanso pélvico que se recomienda, pero es algo que suele resolverse con tiempo, lubricación y paciencia.

Es importante tener en cuenta que si se extraen los ovarios puede haber una reducción de la libido, sequedad vaginal y dolor durante el sexo similares a lo que se experimenta durante la menopausia no quirúrgica.

Riesgos quirúrgicos generales

Las histerectomías entrañan los mismos riesgos básicos que cualquier otra cirugía del abdomen o la pelvis. Estos riesgos incluyen infecciones, sangrado, la necesidad de una transfusión de sangre, la aparición de coágulos en las venas, complicaciones derivadas de la anestesia, como problemas cardíacos o pulmonares, y daños en otros órganos, como el intestino, la vejiga y los uréteres.

La decisión de someterse a una histerectomía

Se trata de una decisión muy personal. Si estás considerando esta cirugía, es posible que recibas muchas opiniones externas. Puede que tus amistades y familiares tengan ideas firmes sobre las histerectomías basadas en mitos. Un médico podría decirte que es imprescindible que te hagan una histerectomía, incluso si no la quieres. Por otro lado, también podría desaconsejarla, aunque tú sientas que la necesitas, por ejemplo, si aún no has cumplido treinta años o no has tenido hijos. Al final, la decisión es tuya y, como siempre, si no te sientes cómoda con la recomendación de un médico, busca una segunda opinión para explorar todas tus opciones.

Puntos clave

- En Estados Unidos, más de 400.000 personas se someten a una histerectomía cada año.
- La histerectomía consiste en la extirpación del útero, no de los ovarios.
- Si la persona se somete a una histerectomía, y aunque los ovarios se conserven, existe un mayor riesgo de padecer enfermedades cardiovasculares a largo plazo.
- La función sexual suele permanecer inalterada o incluso mejorar después de la histerectomía.

CAPÍTULO 22

Ligadura de trompas

Tras la anulación de la sentencia de *Roe vs. Wade* en 2022, muchas personas en Estados Unidos se apresuraron a someterse a procedimientos de esterilización permanente, y en especial a la ligadura de trompas. En mi consulta en Pensilvania atendí a pacientes que viajaron desde lugares tan lejanos como Florida, y en las semanas posteriores a la anulación, hasta cincuenta personas al día llamaban para pedir cita para informarse sobre la esterilización. Muchas de estas pacientes ya habían intentado hacerse una ligadura de trompas, pero se encontraron con la negativa de múltiples médicos, a menudo porque no tenían hijos, tenían menos de treinta años o no estaban casadas. Incluso mujeres con varios hijos o mayores de treinta y cuarenta años decían haber recibido el mismo rechazo. La conclusión era siempre la misma: los ginecólogos se negaban a practicar la intervención alegando que la paciente podría arrepentirse en el futuro.

Frustradas y sintiéndose impotentes, a menudo aceptaban esta situación, o al menos hasta que la anulación de la sentencia de Roe de pronto criminalizó el aborto en varios estados. Ante un futuro aterrador e incierto en el que un fallo del anticonceptivo podría significar verse obligadas a llevar adelante un embarazo no deseado o arriesgarse a ir a la cárcel por haber abortado, comenzaron a pedir hora para informarse sobre la esterilización con una urgencia renovada. Los grupos en redes sociales para personas sin hijos, uno de los más grandes de los cuales es uno de Reddit con más de un millón de miembros, publicaban desde hacía tiempo directorios de médicos dispuestos a practicar esterilizaciones con independencia de la edad de la paciente, su estado civil o los hijos que tuviera.[1] Tras la anulación de la sentencia de *Roe vs. Wade*, muchas personas, desesperadas por someterse a una esterilización, se desplazaron a otros estados para acudir a las consultas de los médicos de estas listas.

Información básica sobre la esterilización

Si una persona con útero quiere esterilizarse, se le tendrán que bloquear o extraer las trompas de Falopio para que los espermatozoides no puedan llegar a los óvulos. Coloquialmente, se habla de hacerse una ligadura de trompas; aunque ya no se ligan las trompas de manera literal, la mayoría de la gente sigue utilizando esta expresión.

Hoy en día, los ginecólogos suelen extirpar ambas trompas de Falopio para esterilizar a la paciente; a esto se lo conoce con el nombre de *salpingectomía bilateral*. Esta intervención tiene la ventaja de ser el método de esterilización de las trompas más efectivo a la hora de evitar el embarazo, y también reduce las probabilidades de padecer cáncer de ovario, ya que muchos de estos cánceres se originan en las trompas.[2]

La ligadura de trompas se puede hacer por vía laparoscópica o justo después de tener un hijo. Las ligaduras posparto se pueden hacer directamente a través de la incisión de la cesárea; en el caso de los partos vaginales, el útero permanece elevado en el abdomen durante aproximadamente un día después de haber nacido el bebé, de forma que se puede llegar a las trompas a través de una pequeña incisión en el ombligo. Las trompas se pueden extraer enteras, como en los casos anteriores, o se puede hacer una pequeña ligadura en una porción de la trompa con puntos absorbibles, para luego cortar o cauterizar, o ambas, la parte que queda al otro lado.

La esterilización laparoscópica de las trompas se puede hacer utilizando instrumentos que queman o cortan una pequeña porción del medio de la trompa, sin necesidad de extirparla por completo. Otras técnicas de ligadura de trompas incluyen el uso de pequeñas pinzas o anillos de caucho para bloquear las trompas. Estos métodos son más fáciles de revertir si la paciente cambia de idea en algún momento, ya que solo se daña una pequeña parte de la trompa, pero también presentan un mayor riesgo de embarazo, ya que los dispositivos pueden soltarse. Tras colocarlos, también pueden provocar algo de dolor. Por esta razón, ahora que la salpingectomía se ha popularizado, estas técnicas son menos comunes.

Reversibilidad

La salpingectomía no es reversible en ningún caso, ya que se extirpa toda la trompa de Falopio. En el caso de los métodos que no implican extirpar toda la trompa, es posible que las partes que no han sido dañadas se vuelvan a unir en un procedimiento llamado *reversión de la ligadura de trompas*. Lamentablemente, nunca está garantizado que la ligadura se pueda revertir; el calor de la cauterización puede haber causado demasiado daño en la trompa; la trompa reparada puede cicatrizarse, lo cual daría lugar a un riesgo de embarazos ectópicos; y la reversión de la ligadura es una intervención cara que en Estados Unidos no la cubre el seguro médico. Por todo ello, la esterilización de las trompas de cualquier tipo debería ser solo una opción si la paciente no quiere quedarse embarazada en el futuro o si, en el caso de cambiar de opinión, está dispuesta a someterse a un proceso de FIV para sortear las trompas de Falopio.

Entre el 5 y el 25 % de personas que se han realizado una ligadura de trompas se arrepentirán en algún momento, y el índice de arrepentimiento más elevado corresponde a las pacientes que tenían poco más de veinte años cuando se sometieron a la intervención.[3] Factores como tener una nueva pareja que desee tener hijos también pueden contribuir a este sentimiento. Dado que en caso de querer concebir tras una ligadura habría que recurrir a métodos costosos e invasivos como la cirugía de reversión de la ligadura o la FIV, a algunos médicos les preocupa que las pacientes los consideren responsables si cambian de idea en el futuro. Sin embargo, la inmensa mayoría de las personas que deciden someterse a una ligadura de trompas son muy felices con su decisión.

Algunos ginecólogos se niegan a practicar una esterilización si creen que la paciente podría arrepentirse en un futuro, especialmente si no tiene hijos o tiene menos de treinta años. Muchas personas me han contado que un médico les dijo que no podían someterse a una esterilización hasta cumplir un objetivo arbitrario, y a menudo poco realista, como haber tenido tanto un niño como una niña, tener más de cuatro hijos, o tener una edad avanzada, como los cuarenta y cinco años.

Aunque no hay estudios sobre la frecuencia con que se niegan las esterilizaciones a los hombres en comparación con las mujeres, no cabe duda de que la decisión de hacerse una vasectomía no se cuestiona ni por asomo tanto como la de ligarse las trompas. Los factores culturales, entre ellos las expectativas de los roles de género, forman parte de la presuposición de que una persona que tiene la capacidad física de ser madre querrá serlo o tener más hijos en un futuro, incluso si afirma claramente que no es así. Las personas podemos arrepentirnos de casi todas las decisiones que tomamos en la vida, ya sea someternos a una intervención, casarnos o decidir tener hijos. Pero la sociedad no tiene la potestad de arrebatar el derecho de las personas adultas de tomar sus propias decisiones solo porque quizá se arrepientan más adelante. Los adultos que tienen la capacidad de tomar sus propias decisiones médicas deberían tener el derecho de decidir esterilizarse tras ser debidamente informados, incluso si existe el riesgo de que se arrepientan.

Directrices legales

Existen diversas restricciones para acceder a las intervenciones de esterilización, y varían según las leyes locales y nacionales y en función de las pautas de cada seguro médico. En Estados Unidos, los planes de seguros médicos como Medicaid establecen una edad mínima de veintiún años y un período de espera obligatorio de treinta días entre el momento en que se firma el consentimiento para la ligadura de trompas y el día de la intervención.[4]

Estas restricciones de edad y requisitos de períodos de espera tienen un pasado oscuro. Entre 1909 y 1979, el Gobierno de Estados Unidos llevó a cabo varias campañas eugenésicas en las que más de 60.000 mujeres fueron esterilizadas a la fuerza, principalmente mujeres de color, personas de comunidades pobres y con discapacidades físicas.[5] La mayoría de estas esterilizaciones se realizaron en instituciones para personas consideradas «débiles mentales» o «deficientes mentales». En la actualidad, para proteger a las pacientes vulnerables de ser esterilizadas sin su debido consentimiento, las leyes estatales que regulan los seguros médicos garantizan que quienes se sometan a una ligadura de trompas tengan la edad y la capacidad mental necesarias para tomar esa decisión. Medicaid y otros planes de cobertura públicos también exigen ese mes de espera para asegurarse de que la persona tenga el tiempo suficiente para reflexionar sobre su decisión y, si lo desea, cambiar de opinión.

Por desgracia, eso que suena como una serie de reglas más que razonables para proteger a las pacientes puede estar impidiendo que quien quiere ligarse las trompas pueda hacerlo. Por ejemplo, una paciente de Medicaid que inicia su atención prenatal en un estado del embarazo ya avanzado puede no firmar los formularios necesarios con la antelación suficiente para que le hagan la ligadura al tener a su bebé. Tendría que volver para hacerse la cirugía más adelante, lo cual quizá no le sea posible por tener que ocuparse de su hijo o por las exigencias de su trabajo. Tiene que haber un equilibrio entre la protección de las pacientes y poner obstáculos que pueden impedir el acceso a la atención médica.

Riesgos quirúrgicos

Todas las cirugías tienen sus riesgos, como ya he explicado en otros capítulos. En cualquier operación abdominal se corre el riesgo de contraer una infección, de que haya hemorragias, se formen coágulos en las venas o se dañen otros órganos o los vasos sanguíneos del abdomen o la pelvis, además de los riesgos médicos que supone estar bajo anestesia.

Muchas personas preguntan si ligarse o extirparse las trompas afectará a sus hormonas o períodos. Hay rumores sobre el síndrome posligadura de trompas, que no es más que un invento, y que supuestamente provoca alteraciones en el estado del ánimo o irregularidades menstruales. Se han hecho muchos estudios sobre las hormonas y la salud después de las ligaduras de trompas y de las salpingectomías, y se ha concluido que no hay diferencias significativas en los niveles hormonales, el estado de ánimo o los períodos.[6] Como ocurre con las histerectomías, la satisfacción sexual se mantiene igual o incluso mejora después de la esterilización. Esto probablemente se deba a que las personas sienten menos estrés relacionado con el riesgo de embarazo o, en algunos casos, a que dejan de usar anticonceptivos que pueden afectar a la libido.[7] Hay quienes creen que las trompas de Falopio son necesarias para que las hormonas se desplacen desde los ovarios hacia el útero, pero eso no es cierto; las hormonas se desplazan por el torrente sanguíneo, no por la trompa, de forma que los períodos deberían ocurrir como siempre después de que se hayan bloqueado o extirpado las trompas. El cirujano irá con cuidado de evitar dañar los ovarios o los vasos sanguíneos de los ovarios durante la cirugía, ya que un ovario dañado sí puede afectar a las hormonas.

Dejar de tomar anticonceptivos hormonales después de una ligadura de trompas puede provocar acné, períodos irregulares o dolorosos y cambios de humor. Eso se debe a que los anticonceptivos hormonales pueden regular los períodos y reducir el sangrado y los dolores menstruales, así como aliviar los cambios de humor premenstruales y el acné hormonal. Dejar de tomar los anticonceptivos cuando ya no son necesarios deja al descubierto unos síntomas que los anticonceptivos habían suprimido hasta ese momento. Por todo ello, si la paciente está conforme con no tener la regla y los demás beneficios que pueda obtener de la píldora anticonceptiva, puede que prefiera seguir tomándola después de haberse esterilizado, a pesar de que ya no le haga falta hacerlo para evitar el embarazo.

Consultas sobre la esterilización

Durante cualquier consulta relacionada con una cirugía, el médico tomará nota de tu historial médico y, si es necesario, te hará una breve exploración física para valorar si la cirugía es segura para ti. También te informará sobre los riesgos y las alternativas que tiene la intervención. En el caso de la esterilización, esto incluye el riesgo de arrepentimiento y las opciones de métodos anticonceptivos reversibles. Si tienes una pareja masculina monógama con la que llevas mucho tiempo, se mencionará la opción de la vasectomía porque es menos invasiva que la ligadura de trompas y conlleva menos riesgos quirúrgicos.

Si tienes dudas sobre tu decisión, siempre se te recomendará un método anticonceptivo reversible hasta que estés completamente segura. Pero si tienes claro que quieres esterilizarte, cumples los requisitos legales para consentir una intervención quirúrgica y tu médico ha determinado que puedes someterte a una operación sin ponerte en riesgo, deberías poder seguir adelante. El ginecólogo te explicará cómo lleva a cabo las esterilizaciones, qué puedes esperar antes, durante y después de la operación, y revisará el formulario de consentimiento contigo, así como cualquier otro formulario que tengas que rellenar para tu seguro médico.

Si no te sientes cómoda con la recomendación del médico, intenta buscar una segunda opinión si te es posible. El foro de Reddit para personas sin hijos que he mencionado antes, así como otras listas de cirujanos, pueden ayudarte a encontrar otros médicos cerca de ti.

Puntos clave

- La salpingectomía bilateral es un proceso de esterilización que consiste en extirpar las trompas de Falopio y que reduce el riesgo de desarrollar cáncer de ovario.
- Los planes de cobertura médica estatales como Medicaid establecen una edad mínima de veintiún años para poder ligarse las trompas y exigen un período de espera de 30 días entre el momento de firmar el consentimiento para la ligadura y el día de la operación.
- Ni las hormonas ni los períodos cambian después de que la persona se haga una ligadura de trompas.
- Las vasectomías son menos invasivas y suponen menos riesgos quirúrgicos que la esterilización de las trompas.
- Si tu médico se niega a realizarte una ligadura de trompas, puedes pedir una segunda opinión. En las redes sociales hay grupos para personas sin hijos que ofrecen listas de médicos que están dispuestos a esterilizar a pacientes que no tienen hijos.

CAPÍTULO 23

Aborto

En Estados Unidos, una de cada cuatro mujeres abortará en algún momento de su vida.[1] Incluso si tú no necesitas atención médica para interrumpir un embarazo, casi con toda seguridad conoces a alguien que ha abortado o que podría necesitarlo en el futuro. En última instancia, el debate sobre el aborto gira en torno al derecho a la autonomía corporal y a la capacidad de tomar decisiones sobre la propia salud. Además, en la decisión de interrumpir un embarazo influyen numerosos factores médicos y sociales sumamente complejos, y prohibir o criminalizar el aborto puede poner vidas en riesgo.

Información básica sobre el aborto

Existe una enorme cantidad de desinformación sobre el aborto, empezando por la definición básica de la palabra. *Aborto* no es más que el término médico que se utiliza para hacer referencia al fin de un embarazo, e incluye también los abortos espontáneos. Cuando la mayoría de las personas usa la palabra *aborto*, suelen referirse a que la persona embarazada ha decidido poner fin al embarazo, algo que se conoce como *aborto voluntario o terapéutico.*

La comunidad provida ha perpetuado el mito de que la gente aborta por irresponsabilidad y por no utilizar anticonceptivos. La realidad es que todos los métodos anticonceptivos pueden fallar y dar lugar a un embarazo, y que algunas personas quedan embarazadas como resultado de una violación o un incesto. Muchos embarazos cuidadosamente planeados y muy deseados también terminan en aborto por razones médicas. Más de la mitad de las mujeres que ponen fin a un embarazo ya tienen hijos, de forma que no se puede decir que estén tratando de rehuir las responsabilidades de la crianza.[2]

Algunas personas optan por un aborto voluntario porque no desean estar embarazadas o dar a luz, o porque no pueden tener un hijo por motivos económicos, sociales, médicos o de otra índole. También hay muchas situaciones en las que existe una razón médica que obliga a abortar porque la salud de la gestante está en peligro. Estas situaciones incluyen la ruptura prematura de membranas; la abrupción o desprendimiento de la placenta, lo cual puede causar una hemorragia; la preeclampsia severa; problemas graves de corazón, pulmón o riñón que empeoran con el embarazo, o que la paciente tenga un cáncer que no se pueda tratar mientras está embarazada. También existen anomalías fetales que son incompatibles con la vida o que darían lugar a una vida llena de intervenciones médicas dolorosas para el niño, y los padres pueden optar por poner fin al embarazo en lugar de permitir que su hijo sufra. Contrariamente al relato de que al prohibir el aborto se está protegiendo la vida, muchos casos de aborto se llevan a cabo con el propósito de preservar la vida, ya sea protegiendo la salud de la embarazada o evitando el sufrimiento del niño.

Tras la revocación de la sentencia *Roe vs. Wade*, varios estados implementaron la prohibición del aborto, excepto cuando sea necesario para salvar la vida de la madre. Por desgracia, estas excepciones no son la panacea que muchos creen, y, de hecho, pueden estar poniendo en peligro las vidas de las pacientes. En la atención médica casi nada es blanco o negro, y de ahí que no siempre esté claro si la vida de la paciente peligra lo suficiente como para permitir la interrupción legal del embarazo hasta que ya es demasiado tarde. Las leyes del aborto no ofrecen unas pautas claras que establezcan qué constituye una amenaza para la vida, lo cual deja a médicos y pacientes en un limbo muy peligroso. Teniendo en cuenta que las penalizaciones por practicar un aborto en los lugares donde está criminalizado incluyen tiempo en prisión o la pérdida de la licencia médica, los profesionales médicos se ven obligados a no actuar siempre que haya dudas sobre si la vida de la paciente está o no en peligro.

Desde que se implementó la prohibición del aborto en Texas, varias mujeres han contado a la prensa sus experiencias de rotura prematura de membranas en las primeras etapas del embarazo: a pesar de que las probabilidades de poder llevar adelante el embarazo hasta llegar a una edad gestacional viable eran sumamente bajas, y como su vida no corría un riesgo inminente, los médicos no pudieron poner fin a sus embarazos de forma legal hasta que desarrollaron infecciones de útero y se volvieron sépticas, para cuando ya se encontraban en estado crítico.[3] Este mismo escenario médico dio lugar a una tragedia en Irlanda en 2012, cuando una mujer llamada Savita Halappanavar rompió aguas a las diecisiete semanas de gestación.[4] Como en aquel entonces el aborto era ilegal en Irlanda, los médicos consideraron que no podían practicarle un aborto mientras el corazón del feto siguiese latiendo. Esperaron hasta que la mujer se puso gravemente enferma antes de poner fin al embarazo, pero para entonces ya fue demasiado tarde para salvarle la vida. La muerte de Savita conmocionó al país y contribuyó a que la población votase en 2018 por el partido que pondría fin a la prohibición constitucional del aborto.

Aborto y salud pública

Prohibir o criminalizar el aborto nunca ha evitado su práctica. De hecho, según el Guttmacher Institute, la mayoría de los países que restringen el aborto tienen tasas más elevadas de aborto que los que no, porque el uso de anticonceptivos también suele ser más reducido en dichos países.[5] La OMS estima que cada año se practican veinticinco millones de abortos en condiciones poco seguras;[6] y en los países donde es ilegal o de difícil acceso, los abortos poco seguros son una de las causas más importantes de mortalidad materna y se cobran las vidas de decenas de miles de personas al año en todo el mundo.[7] Y muchos millones más padecen complicaciones a largo plazo por culpa de haberse sometido a un aborto en condiciones poco seguras.

En las décadas de 1950 y 1960, antes de que el Tribunal Supremo de

Estados Unidos aprobase la sentencia *Roe vs. Wade* en 1973 que protegía el derecho constitucional al aborto, se estima que en el país se practicaban entre 200.000 y 1,2 millones de abortos cada año.[8] Un artículo de la revista *New England Journal of Medicine* sobre los peligros del aborto ilegal antes de Roe detallaba los horrores presenciados por médicos y forenses durante esa época: mujeres que morían por sepsis o embolias gaseosas; perforaciones de órganos causadas por objetos como perchas, agujas de ganchillo o ramas de árbol que se utilizaban para intentar autoinducir un aborto.[9] Dado que este tipo de complicaciones solían llevarse en secreto en la época anterior a Roe, es difícil saber el número exacto de personas que sufrieron. No obstante, el mismo artículo de la revista *New England Journal* destaca que las muertes provocadas por abortos prácticamente se detuvieron en Estados Unidos después de que se legalizase el aborto en 1973, y en Rumanía y Sudáfrica se habla de situaciones parecidas una vez que se levantaron las restricciones que afectaban al aborto.[10]

Los abortos seguros y legales practicados por profesionales médicos formados suponen muchos menos riesgos para la salud que el embarazo o el parto. Es un hecho que los estados en los que las leyes del aborto son más restrictivas también presentan una mortalidad materna notablemente más elevada, ya que en dichos estados también suele haber índices más elevados de pobreza y las embarazadas tienen menos acceso a la sanidad. Los datos publicados en 2020 mostraban que los estados en los que las leyes del aborto eran más restrictivas tenían un índice de mortalidad materna un 62 % más elevada en general.[11] Los investigadores que utilizaron estos datos estimaron que una prohibición nacional del aborto aumentaría la mortalidad materna en un 24 % en general y en un 39 % entre las personas negras, quienes se enfrentan a un riesgo de muerte durante el embarazo mucho mayor a causa de varios factores, entre ellos, el racismo estructural y los sesgos implícitos de la sanidad.[12]

El aborto no solo es una decisión médica personal, sino que también constituye un importante problema de salud pública y justicia en salud. De hecho, la OMS considera que el acceso al aborto seguro es uno de los factores más importantes para reducir la mortalidad materna en todo el mundo.[13] Después de la revocación de *Roe vs. Wade* en 2022, las principales asociaciones médicas de Estados Unidos dedicadas a la salud reproductiva y de las mujeres —entre ellas, el Colegio Estadounidense de Obstetras y Ginecólogos, la Sociedad Estadounidense de Medicina Reproductiva, la Sociedad de Medicina Fetal Materna y la Asociación Médica Estadounidense— publicaron una declaración conjunta en la que condenaban la decisión.[14] Ponían énfasis en los peligros médicos que supone restringir el acceso a los abortos seguros y apuntaban que estos riesgos afectarían sobre todo a las mujeres de comunidades marginalizadas.

Orientación y evaluación

En la mayoría de los países, incluso si el aborto es legal, hay que seguir una serie de pautas estrictas para poder practicar un aborto. Las personas que quieran abortar tendrán que hablar con su médico sobre las regulaciones legales de su estado o región, así como de su situación médica personal. En general, a las pacientes se les explican los riesgos de la intervención y se les ofrecen alternativas como la adopción. El embarazo se debe datar con la mayor precisión posible, ya que la mayoría de las leyes establecen límites gestacionales. Para determinar la edad gestacional, el médico pregunta la fecha del último período menstrual y si la persona tiene reglas regulares. Si la embarazada tiene ciclos irregulares o desconoce la fecha de su última regla, o se tiene la sospecha de un posible embarazo ectópico o aborto espontáneo, es posible que haya que hacer una ecografía. Algunos estados en Estados Unidos exigen que se hagan ecografías pélvicas a todas las pacientes que quieren abortar, aunque, según el Colegio Estadounidense de Obstetras y Ginecólogos, en la mayoría de los abortos de primer trimestre no hay razón médica para ello.[15]

Muchas personas, entre ellos los legisladores, no terminan de entender que la edad gestacional del embarazo no corresponde al número de semanas desde que la persona descubre que está embarazada o después de no haber tenido la regla, sino desde el primer día de la última regla. Esto significa que una persona ya está embarazada varias semanas antes de que no le venga la regla o de que la prueba de embarazo pueda detectarlo. Esto explica por qué muchas personas no saben que están embarazadas hasta que llegan a las seis u ocho semanas de embarazo, que es el límite de edad gestacional para el aborto en algunos estados de Estados Unidos.

Aborto médico

Cuando el embarazo está en sus primeras etapas, se pueden utilizar fármacos para interrumpirlo, un procedimiento que se conoce como *aborto médico*. En Estados Unidos, estos tratamientos con pastillas incluyen una combinación de mifepristona (RU-486), una medicación antiprogesterona, y misoprostol, una prostaglandina. Como la progesterona ayuda al avance del embarazo, su bloqueo puede provocar la separación de la placenta y la interrupción del embarazo. El misoprostol ablanda y dilata el cuello del útero, además de provocar que el útero se contraiga. En Estados Unidos, la Administración de Alimentos y Medicamentos ha aprobado que se pueda practicar el aborto médico con mifepristona hasta una edad gestacional de diez semanas.[16]

El público en general, los políticos y los medios de comunicación suelen considerar erróneamente que las pastillas anticonceptivas de emergencia son pastillas abortivas, pero el error radica en que los anticonceptivos de emergencia funcionan como cualquier otra pastilla anticonceptiva, es decir, evitando que se produzcan la ovulación y el embarazo. No provocan el aborto de un embarazo establecido, como sí hace la mifepristona.

Los abortos médicos permiten que la paciente pueda ahorrarse intervenciones quirúrgicas más invasivas, y la mayoría de las personas que necesitan abortar en las etapas tempranas del embarazo prefieren la opción médica. En Estados Unidos, estos fármacos se pueden obtener en consultas de telemedicina o por correo, lo cual hace que resulte más fácil tener acceso al tratamiento enseguida y ayuda a garantizar la confidencialidad. Se han llevado a cabo varios estudios que demuestran la seguridad de recetar fármacos abortivos de forma remota, y tanto el Colegio Estadounidense de Obstetras y Ginecólogos como la Federación Nacional del Aborto (NAF, por sus siglas en inglés) apoyan que los pacientes puedan acceder a fármacos para abortar sin tener que someterse a una exploración en persona.[17]

Las limitaciones de los abortos médicos incluyen que las pacientes pueden experimentar sangrado y dolor al expulsar el tejido y, en algunos casos, puede ser necesaria una intervención para extraer el resto del tejido si no se expulsa por completo. Siempre tiene que haber un plan de seguimiento para asegurar que el aborto se lleva a cabo con total seguridad. Pero, en última instancia, el aborto médico suele ser sumamente efectivo, y entre el 95 y el 98 % de las personas consiguen interrumpir el embarazo por completo con el tratamiento.[18]

Aborto quirúrgico

A pesar de que el aborto médico es muy efectivo y permite que la persona goce de privacidad al poder tratarse en casa, algunas optan o necesitan someterse a un aborto quirúrgico. Esto puede deberse a que el embarazo está demasiado avanzado para poder tratarlo con pastillas, o porque la paciente no quiere pasar por el sangrado o el dolor que pueden acompañar la expulsión en casa.

Las dilataciones y los curetajes son los abortos quirúrgicos que se practican durante el primer trimestre, y las dilataciones y evacuaciones en el segundo, aunque a veces estos términos se usan indistintamente para hacer referencia al procedimiento del aborto quirúrgico. Todos los abortos quirúrgicos se llevan a cabo abriendo suavemente el cuello del útero y aplicando succión o usando instrumental para extraer el tejido del embarazo del útero. Estas intervenciones se suelen hacer bajo algún tipo de anestesia; como mínimo se inyecta anestesia local en el cuello del útero o en la zona que lo rodea, ya sea con o sin sedación. Algunos abortos del primer trimestre se pueden hacer en la consulta para comodidad de la paciente, pero muchas de estas intervenciones se practican en el quirófano si la paciente quiere que se la anestesie o por razones de seguridad, como sería el caso de querer evitar el riesgo de sangrado. Los abortos quirúrgicos entrañan el riesgo de dañar el cuello del útero o el útero y de que se formen cicatrices en la cavidad del útero. Tanto los abortos médicos como los quirúrgicos suponen riesgos de infección, sangrado y retención del tejido del embarazo, que pueden hacer necesarios procedimientos adicionales para completar la extracción.

Aborto en el segundo semestre

Circula el mito de que se están practicando una gran cantidad de abortos tardíos. Para empezar, la expresión *aborto tardío* no se usa en los contextos médicos, además de ser sumamente engañosa, ya que implica que se están interrumpiendo embarazos a punto de llegar a término, cuando el feto sería viable fuera de la matriz. La mayoría de los estados restringen el aborto a partir del momento en que el feto es viable, lo que, según la fuente local que se consulte, se considera a partir de las 23 o 24 semanas de gestación. La inmensa mayoría de los abortos que se practican en Estados Unidos, hasta el 93 %, se hacen en el primer trimestre.[19] Solo el 6 % de los abortos se realizan entre las semanas 14 y 20, y solo el 1 % después de la semana 21. El acceso al aborto en el segundo trimestre es más limitado que durante el primero debido a restricciones legales y a la escasez de médicos con la formación especializada necesaria para manejar estos casos complejos. Cuando es necesario practicar un aborto en el segundo trimestre, suele ser en circunstancias sociales, emocionales y médicas extremadamente difíciles, y estas decisiones nunca se toman a la ligera.

Puede que la paciente no aborte hasta el segundo trimestre porque ha tardado en descubrir que está embarazada, por los obstáculos al acceso a la atención médica o por situaciones médicas que se presentan cuando el embarazo ya está avanzado. Los abortos debidos a anomalías fetales suelen hacerse en el segundo trimestre simplemente porque la ecografía para comprobar los rasgos anatómicos del feto que forma parte de la atención prenatal rutinaria se hace entre las semanas 18 y 22. Asimismo, en el segundo trimestre es cuando pueden aparecer complicaciones obstétricas, como la rotura de membranas, la preeclampsia o los desprendimientos. Las menores tienen más probabilidades de abortar en el segundo trimestre que las adultas por varias razones: las niñas y las adolescentes no siempre son conscientes de que están embarazadas hasta que aparece algún signo físico indiscutible o un adulto se da cuenta de dichos cambios; puede que les dé miedo contarles a sus padres o tutores que están embarazadas, o no saben cómo obtener atención médica.

En el segundo trimestre, un aborto puede realizarse mediante dilatación o evacuación, o mediante la inducción al parto para que el feto sea expulsado por vía vaginal. A veces se opta por inducir el parto para evitar someterse a una intervención quirúrgica o para poder sostener el feto en brazos en el caso de embarazos deseados que deben interrumpirse por razones médicas. No obstante, pasar por el parto puede resultar doloroso tanto emocional como físicamente, y por eso se ofrecen las dilataciones y evacuaciones como alternativa. Como siempre, se trata de una decisión muy personal que suele tomarse tras una larga conversación con los médicos.

Puntos clave

- En Estados Unidos, una de cada cuatro mujeres abortará en algún momento de su vida.
- Prohibir o criminalizar el aborto no hace que no se produzcan abortos. De hecho, la mayoría de los países que restringen su acceso tienen tasas de aborto más altas que aquellos donde es legal.
- La mifepristona (RU-486) es la pastilla que se usa para los abortos médicos. No es lo mismo que la pastilla anticonceptiva de emergencia, la cual evita el embarazo y no provoca el aborto.
- El 90 % de los abortos que se practican en Estados Unidos tienen lugar en el primer trimestre. Tan solo el 1 % se hace después de las 21 semanas.
- Los abortos son tratamientos médicos, y como cualquier otra decisión médica, las pacientes deben tener la autonomía de optar por la opción que más beneficia a su salud y bienestar tras hablarlo con sus médicos.

CAPÍTULO 24

Exploraciones ginecológicas e intervenciones ambulatorias

Tanto si es tu primera visita como la número cincuenta, es normal estar nerviosa al ir al ginecólogo. Sentir cierta ansiedad a la hora de someterse a exploraciones o intervenciones pélvicas es común, y experiencias previas pueden hacer que te sientas especialmente vulnerable. Tal vez una exploración anterior fue dolorosa, el médico no te explicó bien lo que ocurría o no escuchó tus inquietudes, o quizá tengas un historial de agresión sexual o trauma. Los hombres trans o los pacientes no binarios se pueden sentir especialmente incómodos al acudir a la consulta por miedo a que los traten con el género incorrecto o a sufrir disforia durante las exploraciones pélvicas. Sea cual sea tu historia personal, mereces que te respeten y te apoyen para que puedas recibir la atención médica que necesitas.

En este capítulo veremos qué cabe esperar durante una visita al ginecólogo, así como durante las exploraciones rutinarias y las intervenciones que se practican en la consulta, y qué estrategias puedes seguir para evitar sentirte incómoda. También hablaré de cómo establecer un diálogo fructífero con el médico acerca de tus objetivos, preocupaciones y dudas. Espero que estas herramientas te sirvan para que, la próxima vez que tengas hora con el ginecólogo, acudas a la cita sintiéndote informada y tengas una experiencia tan cómoda y positiva como sea posible.

Comunicación

La visita empieza con una conversación con el médico o sanitario. Recabar información sobre ti es una parte importante de cualquier consulta médica, como también lo es ofrecerte la información que necesitas para tomar decisiones sobre tu salud. La comunicación con el médico puede ser tan o incluso más importante que cualquier exploración o intervención, ya que a través de ella podrá comprender tus necesidades médicas y determinar el tratamiento y apoyo más adecuados para ti.

Al inicio de la visita, el auxiliar, la enfermera o el médico te preguntará sobre tu historial médico, qué síntomas presentas y si tienes alguna preocupación en concreto que quieras comentar. Es ahora cuando debes explicar tu problema médico o cualquier duda que tengas sobre tu salud. En esta primera conversación conviene también que le expliques a tu médico si has pasado por algún episodio traumático o doloroso que haga que las exploraciones o intervenciones pélvicas te resulten especialmente angustiosas.

Haz hincapié en aquello a lo que quieras dar prioridad tanto en la visita como en tu atención en general. Al decirle a tu médico desde el principio qué problemas te resultan más urgentes o importantes, conseguirás aprovechar al máximo el tiempo que tienes durante la visita. Lo mismo ocurre con tus opiniones sobre ciertos tipos de tratamiento, por ejemplo, si estarías dispuesta a tomar medicaciones hormonales o someterte a cirugías. El médico pondrá sobre la mesa todas tus opciones, pero si sabe que no quieres operarte o que prefieres no tomar hormonas, podrá dar prioridad a otros tratamientos.

Si tienes cualquier duda, pídele al médico que te la aclare. Por ejemplo, si no acabas de entender por qué te recomienda una prueba en concreto o cuáles son tus opciones para gestionar el dolor durante una intervención, pide tanta información como quieras hasta sentirte cómoda. Explícale por qué la prueba o tratamiento en cuestión te plantea dudas o confusión, así podrá hacer las aclaraciones necesarias para que puedas tomar la decisión con fundamento.

Quizá te vaya bien que te acompañe alguien a la cita —tu pareja, un familiar o una amiga— que te ayude a tomar notas, hacer preguntas, recordar información o darte la mano durante una exploración o intervención. Tener cerca a una persona de confianza puede ayudar a aliviar parte de la ansiedad que tal vez sientas.

Es posible que en alguna ocasión el médico te recomiende una intervención o un tratamiento que no quieres seguir. Puedes ser honesta y decir: «No estoy cómoda con esta opción, preferiría probar otra cosa». Trata de explicar qué te preocupa, porque puede que tenga remedio; por ejemplo, si te preocupa que una intervención te resulte dolorosa, se te podrán ofrecer opciones para controlar el dolor.

Puede que, bajo ciertas circunstancias, sientas que el médico no te está escuchando, no te da la información que necesitas o no te ofrece una opción de tratamiento que te interese. Puedes explicarle por qué sus recomendaciones no son adecuadas para ti y preguntar si existen otras alternativas que se ajusten mejor a tus necesidades. Si no es así, siempre puedes solicitar que te cambien de médico, pedir recomendaciones a tus conocidos o buscar un profesional a través de internet. Es común que los médicos no sean expertos en todos los aspectos de la atención ginecológica, y puede que necesites acudir a un especialista para que te ofrezca más opciones.

Exploraciones rutinarias e intervenciones ginecológicas

Las revisiones ginecológicas anuales son visitas preventivas cuyo objetivo es hacer seguimiento de tu salud reproductiva en general. La conversación del inicio de la visita incluirá preguntas sobre tus reglas, sobre tu salud sexual, planes de fertilidad, necesidad de usar anticonceptivos y cualquier síntoma vaginal, urinario, perimenopáusico o menopáusico que puedas estar experimentando. El médico también comprobará tus constantes vitales, te preguntará sobre tu salud en general y te hará las recomendaciones pertinentes acerca de la prevención del cáncer de mama, de cuello del útero y de colon. Según la edad y los factores de riesgo que presentes en relación con los cánceres e ITS, se te harán ciertas pruebas.

Una vez realizada la entrevista, la siguiente parte de la consulta puede incluir una exploración de las mamas y la pelvis. El médico o la enfermera te pedirán que te desnudes por completo o de cintura para abajo y te proporcionarán una bata y una sábana para cubrirte. Mientras te desvistes, saldrá para darte privacidad. Esta parte puede tener lugar o bien al principio de la cita o después de haber tenido la conversación sobre tu salud. Si te sientes más cómoda hablando con el médico vestida, puedes pedir hacer la parte de la entrevista antes de desvestirte.

Las exploraciones pélvicas consisten en tres partes básicas. En primer lugar, el médico inspecciona la vulva en busca de cambios en la piel o irritación. Luego, ayudándose de un espéculo, comprobará las paredes vaginales y hará una prueba de Papanicolau o de ITS si es necesario. Por último, hará una inspección interna para ver si hay bultos en el útero o los ovarios o si sientes dolor. Para esta parte de la exploración, el médico introducirá uno o dos dedos en la vagina mientras ejerce presión en el abdomen para poder notar el útero y los ovarios.

La exploración pélvica debería durar uno o dos minutos. Se te pedirá que coloques los pies en los estribos y te tumbes en la camilla, y el resto del cuerpo quedará cubierto con una sábana de papel o de tela. En la consulta también estará la enfermera o auxiliar para ayudar con la exploración y para hacer de acompañante. Siempre que se lleven a cabo exploraciones mamarias o de los genitales tendrá que haber una tercera persona delante para que te sientas más cómoda y segura, sea cual sea el sexo del médico, y si esa tercera persona no está presente, tienes derecho a pedir que venga. Asimismo, si te sientes más cómoda acompañada de tu pareja o de una persona de confianza, puedes pedir que entre contigo.

Durante la parte interna de la exploración pélvica, y sobre todo cuando se introduce el espéculo, casi todo el mundo siente una presión intensa, como dolor de regla o como si las paredes de la vagina se estuviesen estirando o escocieran. Si la paciente no ha tenido nunca relaciones sexuales vaginales o padece dolor vulvovaginal o sequedad vaginal a causa de la menopausia o de un tratamiento con testosterona, es posible que la exploración le resulte algo más dolorosa.

Para que la exploración pélvica sea lo más cómoda posible, trata de relajar las piernas, las nalgas y los músculos vaginales por completo antes de empezar. Si tensas las piernas y los músculos pélvicos, también se tensarán las paredes de la vagina que rodean el espéculo o los dedos con los que te están examinando, y puede que por eso te duela. Es normal que las pacientes se sientan nerviosas, así que, si es tu caso, puedes pedir un momento para respirar hondo, relajar los músculos y prepararte antes de la exploración. Puedes usar técnicas para relajar los músculos pélvicos, como dejar que las rodillas caigan por su propio peso hacia los laterales e imaginar que te estás hundiendo en la camilla como si fuese un colchón blando o una cama de arena. Hay quien prefiere ver el espéculo y los cepillos que se usarán de antemano para sentir más tranquilidad, mientras que otras personas prefieren no ver el instrumental. Puedes pedir una cosa o la otra en función de lo que te haga sentir mejor.

Algunas personas no se sienten capaces de someterse a exploraciones pélvicas porque las inspecciones vaginales les provocan un dolor severo o una angustia emocional insoportable. El médico siempre deberá tomarse la preocupación de la paciente con total seriedad, y tendrá que explicarle si la exploración es esencial, si no hacerla entraña algún riesgo y si existe alguna opción que pueda hacer que la exploración resulte más cómoda. Si las exploraciones pélvicas te provocan una ansiedad considerable, puedes preguntarle al médico si te puede recetar una medicación oral de corta duración para la ansiedad, como el alprazolam (Xanax), para que la tomes antes de cada visita. A veces es posible hacer las exploraciones o intervenciones bajo sedación. Todas las personas tienen derecho a la autonomía corporal, y tú siempre podrás escoger a qué intervenciones médicas te quieres someter, aunque es importante que sepas que saltarte pruebas como la citología o las pruebas de prevención de las ITS puede poner tu salud en riesgo. El papel de tu médico consiste en orientarte y proporcionarte la atención que necesitas, pero, en última instancia, la decisión es tuya.

Espéculos y pruebas de Papanicolau (citologías)

La parte de la revisión que más ansiedad suele provocar es la exploración con el espéculo y la citología. El espéculo es un instrumento de metal o plástico con brazos estrechos que se parece al pico de un pato. El espéculo sirve para abrir suavemente las paredes de la vagina para que el médico pueda ver el cuello del útero. Se puede usar para hacer citologías, colocar un DIU, hacer una colposcopia y obtener muestras para pruebas de algunas ITS.

Muchas personas no saben que hay espéculos de distintos tamaños. Los hay muy pequeños, de talla pediátrica, para pacientes que nunca han sido sexualmente activas o a quienes la vagina se les ha estrechado a causa de la menopausia o del uso de testosterona, y los hay más largos y anchos para las personas que tienen las paredes de la vagina debilitadas a raíz de un parto. Dado que la introducción del espéculo puede ser la parte más incómoda de la exploración pélvica, los médicos suelen intentar usar el espéculo más pequeño que les permita ver el cuello del útero. Si en alguna ocasión has sentido dolor con un espéculo del tamaño más pequeño para adultos, puedes pedirle al médico que utilice uno pediátrico antes de empezar la exploración. Cuando introduzca el espéculo, si notas un dolor agudo o severo, pídele que pare y lo extraiga. Como no necesariamente habrá utilizado el más pequeño, puedes preguntarle si tiene uno más pequeño a mano. El inconveniente de utilizar un espéculo pediátrico es que es posible que no pueda llegar a examinar o analizar todo el cuello del útero, ya que precisamente por eso no suele usarse en las pacientes adultas; aun así, es mejor ver un poco menos que provocar un dolor severo o no llegar a ver absolutamente nada si a la paciente le duele demasiado.

Las exploraciones con espéculo suelen hacerse sobre todo durante la citología. Una vez que se ha introducido el espéculo en la vagina, la muestra se puede obtener o bien con un cepillito cuyas cerdas son de un plástico suave, o bien con una espátula pequeña y plana que se usa para tocar el cuello del útero y recoger algunas células para analizarlas. Lo de que durante la citología se araña el cuello del útero es un mito; sencillamente se pasa el cepillo o la espátula por la superficie del cuello para recoger las células que están sueltas y colocarlas en un vial con líquido. Esta recolección de células no debería llevar más que un par de segundos. Puede que durante o después de la intervención sientas algún dolor y que manches un poco. Las células que se obtienen durante la prueba se observan bajo el microscopio en el laboratorio para comprobar que no presenten cambios precancerosos o cancerosos, y también se pueden analizar para descartar infecciones como el VPH, la gonorrea y la clamidia.

Otra idea errónea es que las citologías sirven para buscar anomalías en todos los órganos pélvicos, incluidos los ovarios y el útero, pero lo cierto es que no es así: la citología, o prueba de Papanicolau, se utiliza solamente para analizar el cuello del útero. Hay quien también cree que las exploraciones con espéculo y la citología son lo mismo, pero el espéculo se puede utilizar para revisar las paredes vaginales o el cuello del útero sin que el médico obtenga una muestra para hacer la citología. Esto ocurre habitualmente en Urgencias, donde la exploración con espéculo puede formar parte de una evaluación cuando se presenta sangrado abundante o una infección. En Urgencias casi nunca se hacen citologías, pero muchas pacientes creen que se la han hecho porque el médico ha usado un espéculo. Siempre que se te haga una exploración pélvica, el médico debería explicarte qué está buscando y qué pruebas te está haciendo. Si no te lo explica o no te queda claro, pídele las aclaraciones que necesites.

También existe el mito de que, si tienes la regla, no te pueden hacer una citología. Antiguamente, los médicos hacían las citologías introduciendo las células directamente del cepillo bajo el microscopio, y de ahí que no se extrajeran muestras durante el período o después de haber tenido relaciones sexuales, porque la sangre, el semen o los lubricantes podían ocultar las células del cuello del útero. Sin embargo, a finales de los años noventa se introdujeron las citologías líquidas, y gracias a este sistema moderno las células cervicales se pueden separar de la sangre y el semen. Hoy en día, las citologías se pueden hacer casi en cualquier momento, excepto quizá durante un período especialmente abundante en el que haya una cantidad de sangre considerable en la vagina.

Colposcopia

Si la citología revela células cervicales anómalas o da positivo de una cepa del VPH que suponga un riesgo más elevado de ser precáncer o cáncer de cuello del útero, el médico te pedirá que vuelvas unas semanas después de la citología para realizar una colposcopia. Esta prueba sirve para obtener biopsias cervicales para buscar precáncer y cáncer cervical. Un colposcopio es simplemente una cámara con una luz brillante que aumenta la imagen del cuello uterino. Durante la colposcopia se introduce un espéculo y se lava el cuello del útero con una solución de vinagre llamada *ácido acético*, que hace que cualquier célula anómala resulte visible porque la vuelve de color blanco. El ácido acético puede sentirse frío y húmedo, o causar una leve sensación de escozor o ardor en las paredes vaginales. El médico utilizará el colposcopio para examinar de cerca el cuello del útero y obtener pequeñas biopsias del tejido. Las biopsias cervicales solo recogen trozos de tejido de unos pocos milímetros de ancho. Durante la biopsia puede que no notes nada, que sientas un pequeño pinchazo, un calambre o un dolor punzante. Para analizar las células del interior del canal del cuello uterino, el médico raspará la zona con un instrumento estrecho o un cepillo; este proceso recibe el nombre de *curetaje endocervical*, y suele provocar la misma sensación que un dolor menstrual fuerte.

A veces, las pacientes tienen miedo de que la colposcopia les duela, o pueden haberse hecho una en el pasado que les causó dolor. Aunque los estudios al respecto indican que los analgésicos orales y los geles tópicos anestésicos no son efectivos,[1] hay resultados de todo tipo en cuanto a los aerosoles anestésicos tópicos. Durante las colposcopias no suele usarse anestesia local —es decir, una medicina que se inyecta en el cuello del útero mediante una aguja— porque puede alterar la superficie del cuello y dificultar la identificación de zonas anómalas, y, además, introducir la aguja puede resultar igual o más doloroso que la propia biopsia. En ensayos clínicos aleatorizados se ha observado que las técnicas de distracción, como toser mientras se recoge la biopsia, escuchar música o ver un vídeo durante la intervención resultan igual de efectivas que la anestesia local.[2] Si estás nerviosa por la intervención, puedes pedirle a tu médico que te recete algún ansiolítico para que te lo tomes antes de la colposcopia, o puedes preguntar si existe la opción de someterte a la prueba bajo sedación, ya sea en la consulta o en el quirófano.

LEEP

La mayoría de las veces, las personas que se someten a una colposcopia no necesitan tratamiento más allá de un control exhaustivo. No obstante, si la biopsia muestra precáncer cervical o si los resultados son ambiguos y al médico le preocupa que pueda haber un posible precáncer, puede que se recomiende un tratamiento llamado *escisión electroquirúrgica con asa* (o LEEP, por sus siglas en inglés). Los LEEP se usan para eliminar un pequeño trozo de tejido del cuello del útero, generalmente bajo anestesia local y de forma ambulatoria. Si es necesario, se pueden administrar ansiolíticos o sedación.

El proceso del LEEP suele durar mucho menos tiempo de lo que se suele creer. El médico tarda unos pocos minutos en evaluar el cuello del útero y administrar la anestesia local, y el propio proceso del LEEP se realiza en menos de diez segundos. Durante esta intervención, se introduce un espéculo y se lleva a cabo otra colposcopia rápida para identificar la zona anómala. Entonces se duerme el cuello del útero con varias inyecciones de anestesia local. La primera o las dos primeras inyecciones pueden provocar un pinchazo o escozor, pero las siguientes no suelen notarse porque el cuello del útero ya está dormido. Puede que la anestesia local tarde unos minutos en hacer efecto, y el médico usará una aguja para asegurarse de que el cuello del útero está totalmente dormido antes de hacer el LEEP.

Una vez anestesiado, el médico utilizará un pequeño aro de alambre llamado *electrodo* para llevar a cabo el LEEP. Este electrodo en forma de bucle es un alambre semicircular muy fino, de entre uno y tres centímetros de ancho, que está unido a un asa de plástico alargada. Por este alambre pasa una corriente eléctrica que permite sacar una muestra de tejido sin que haya sangrado. La mayoría de las pacientes no sienten nada durante el proceso, aunque algunas pueden notar una sensación de calor, ya que la anestesia local no siempre bloquea por completo la percepción de la temperatura. Se extirpa un pequeño trozo de tejido cervical de varios centímetros de ancho y un centímetro de profundidad, el cual se envía al patólogo para su evaluación. Para evitar el sangrado, suele aplicarse una pasta medicinal en el cuello del útero, y con ello se da por concluida la intervención. Casi nunca hace falta tomar medicación para el dolor, más allá de ibuprofeno o paracetamol. En cuanto el médico recibe los resultados del patólogo, unos días después de haber llevado a cabo la prueba, llamará a la paciente o le dará cita para comentar los resultados y explicar los posibles pasos que seguir.

Colocación del DIU

El DIU es uno de los anticonceptivos más efectivos y puede ser una excelente opción para quienes deseen minimizar los efectos secundarios de la píldora anticonceptiva. Sin embargo, el temor al dolor durante la colocación del dispositivo puede ser un factor que disuada a algunas personas de elegir un método que, por lo demás, podría ser ideal para ellas.

A la mayoría de las pacientes, incluidas también las adolescentes y cualquiera que no haya tenido hijos, se les puede implantar el DIU en la consulta. Hay personas que no sienten prácticamente nada o solo un leve calambre, mientras que otras pueden percibir un dolor más intenso. Como la experiencia varía mucho de una persona a otra, es difícil predecir cómo se sentirá cada paciente en particular. En general, las personas que han dado a luz por vía vaginal suelen sentir menos molestias porque su cuello uterino ya se ha dilatado con anterioridad, y el DIU lo atravesará más rápida y fácilmente. Quienes sientan una ansiedad considerable a la hora de someterse a exploraciones pélvicas o presenten alguna afección que haga que introducir el espéculo resulte más doloroso pueden necesitar sedación para la colocación del DIU o, en algunos casos, optar por otro método anticonceptivo.

Justo antes de colocarte el DIU, el médico te explicará el procedimiento, así como los posibles riesgos o efectos secundarios y los pasos que seguirá. Si no te explica el proceso de principio a fin o si tienes alguna duda, no dudes en hacer todas las preguntas necesarias antes de empezar. En cuanto estés lista, te pedirá que te tumbes en la camilla, te introducirá el espéculo y te hará un lavado en el cuello del útero y la vagina con una solución antiséptica para evitar infecciones. Es posible que coloque un tenáculo, un instrumento largo con dos puntas estrechas que se usa para mantener el cuello uterino abierto o para enderezar suavemente el útero si está inclinado durante la intervención. A continuación, el médico medirá la profundidad del útero para determinar hasta dónde debe introducirse el DIU. Este paso se llama *sondeo*, y se realiza insertando un instrumento delgado de medición en el útero. Por último, se introduce el DIU en un tubito de plástico llamado *aplicador* con el que se insertará en el útero. Los brazos del DIU se mantienen plegados dentro del aplicador, y entonces se introduce por el cuello del útero. Cuando se retira el aplicador, el DIU se deja colocado en el interior del útero. Entonces, el médico recortará los cordeles del extremo del DIU con unas tijeras y los remeterá en el lado del cuello uterino para que las parejas sexuales no los noten.

El procedimiento de colocación del DIU suele durar uno o dos minutos. Durante el proceso, es posible que sientas los tres pasos de la inserción (la colocación del tenáculo, el sondeo del útero y la introducción del DIU) y te provoquen desde una molestia leve hasta un dolor intenso. Si el médico tiene dificultades en colocar el DIU porque el cuello del útero está muy cerrado o el útero está considerablemente inclinado, el proceso puede tardar algunos minutos más de lo habitual. En estos casos, puede que el médico necesite utilizar dilatadores para abrir el cuello del útero o una ecografía para guiar la inserción del dispositivo.

Para paliar el dolor que puede producir la colocación de un DIU, puedes tomar antiinflamatorios no esteroides antes de la visita o pedirle al médico que realice un bloqueo paracervical con anestesia local antes de proceder.[3] El bloqueo paracervical consiste en inyectar anestesia local junto al cuello uterino para adormecer los nervios de la parte baja del útero. Como hemos visto en el apartado del LEEP, estas inyecciones pueden hacer que sientas un pinchazo o un calambre, y la anestesia puede tardar unos minutos en hacer efecto. Sin embargo, la anestesia local no elimina por completo la incomodidad de la colocación del DIU, ya que los nervios que aportan sensibilidad a la parte superior del útero son otros. Pero si quieres probar con el bloqueo para minimizar el dolor, merece la pena que lo comentes con tu médico. Tomar un ansiolítico oral antes de la visita también puede ayudarte a sentirte más cómoda. No se ha demostrado que el óxido nitroso, conocido como «gas de la risa», reduzca el dolor durante la colocación del DIU. Por otro lado, hay médicos que pueden ofrecer una sedación consciente, la cual consiste en la combinación de sedantes intravenosos y un opiáceo para el dolor (al final del capítulo profundizaremos más sobre esto). Por último, si la paciente no puede tolerar la colocación del DIU mientras se encuentra consciente, también existe la posibilidad de introducirlo bajo anestesia en el quirófano, aunque es posible que el seguro médico no cubra esta opción.

Si durante la exploración con espéculo la abertura del cuello del útero es muy pequeña o está muy cerrada y el médico considera que no resultará fácil colocar el DIU, es posible que te recete una pastilla de misoprostol para que la introduzcas en la vagina la noche antes de la colocación. Es la misma medicación que se utiliza para ablandar y dilatar el cuello del útero en casos de aborto espontáneo o interrupción médica del embarazo, y puede facilitar la inserción del DIU. Sin embargo, dado que el propio misoprostol puede provocar dolores, no se suele recetar a menos que la persona ya haya pasado por un intento fallido de colocación del DIU o si el médico cree que el cuello del útero no permitirá introducirlo sin algo de dilatación adicional.

Una vez finalizada la intervención y retirado el espéculo, el dolor y los calambres suelen mejorar rápidamente. No obstante, es posible que los dolores continúen durante algunos días o incluso semanas, aunque por lo general pueden controlarse con medicaciones antiinflamatorias no esteroides sin receta, como el ibuprofeno o el naproxeno. También puede haber un ligero sangrado que dure unos días o semanas. Algunas personas experimentan un sangrado más persistente que se alarga varios meses, pero existen tratamientos para controlarlo o detenerlo. Una vez introducido el DIU, no deberías tener dolores fuertes y persistentes o sangrado abundante; de ser así, tu médico te hará una ecografía y te examinará para asegurarse de que el DIU está en su lugar y descartar una infección de orina.

Extracción del DIU

El procedimiento para extraer el DIU es mucho más rápido y menos molesto que su colocación. Durante la extracción, el médico solo tendrá que introducir el espéculo, prender los cordeles del DIU con un instrumento y tirar de ellos para sacar el DIU del útero. Extraerlo suele ser muy rápido, y se tarda uno o dos segundos. La mayoría de las pacientes sienten dolor cuando el DIU sale y quizá durante varias horas, pero suele ser leve o muy fácil de gestionar con antiinflamatorios no esteroides. Puede ocurrir que los cordeles del DIU no sean visibles porque se han desplazado hacia arriba dentro del cuello uterino, tras relaciones sexuales. En este caso, el médico puede usar un instrumento delgado para llegar a ellos en el canal cervical o hacer una histeroscopia para encontrar y extraer el DIU.

Biopsia de endometrio

La biopsia de endometrio es una prueba que se lleva a cabo para obtener una muestra del tejido de la cavidad del útero. Suele formar parte del proceso de evaluación de un sangrado irregular para descartar precáncer o cáncer de útero. A veces también se hace como prueba de fertilidad o durante un ciclo de FIV. Para obtener la biopsia de endometrio no se utilizan ni agujas ni se hacen incisiones. Con ayuda del espéculo se introduce una cánula muy estrecha, llamada *pipelle*, a través del cuello del útero para tomar una pequeña muestra de tejido de la cavidad del útero. El proceso es muy parecido a los primeros pasos de la colocación del DIU. Si la cánula no pasa fácilmente por el cuello del útero, puede usarse un tenáculo. La biopsia puede sentirse como un calambre o un dolor similar al de la colocación del DIU, pero generalmente dura menos tiempo, solo unos pocos segundos. Dado que las biopsias de endometrio son tan rápidas de hacer, no se suele administrar anestesia, pero hay estudios que muestran que el dolor mejora con aerosoles de anestesia tópica, un gel anestésico local introducido en el útero, los bloqueos paracervicales y los antiinflamatorios no esteroides.[4]

Histeroscopia

Si el médico necesita hacer una valoración más detallada del endometrio o de la cavidad del útero, podrá recomendar una histeroscopia. Un histeroscopio es una cámara alargada y estrecha de unos milímetros de grosor que se introduce por la vagina y el cuello del útero para inspeccionar la cavidad uterina. La cámara está conectada por unos cables a una luz y a un monitor de vídeo que el médico va mirando durante el procedimiento. Por el histeroscopio se suele introducir una solución salina u otro fluido para abrir la cavidad del útero. Los histeroscopios se pueden usar para obtener biopsias de tejido endometrial, extraer pólipos, miomas, un septo uterino o tejido cicatrizado, o para extraer un DIU cuando los cordeles no están visibles. Son varios los instrumentos que se pueden introducir por un histeroscopio, como tijeras o pinzas, y también los hay que llevan unas cuchillas muy pequeñas que rotan o unas asas afiladas para eliminar pólipos o miomas. Las histeroscopias que se practican para hacer una valoración rápida de la cavidad del útero, extraer un DIU, obtener una biopsia de un tejido o eliminar pólipos pequeños se pueden hacer en la consulta con anestesia local y antiinflamatorios no esteroides, y la mayoría de las pacientes sienten unos ligeros calambres o presión. A veces, esta intervención se puede hacer sin el espéculo para que resulte lo menos incómoda posible; en este caso, estaríamos hablando de una histeroscopia vaginoscópica, ya que, en lugar de usar el espéculo para ver el cuello del útero, se introduce la cámara en la vagina para ubicar y entrar en el canal del cuello del útero.

Igual que con la colocación del DIU, se puede administrar sedación consciente a las pacientes que prefieran una gestión del dolor más significativa. Las intervenciones más largas, como la extracción de miomas o pólipos grandes, suelen hacerse en el quirófano con anestesia porque pueden ser más dolorosas. En general, si te recomiendan que te hagas una histeroscopia, pero no te gusta la idea de que te la hagan mientras estás consciente, puedes pedir una sedación más fuerte o que te anestesien en el quirófano.

Tipos de anestesia

Cuando hables de las intervenciones ambulatorias con tu médico, parte de la conversación debería centrarse en repasar las sensaciones que cabe esperar y las opciones que existen para controlar el dolor, las cuales incluyen analgésicos orales, ansiolíticos, anestesia local y sedación. En esta conversación debería hablarse tanto de la efectividad de estos métodos como de sus posibles riesgos. Si no hubiese riesgos, a todas las pacientes se les ofrecería anestesia para cada exploración e intervención pélvica. No obstante, dado que todos los métodos de control del dolor y de anestesia vienen con sus propias limitaciones y posibles riesgos, deben ponerse en una balanza junto al posible dolor que pueda provocar el procedimiento para que puedas tomar la decisión que más te convenga.

Los bloqueos paracervicales pueden hacer que la colocación del DIU y las biopsias de endometrio sean menos dolorosas, pero, debido a su naturaleza, pueden causar algo de dolor al practicarse. También existe un pequeño riesgo de efectos secundarios leves, como pérdida temporal de sensibilidad facial, mareos o reacciones alérgicas, y complicaciones más graves, como convulsiones o arritmias cardíacas, aunque son poco habituales.

El óxido nitroso es una anestesia que se inhala y que alivia el dolor hasta cierto punto, además de tener propiedades ansiolíticas. Es una anestesia de baja intensidad, de forma que suele combinarse con otra opción, como las inyecciones de anestesia local. El uso del óxido nitroso suele ser muy seguro, pero presenta algunos riesgos, como los vómitos, el cierre de las vías respiratorias, complicaciones cardíacas y pulmonares, y presión arterial baja. Por todo ello, solo se puede ofrecer en las consultas en que el personal haya sido formado especialmente para monitorear a las pacientes durante y después de su uso.

La sedación consciente es la combinación de un sedante y un anestésico. Estas medicaciones suelen administrarse por vía intravenosa o por medio de una inyección en un músculo. Al recibir este tipo de sedación, la persona se siente adormilada o puede llegar a dormirse, pero seguirá respirando por sí misma y no quedará inconsciente del todo. Dado que la respiración puede ser lenta y la presión arterial puede bajar, el personal de la consulta deberá vigilar las constantes vitales muy de cerca. No todas las consultas ginecológicas pueden ofrecer sedación consciente por las necesidades de personal y de reanimación que hay que tener en cuenta para garantizar la seguridad de la paciente, y de ahí que se suela administrar más en los quirófanos y por parte de anestesistas.

La anestesia vigilada en quirófano es el método de sedación más seguro, ya que los anestesiólogos y el personal de enfermería especializado en anestesia han recibido formación específica para gestionar las urgencias respiratorias y cardíacas que puedan surgir, y tienen acceso a equipos y medicaciones de reanimación de los que no se suele disponer en la consulta. Los posibles inconvenientes son que la atención en quirófano puede resultar bastante cara y no siempre está cubierta por el seguro, y que requiere varias horas de observación antes, durante y después de la intervención, incluso si no se tarda más de un minuto en hacerse. Por eso, la sedación en el quirófano suele reservarse para intervenciones como histeroscopias complejas o para personas que son incapaces de tolerar las exploraciones o intervenciones pélvicas mientras están conscientes. En el caso de las pacientes con ansiedad severa o dolor vulvovaginal durante las exploraciones pélvicas, la sedación monitorizada en el quirófano puede constituir el método más cómodo para poder someterse a las intervenciones ginecológicas que necesitan.

Puntos clave

- Existen espéculos de distintos tamaños, entre ellos los pediátricos, que son muy pequeños y se pueden usar si la persona siente dolor durante las exploraciones vaginales.
- Las citologías y las exploraciones con espéculo no son lo mismo. Las exploraciones con espéculo se pueden hacer para inspeccionar la vagina o el cuello del útero sin llevar a cabo una citología.
- La anestesia local que se inyecta junto al cuello uterino (bloqueo paracervical) puede ayudar a minimizar el dolor durante la colocación de un DIU. La propia inyección puede resultar dolorosa, por lo que no se utiliza en todas las colocaciones de DIU.
- Si no te queda claro qué incluye o cómo se hace una prueba o una intervención en concreto, pídele a tu médico que te aclare las dudas antes de empezar.
- Si la visita al ginecólogo te genera ansiedad, puede ser útil que te acompañe tu pareja, un familiar o una amiga para brindarte apoyo.

CAPÍTULO 25

Sopesa tus opciones

En medicina, pocas veces hay opciones de tratamiento taxativamente correctas o incorrectas, sino que más bien hablamos de lo que es mejor para cada persona. Cuando se trata del tratamiento y la prevención del cáncer, existen algoritmos que sugieren cuál puede ser la mejor vía a partir de los resultados de las pruebas. No obstante, cuando se está lidiando con un problema ginecológico general, no existe ninguna vía de tratamiento fija. De hecho, dos personas con exactamente los mismos síntomas pueden tener objetivos de salud completamente distintos y optar por planes de tratamiento diferentes. El único común denominador es que, en general, todo el mundo quiere gozar de salud y tener una buena calidad de vida.

Tú eres la única que puede decidir qué significa tener calidad de vida en tu caso y qué es lo que más te ayudará a alcanzarla. A veces, después de conocer todas las opciones, puedes decidir que no necesitas o no quieres seguir ningún tratamiento porque tu calidad de vida sería mejor sin ninguna intervención, y se trata de una decisión totalmente válida.

Para ayudarte a aclarar tus objetivos de salud, he preparado una lista de preguntas que podrías plantearte, así como algunas respuestas de ejemplo, para que te sirvan de punto de partida para reflexionar. Una vez que hayas pensado en tus respuestas, quizá quieras anotarlas y llevarlas a tu próxima cita con el médico para que podáis hablar de qué opciones serían las más adecuadas para tus deseos y circunstancias personales.

¿Qué afirmación describe mejor tus objetivos con el tratamiento?

- Quiero eliminar el dolor, el sangrado irregular u otros síntomas molestos.
- Quiero retomar actividades como el ejercicio físico, el trabajo y el sexo.
- Quiero aliviar la disforia de género.
- Quiero quedarme embarazada, ya sea ahora o en el futuro.
- ¿Qué otros objetivos tienes?

¿Hay alguna de estas afirmaciones que refleje tu opinión sobre las medicaciones?

- He experimentado efectos secundarios molestos con alguna medicación en el pasado y me preocupan los posibles efectos secundarios de los fármacos.
- Me preocupa no acordarme de tomar una medicación diaria.
- Preferiría tomar medicación en lugar de someterme a intervenciones o cirugías.

¿Qué preferencias tienes en cuanto a la cirugía?

- Si es posible, preferiría evitar la cirugía o cualquier intervención invasiva.
- Me interesaría operarme, pero querría minimizar el riesgo de complicaciones con un enfoque más conservador en lo referente a la cirugía.
- Quiero que la cirugía sea lo más agresiva posible si los métodos más conservadores fallan. (Un ejemplo sería elegir una histerectomía para eliminar los miomas en lugar de un tratamiento que conserve el útero).

Por lo demás, ¿cuál es tu historial médico?

- Tengo afecciones médicas que podrían aumentar los riesgos de ciertas medicaciones o cirugías (como la tensión elevada, diabetes, o problemas crónicos que afectan al corazón, los pulmones, los riñones o el hígado).

- Ya he pasado por operaciones abdominales o pélvicas o he tenido infecciones abdominales. (De ser así, trata de llevar a la consulta los informes de la cirugía o los resultados de pruebas patológicas para que los vea tu médico, ya que hay cirugías o infecciones previas que pueden alterar los riesgos en el caso de operaciones futuras).
- En mi familia hay antecedentes de cáncer u otros problemas médicos, como complicaciones con la anestesia, sangrado excesivo o formación de coágulos.

¿Qué piensas respecto a tu fertilidad?

- Quiero intentar concebir ahora, en el futuro cercano o de aquí a varios años.
- No estoy intentando quedarme embarazada, pero no lo descarto para el futuro.
- Estoy segura de que nunca querré tener hijos y me interesaría someterme a tratamientos como la esterilización o una histerectomía.

¿Qué influiría en tu decisión de optar por un tratamiento u otro?

- Quiero medicaciones o métodos de tratamiento que resulten sencillos.
- Quiero evitar que mi vida diaria se vea afectada, incluidos el trabajo y mis pasatiempos.
- Me preocupa el coste de las medicaciones o las intervenciones, y también si el seguro las cubre o no.
- Quiero minimizar el riesgo de posibles efectos secundarios.
- Quiero conservar u optimizar mi fertilidad.
- Quiero reducir el riesgo de cáncer u otras afecciones médicas graves.
- ¿Qué otros factores influirían en tu decisión al elegir un tratamiento?

¿Cómo quieres que tu médico te explique las opciones de tratamiento?

- Quiero que me explique de forma directa qué tratamientos se recomiendan en mi situación, porque no tengo muy claro cómo decidirme por uno u otro.
- Quiero que el médico me ofrezca información y orientación, pero que me permita decidir con total autonomía.
- Quiero que el médico me diga qué puedo leer o qué fuentes puedo consultar para profundizar en mis opciones antes de tomar una decisión.

¿Hay algún otro factor importante para ti y que quieras que tu médico tenga en cuenta?

CONCLUSIÓN

Todas las afecciones ginecológicas tienen algo en común: una enorme falta de información. El 80 % de las mujeres negras tendrán miomas a lo largo de su vida, y aun así nadie sabe por qué aparecen, por lo que no existe una manera de tratar su causa o evitar que reaparezcan. Imagina que existiese una enfermedad que afectase al 80 % de los hombres blancos y que provocase hemorragias, un dolor debilitante, distensión abdominal severa, estreñimiento, necesidad de orinar frecuentemente y esterilidad. Apuesto a que los científicos habrían descubierto hace ya mucho la causa biológica exacta y que existirían toda una serie de tratamientos efectivos disponibles y cubiertos por los seguros médicos.

Otras afecciones médicas frecuentes como la diabetes y la hipertensión reciben un flujo constante de investigación y financiación, y nuevos tratamientos salen a la venta constantemente. En cambio, durante las décadas que llevo estudiando medicina primero y luego practicándola, no he visto casi ningún avance revolucionario en la investigación o el tratamiento de afecciones como la endometriosis, los miomas, el SOP, el trastorno premenstrual disfórico, los abortos espontáneos y la menopausia. Casi el cien por cien de las mujeres tendrán que lidiar con una o más de estas afecciones en algún momento, y todas ellas pueden provocar un estrés físico y emocional debilitante. ¿Cómo es posible que se invierta tan poca financiación, investigación y atención en estos trastornos? ¿Cómo es posible que los problemas ginecológicos estén tan insuficientemente investigados, financiados y tratados?

Lo que nos ha traído hasta este punto son capas y capas de misoginia, racismo y presuposiciones establecidas sobre las mujeres y sus cuerpos. Muchas veces, cuando se trata de problemas médicos que afectan principalmente a las mujeres, se espera que simplemente se toleren. No se perciben como enfermedades médicas legítimas y no reciben la financiación para su estudio, la educación y la atención que merecen. Y a raíz de ello, las personas a quienes se les asignó el sexo femenino al nacer están condenadas a lidiar con situaciones en las que el dolor y el sufrimiento solo hacen que empeorar.

Cuantos más síntomas presente una paciente, más probable será que un médico frustrado se limite a levantar las manos y diga: «Los resultados de todas las pruebas son normales, pero se queja de todo. Está histérica». En un contexto de misoginia profundamente arraigada en nuestra sociedad, política e historia, los problemas ginecológicos se han estigmatizado hasta un punto sumamente dañino, y eso debe cambiar inmediatamente.

He escrito este libro para romper este ciclo de desinformación y sufrimiento. Ha llegado el momento de que las mujeres y las personas a quienes se les asignó el sexo femenino al nacer puedan entender sus propios cuerpos. Si has estado teniendo problemas ginecológicos, pide hora con el médico, pregúntale sobre una posible cirugía o pídele que te explique qué opciones de tratamiento tienes. Si no recibes respuesta, defiende tus intereses y busca una segunda opinión siempre que la necesites. Mereces recuperar tu salud y bienestar.

Espero con todas mis fuerzas que este libro contribuya a dar pie a un movimiento que ponga fin a estas injusticias de una vez por todas. ¿Por qué tienen las mujeres, los hombres trans, las personas intersexuales y no binarias que verse obligadas a luchar tantísimo solo por obtener una atención médica de calidad? ¿Por qué tenemos que limitarnos a sacudir la cabeza con indignación y a aceptar esta falta de respuestas? ¿Por qué iba nadie a sufrir sola, desconocedora de que millones de personas de todo el mundo comparten sus mismas experiencias y dolor?

Es hora de cambiar el *statu quo*. Habla con tus amigos y la gente de tu entorno. Comparte tu historia y rompe con el estigma que afecta a los períodos, al sexo, a la esterilidad, al dolor, a la pérdida de un embarazo, a la menopausia; a todos esos temas que supuestamente son tabú y que nos afectan a todas. Únete a un grupo de apoyo y conoce a otras como tú. Recauda fondos para investigar o, mejor aún, ejerce presión para que las organizaciones y los gobiernos inviertan más financiación en la investigación, la educación y la concienciación. Si trabajas en el ámbito de la medicina o de la salud, dedica tu tiempo y energía a la investigación o la defensa de la salud reproductiva.

Estoy convencida de que, juntas, podemos materializar esta visión. Estamos dejando atrás el concepto de *histeria*, en el pasado, que es donde le corresponde estar, y el futuro augura grandes cosas.

AGRADECIMIENTOS

Cuando uno piensa en un autor, es fácil imaginarlo sentado solo frente a un ordenador y junto a una pila de papeles. Mientras escribía este libro me di cuenta de que hace falta todo un equipo para convertir el sueño del autor en realidad, y nunca seré capaz de agradecer como quisiera la ayuda de los editores y expertos en medicina que me han apoyado a lo largo de este proceso.

Mis agentes literarias, Sarah Passick, Mia Vitale y Anna Petkovich, de Park & Fine, entendieron desde el principio mi visión de una «revolución ginecológica». Si este libro está en tus manos es porque ellas lo defendieron con toda su energía. Fue a ellas a quienes se les ocurrió el título, *No es histeria*, y cuando me lo sugirieron, es posible que gritase «¡J****, ¡me encanta!». Gracias también a Kat Toolan y a Ben Kaslow-Zieve, de Park & Fine, por su amabilidad y apoyo.

Mi editora, Samantha Zukergood, tiene la paciencia de veinte santas. En cuanto perdía el hilo o empezaba a sonar demasiado como un manual de medicina, me recordaba una y otra vez que este libro era para ti, la lectora. Este libro tiene más humanismo y corazón (y muchísima menos jerga médica) gracias a ella.

Cuando tenía que decidirme por una editorial, supe que Flatiron era el hogar perfecto para este proyecto porque Sam Zukergood y Malati Chavali estaban ahí. Compartían mi objetivo de no solo publicar un libro, sino de dar pie a un movimiento que cambiase cómo el mundo entiende y se implica en la salud ginecológica. Gracias también a Julie Will y Keith Hayes, quienes crearon la extraordinaria cubierta,* y a Erin Kibby, Joanne Raymond, Marlena Bittner, Drew Kilman, Emma West, Frances Sayers, Elishia Merricks y los equipos comerciales, que trabajaron incansablemente para que el libro llegase a las manos de cualquiera que lo necesite. Mi correctora, la doctora Tracy Roe, también es médico de urgencias. Se aseguró de que mi gramática y mis datos médicos fuesen impecables. El equipo de Flatiron es como los Chicago Bulls de los noventa en el ámbito editorial, y yo no soy más que una novata que está encantada de formar parte del equipo.

También he contado con personas más que cualificadas que me han ayudado a organizar las referencias y las notas. Allegra Caldera, me salvaste la vida, y me asombra tu conocimiento del estilo Chicago. Gracias también a la doctora Bethany Dus, que sacó tiempo para ayudarme mientras terminaba la carrera de Medicina.

Stephanie Winter fue la primera editora profesional en ver el potencial de un libro en el contenido educativo que empecé a crear en las redes sociales. Siempre le estaré agradecida por haberme dado el empujón que necesitaba para dar ese primer paso.

Para asegurarme de que este libro estuviese lo más actualizado y fuese lo más preciso y sensible posible, conté con la ayuda de un grupo de élite compuesto de expertos y defensores de la salud que tuvieron la amabilidad de leer varios capítulos del libro y darme su valiosa opinión. Muchísimas gracias a las doctoras Lora Shahine, Annette Lee, Gina Cunningham, Jocelyn Fitzgerald, Suzanne Gilberg-Lenz, Karla Maguire, Alexandra Milspaw, Kate Debiec e Ilene Wong; a Nkem Osian; a las enfermeras Dane Menkin y Jenneh Rishe, y a Alicia Roth Weigel.

También doy las gracias al doctor William Li y a las doctoras Kimmery Martin, Lydia Kang y Nina Shapiro, todos ellos autores y médicos con experiencia que se tomaron el tiempo de responder mis preguntas sobre la publicación de un libro y me animaron durante el proceso.

¿Cómo se les da las gracias a tus padres por todo lo que han hecho?

* Referencia a la cubierta de la edición en inglés.

Mi madre y mi padre siempre me han animado a dar lo mejor de mí, pero cuando las cosas no salían como estaba previsto, también me tranquilizaban y me decían que, al final, todo iría bien. Cuidaron de mis hijos durante la pandemia y todavía nos hacen la cena al menos dos veces por semana (con fruta cortada de postre). Son los mejores padres del mundo.

A mis hijos, Evelyn, Lily y Raymond. Sois mucho más listos y tenéis mucho más talento que yo, y es todo un honor ser vuestra madre. Siento mucho haberme separado de vosotros tantas noches y fines de semana para escribir este libro. Con un poco de suerte, ver a vuestra madre alcanzar esta locura de objetivo os animará a esforzaros por cumplir vuestros propios sueños, ya sea convertiros en una artista increíble, en una ingeniera de cubos de Rubik o en un ninja (o lo que al final acabe haciendo Raymond). Muchos besos y abrazos, os quiero muchísimo.

Mi esposo, Ray, es el mejor ser humano que conozco. No importa qué plan absolutamente absurdo se me ocurra («Voy a empezar a hacer TikTok», «Voy a escribir un libro» o «Voy a dejar mi trabajo y montar mi propia consulta»), siempre me ha apoyado al cien por cien y ha hecho todo lo posible para ayudarme a conseguirlo. Cree en mí mucho más de lo que creo yo en mí misma, y se ocupa de que me acuerde de hasta qué punto mi trabajo puede ayudar a los demás. Todo el mundo necesita un Ray en su vida, pero yo tengo el mejor de todos. Te quiero y te valoro más de lo que soy capaz de expresar.

Y, por último, a ti, mi lectora: gracias desde lo más profundo de mi corazón por coger este libro y unirte a mi movimiento. Te deseo lo mejor en tu camino hacia la salud, la felicidad y la liberación de todo sufrimiento.

SOBRE LA AUTORA

La doctora Karen Tang es una ginecóloga colegiada y cirujana especializada en intervenciones ginecológicas poco invasivas, reconocida internacionalmente como líder en el ámbito de la salud reproductiva. Se graduó en Medicina y obtuvo un máster en Salud Pública en la Universidad de Columbia, y se formó como obstetra y ginecóloga en Beth Israel Deaconess Medical Center / Facultad de Medicina de Harvard. Como @Karen TangMd en TikTok, Instagram y YouTube, llega cada mes a millones de personas con sus vídeos educativos sobre salud menstrual, dolor pélvico y derechos reproductivos. La doctora Tang ha aparecido en publicaciones como *Washington Post*, *Self*, *Glamour*, *NBC.com* y *NPR*, entre otras. Vive en las afueras de Filadelfia con su marido y sus tres hijos.

NOTAS

Capítulo 1. La historia de la histeria

1. Laurence Totelin, «Old Recipes, New Practice? The Latin Adaptations of the Hippocratic Gynaecological Treatises», *Social History of Medicine*, 24, n.º 1, abril de 2011, págs. 74-91, <https://doi.org/10.1093/shm/hkq103>.

2. Platón, *Timaeus*, trad. al inglés por W. R. M. Lamb, en *Plato in Twelve Volumes*, vol. 9, Cambridge, Massachusetts, Harvard University Press, 1925, 91c, Perseus Digital Library, <http://data.perseus.org/citations/urn:cts:greekLit:tlg0059.tlg031.perseus-eng1:91c>.

3. Edward Jorden, *A Briefe Discourse of a Disease Called the Suffocation of the Mother*, Londres, 1603, British Library Online, <https://www.bl.uk/collection-items/first-english-book-on-hysteria-1603>.

4. Isaac Baker Brown, *On the Curability of Certain Forms of Insanity, Epilepsy, Catalepsy, and Hysteria in Females*, Londres, Robert Hardwicke, 1866, pág. 7, Wellcome Collection Online, <https://wellcomecollection.org/works/e2gtcp9u>.

5. Robert Battey, *Extirpation of the Functionally Active Ovaries for the Remedy of Otherwise Incurable Diseases*, Rome, Georgia, 1876, 2, National Library of Medicine Digital Collections, <https://collections.nlm.nih.gov/catalog/nlm:nlmuid-101666014-bk>.

6. Thomas Schlich, «Cutting the Body to Cure the Mind», *Lancet: Psychiatry*, 2, n.º 5, mayo de 2015, págs. 390-392, <https://doi.org/10.1016/S2215-0366(15)00188-1>.

7. S. Weir Mitchell, «Phantom Limbs», *Lippincott's Magazine*, diciembre de 1871, págs. 563-569, National Library of Medicine Digital Collections, <https://collections.nlm.nih.gov/catalog/nlm:nlmuid-101661195-bk>.

8. Charlotte Perkins Gilman, *The Living of Charlotte Perkins Gilman: An Autobiography*, Nueva York, D. Appleton-Century, 1935; Madison, University of Wisconsin Press, 1990, pág. 102.

9. Sigmund Freud y Josef Breuer, *Studies in Hysteria*, trad. al inglés por A. A. Brill, Nueva York, Nervous and Mental Disease Publishing, 1936, pág. 4, Wellcome Collection Online, <https://wellcomecollection.org/works/cfstr64q>.

10. Stuart L. Kurlansik y Mario S. Maffei, «Somatic Symptom Disorder», *American Family Physician*, 93, n.º 1, enero de 2016, págs. 49-54, <https://pubmed.ncbi.nlm.nih.gov/26760840/>.

11. «Joint Statement: Collective Action Addressing Racism», Advocacy and Health Policy, Colegio Norteamericano de Obstetras y Ginecólogos, 27 de agosto de 2020, <https://www.acog.org/news/news-articles/2020/08/joint-statement-obstetrics-and-gynecology-collective-action-addressing-racism>.

12. J. Marion Sims, *The Story of My Life*, Nueva York, D. Appleton, 1884, pág. 234, Library of Congress Online, <https://lccn.loc.gov/13017881>.

13. *Ibid.*, pág. 238.

14. Eve Zaritsky *et al.*, «Minimally Invasive Myomectomy: Practice Trends and Differences Between Black and Non-Black Women Within a Large Integrated Healthcare System», *American Journal of Obstetrics and Gynecology*, 226, n.º 6, enero de 2022, pág. 826.e1-826.e11, <https://doi.org/10.1016/j.ajog.2022.01.022>.

15. Kelly M. Hoffman *et al.*, «Racial Bias in Pain Assessment and Treatment Recommendations, and False Beliefs About Biological Differences Between Blacks and Whites», *Proceedings of the National Academy of Sciences of the United States of America*, 113, n.º 16, abril de 2016, págs. 4296-4301, <https://doi.org/10.1073/pnas.1516047113>.

16. Emily E. Petersen *et al.*, «Vital Signs: Pregnancy-Related Deaths, United States, 2011-2015, and Strategies for Prevention, 13 States, 2013-2017», *Morbidity and Mortality Weekly Report*, 68, n.º 18, mayo de 2019, págs. 423-429, <https://doi.org/10.15585/mmwr.mm6818e1>.

17. House of Commons Women and Equalities Committee, «Black Maternal Health, 2022-2023», 29 de marzo de 2023, <https://committees.parliament.uk/publications/38989 /documents/191706/default/>.

18. Kate Kennedy-Moulton *et al.*, «Maternal and Infant Health Inequality: New Evidence from Linked Administrative Data», (NBER Working Paper Series, National Bureau of Economic Research, Cambridge, Massachusetts, noviembre de 2022, <http://doi.org/10.3386/w30693>.

19. Allana T. Forde *et al.*, «The Weathering Hypothesis as an Explanation for Racial Disparities in Health: A Systematic Review», *Annals of Epidemiology*,

33, mayo de 2019, págs. 1-18.e3, <https://doi.org/10.1016/j.annepidem.2019.02.011>.

20. David R. Williams, «Stress and the Mental Health of Populations of Color: Advancing Our Understanding of Race-Related Stressors», *Journal of Health and Social Behavior*, 59, n.° 4, diciembre de 2019, págs. 466-485, <https://doi.org/10.1177/0022146518814251>.

21. Christy Zhou Koval y Ashleigh Shelby Rosette, «The Natural Hair Bias in Job Recruitment», *Social Psychological and Personality Science*, 12, n.° 5, agosto de 2020, págs. 741-750, <https://doi.org/10.1177/1948550620937937>.

22. Anna C. Mastroianni, Ruth Faden y Daniel Federman, comps., *Women and Health Research: Ethical and Legal Issues of Including Women in Clinical Studies*, vol. 1, Washington D. C, National Academy Press, 1994, págs. 233-236, <https://www.ncbi.nlm.nih.gov/books/NBK236531/>.

23. «Study and Evaluation of Gender Differences in the Clinical Evaluation of Drugs», *Guidance Document*, Administración de Alimentos y Medicamentos de Estados Unidos, julio de 1993, <https://www.fda.gov/regulatory-information/search-fda-guidance-documents/study-and-evaluation-gender-differences-clinical-evaluation-drugs>.

24. Ruth L. Kirschstein, «Research on Women's Health», *American Journal of Public Health*, 81, n.° 3, marzo de 1991, págs. 291-293, <https://doi.org/10.2105/ajph.81.3.291>.

25. «Estimates of Funding for Various Research, Condition, and Disease Categories (RCDC)», National Institutes of Health, 31 de marzo de 2023, <https://report.nih.gov/funding/categorical-spending#/>.

26. Donna Day Baird *et al.*, «High Cumulative Incidence of Uterine Leiomyoma in Black and White Women: Ultrasound Evidence», *American Journal of Obstetrics and Gynecology*, 188, n.° 1, enero de 2003, págs. 100-107, <https://doi.org/10.1067/mob.2003.99>.

27. M. F. Benoit, J. F. Ma y B. A. Upperman, «Comparison of 2015 Medicare Relative Value Units for Gender-Specific Procedures: Gynecologic and Gynecologic-Oncologic Versus Urologic CPT Coding. Has Time Healed Gender-Worth?», *Gynecologic Oncology*, 144, n.° 2, febrero de 2017, págs. 336-342, <https://doi.org/10.1016/j.ygyno.2016.12.006>.

28. «Why Ob-Gyns Are Burning Out», *American College of Obstetricians and Gynecologists*, 28 de octubre de 2019, <https://www.acog.org/en/news/news-articles/2019/10/why-ob-gyns-are-burning-out>.

Capítulo 2. Anatomía y educación sexual

1. «College Resources and Sexual Health», Maternal and Child Health Bureau, Health Resources and Services Administration (HRSA), actualizado en diciembre de 2022, <https://mchb.hrsa.gov/research/project_info.asp?ID=145>.

2. *Merck Manual Consumer Version*, «How Many Eggs?». Consultado el 23 de junio de 2023, <https://www.merckmanuals.com/home/multimedia/table/how-many-eggs>.

3. «Fertility Awareness–Based Methods of Family Planning», Preguntas Frecuentes, Colegio Norteamericano de Obstetras y Ginecólogos, enero de 2019, <https://www.acog.org/womens-health/faqs/fertility-awareness-based-methods-of-family-planning>.

4. Jackie A. Ross *et al.*, «Ovum Transmigration After Salpingectomy for Ectopic Pregnancy», *Human Reproduction*, 28, n.° 4, abril de 2013, págs. 937-941, <https://doi.org/10.1093/humrep/det012>.

5. Pedro Vieira-Baptista *et al.*, «G-spot: Fact or Fiction?: A Systematic Review», *Sexual Medicine,* 9, n.° 5, octubre de 2021, pág. 1, <https://doi.org/10.1016/j.esxm.2021.100435>.

6. Claudio Ponticelli, Giorgio Graziani y Emanuele Montanari, «Ureteral Endometriosis: A Rare and Underdiagnosed Cause of Kidney Dysfunction», *Nephron Clinical Practice*, 114, n.° 2, 2010, págs. c89-c94, <https://doi.org/10.1159/000254380>.

7. Grupo de trabajo de ESGE, ESHRE y WES, Joerg Keckstein *et al.*, «Recommendations for the Surgical Treatment of Endometriosis. Part 2: Deep Endometriosis», *Human Reproduction Open 2020*, n.° 1, 2020, pág. hoaa002, <https://doi.org/10.1093/hropen/hoaa002>.

8. Helen E. O'Connell, Kalavampara V. Sanjeevan y John M. Hutson, «Anatomy of the Clitoris», *Journal of Urology*, 174, n.° 4, octubre de 2005, págs. 1189-1195, <https://doi.org/10.1097/01.ju.0000173639.38898.cd>.

9. Beverly G. Reed y Bruce R. Carr, «The Normal Menstrual Cycle and the Control of Ovulation», en *Endotext*, comp. Kenneth R. Feingold *et al.*, South Dartmouth, Massachusetts, MDText.com, actualizado por última vez el 5 de agosto de 2018, <https://www.ncbi.nlm.nih.gov/books/NBK279054/>.

10. «Fertility Awareness–Based Methods».

Capítulo 4. Miomas

1. Donna Day Baird *et al.*, «High Cumulative Incidence of Uterine Leiomyoma in Black and White Women: Ultrasound Evidence», *American Journal of*

Obstetrics and Gynecology, 188, n.º 1, 1, enero de 2003, págs. 100-107, <https://doi.org/10.1067/mob.2003.99>.

2. Lingxiang Wang *et al.*, «Prevalence and Occult Rates of Uterine Leiomyosarcoma», *Medicine*, 99, n.º 33, agosto de 2020, pág. e21766, <https://doi.org/10.1097/MD.0000000000021766>.

3. Lynn M. Marshall *et al.*, «Variation in the Incidence of Uterine Leiomyoma Among Premenopausal Women by Age and Race», *Obstetrics and Gynecology*, 90, n.º 6, diciembre de 1997, págs. 967-973, <https://doi.org/10.1016/s0029-7844(97)00534-6>.

4. William H. Catherino, Heba M. Eltoukhi y Ayman Al-Hendy, «Racial and Ethnic Differences in the Pathogenesis and Clinical Manifestations of Uterine Leiomyoma», *Seminars in Reproductive Medicine*, 31, n.º 5, 2013, págs. 370-379, <https://doi.org/10.1055/s-0033-1348896>.

5. Quaker E. Harmon, Ky'Era V. Actkins y Donna D. Baird, «Fibroid Prevalence—Still So Much to Learn», *JAMA Network Open*, 6, n.º 5, mayo de 2023, pág. e2312682, <https://doi.org/10.1001/jamanetworkopen.2023.12682>.

6. Michał Ciebiera *et al.*, «Vitamin D and Uterine Fibroids—Review of the Literature and Novel Concepts», *International Journal of Molecular Sciences*, 19, n.º 7, julio de 2018, pág. 2051, <https://doi.org/10.3390/ijms19072051>.

7. Chakradhari Sharan *et al.*, «Vitamin D Inhibits Proliferation of Human Uterine Leiomyoma Cells Via Catechol- O-Methyltransferase», *Fertility and Sterility*, 95, n.º 1, enero de 2011, págs. 247-253, <https://doi.org/10.1016/j.fertnstert.2010.07.1041>.

8. Maryam Hajhashemi *et al.*, «The Effect of Vitamin D Supplementation on the Size of Uterine Leiomyoma in Women with Vitamin D Deficiency», *Caspian Journal of Internal Medicine*, 10, n.º 2, primavera de 2019, págs. 125-131, <https://doi.org/10.22088/cjim.10.2.125>.

9. Hao Qin *et al.*, «The Association Between Chronic Psychological Stress and Uterine Fibroids Risk: A Meta-Analysis of Observational Studies», *Stress and Health*, 35, n.º 5, 2019, págs. 585-594, <https://doi.org/10.1002/smi.2895>.

10. Philippa D. Darbre, «Chemical Components of Plastics as Endocrine Disruptors: Overview and Commentary», *Birth Defects Research*, 112, n.º 17, 2020, págs. 1300-1307, <https://doi.org/10.1002/bdr2.1778>.

11. Lauren A. Wise *et al.*, «Hair Relaxer Use and Risk of Uterine Leiomyomata in African-American Women», *American Journal of Epidemiology*, 175, n.º 5, 2012, págs. 432-440, <https://doi.org/10.1093/aje/kwr351>; Che-Jung Chang *et al.*, «Use of Straighteners and Other Hair Products and Incident Uterine Cancer», *Journal of the National Cancer Institute*, 114, n.º 12, 2022, págs. 1636-1645, <https://doi.org/10.1093/jnci/djac165>.

12. «Uterine Fibroids», Preguntas Frecuentes, Colegio Norteamericano de

Obstetras y Ginecólogos, actualizado por última vez en julio de 2022, <https://www.acog.org/womens-health/faqs/uterine-fibroids>.

13. Ron K. Ross *et al.*, «Risk Factors for Uterine Fibroids: Reduced Risk Associated with Oral Contraceptives», *BMJ*, 293, agosto de 1986, págs. 359-362, <https://doi.org/10.1136/bmj.293.6543.359>.

14. Piotr Czuczwar *et al.*, «Predicting the Results of Uterine Artery Embolization: Correlation Between Initial Intramural Fibroid Volume and Percentage Volume Decrease», *Menopause Review/Przegląd Menopauzalny*, 13, n.º 4, septiembre de 2014, págs. 247-252, <https://doi.org/10.5114/pm.2014.45001>.

15. Hajhashemi, «The Effect of Vitamin D».

16. Lauren A. Wise *et al.*, «Intake of Fruit, Vegetables, and Carotenoids in Relation to Risk of Uterine Leiomyomata», *American Journal of Clinical Nutrition*, 94, n.º 6, 2011, págs. 1620-1631, <https://doi.org/10.3945/ajcn.111.016600>.

Capítulo 5. Endometriosis y adenomiosis

1. Parveen Parasar, Pinar Ozcan y Kathryn L. Terry, «Endometriosis: Epidemiology, Diagnosis and Clinical Management», *Current Obstetrics and Gynecology Reports*, n.º 6, 2017, págs. 34-41, <https://doi.org/10.1007/s13669-017-0187-1>.

2. A. L. Shafrir *et al.*, «Risk for and Consequences of Endometriosis: A Critical Epidemiologic Review», *Best Practice and Research Clinical Obstetrics and Gynaecology*, 51, agosto de 2018, págs. 1-15, <https://doi.org/10.1016/j.bpobgyn.2018.06.001>.

3. B. S. Verkauf, «Incidence, Symptoms, and Signs of Endometriosis in Fertile and Infertile Women», *Journal of the Florida Medical Association*, 74, n.º 9, 1987, págs. 671-675, <https://pubmed.ncbi.nlm.nih.gov/2961844/>.

4. P. Vercellini *et al.*, «Adenomyosis at Hysterectomy: A Study on Frequency Distribution and Patient Characteristics», *Human Reproduction*, 10, n.º 5, mayo de 1995, págs. 1160-1162, <https://doi.org/10.1093/oxfordjournals.humrep.a136111>.

5. Christina Rei, Thomas Williams y Michael Feloney, «Endometriosis in a Man as a Rare Source of Abdominal Pain: A Case Report and Review of the Literature», *Case Reports in Obstetrics and Gynecology*, 2018, enero de 2018, <https://doi.org/10.1155/2018/2083121>.

6. John A. Sampson, «Heterotopic or Misplaced Endometrial Tissue», *American Journal of Obstetrics and Gynecology*, 10, n.º 5, noviembre de 1925, págs. 649-664, <https://doi.org/10.1016/S0002-9378(25)90629-1>.

7. Rei, Williams y Feloney, «Endometriosis in a Man».

8. Hoda Maaly Harb *et al.*, «Hydrosalpinx and Pregnancy Loss: A Systematic Review and Meta-Analysis», *Reproductive Biomedicine Online*, 38, n.º 3, marzo de 2019, págs. 427-441, <https://doi.org/10.1016/j.rbmo.2018.12.020>.

9. Mukhri Hamdan *et al.*, «Influence of Endometriosis on Assisted Reproductive Technology Outcomes: A Systematic Review and Meta-Analysis», *Obstetrics and Gynecology*, 125, n.º 1, enero de 2015, págs. 79-88, <https://doi.org/10.1097/AOG.0000000000000592>.

10. Hiroshi Kobayashi *et al.*, «A Relationship Between Endometriosis and Obstetric Complications», *Reproductive Sciences*, 27, 2020, págs. 771-778, <https://doi.org/10.1007/s43032-019-00118-0>.

11. Channing Burks *et al.*, «Excision Versus Ablation for Management of Minimal to Mild Endometriosis: A Systematic Review and Meta-Analysis», *Journal of Minimally Invasive Gynecology*, 28, n.º 3, marzo de 2021, págs. 587-597, <https://doi.org/10.1016/j.jmig.2020.11.028>.

12. John R. Lue, Adam Pyrzak y Jennifer Allen, «Improving Accuracy of Intraoperative Diagnosis of Endometriosis: Role of Firefly in Minimal Access Robotic Surgery», *Journal of Minimal Access Surgery*, 12, n.º 2, abril/junio de 2016, págs. 186-189, <https://doi.org/10.4103/0972-9941.158969>.

13. Stefano Restaino *et al.*, «Robotic Surgery vs. Laparoscopic Surgery in Patients with Diagnosis of Endometriosis: A Systematic Review and Meta-Analysis», *Journal of Robotic Surgery*, 14, n.º 5, octubre de 2020, págs. 687-694, <htps://doi.org/10.1007/s11701-020-01061-y>.

14. Mauricio S. Abrao *et al.*, «AAGL 2021 Endometriosis Classification: An Anatomy-Based Surgical Complexity Score», *Journal of Minimally Invasive Gynecology*, 28, n.º 11, noviembre de 2021, págs. 1941-1950, <https://doi.org/10.1016/j.jmig.2021.09.709>.

15. E. D. Biggerstaff III y Susan N. Foster, «Laparoscopic Presacral Neurectomy for Treatment of Midline Pelvic Pain», *Journal of the American Association of Gynecologic Laparoscopists*, 2, n.º 1, noviembre de 1994, págs. 31-35, <https://doi.org/10.1016/s1074-3804(05)80828-x>.

16. «Full Prescribing Information», Orilissa, RxAbbVie, revisado en junio de 2023, <https://www.rxabbvie.com/pdf/orilissa_pi.pdf>.

17. Martina Helbig *et al.*, «Does Nutrition Affect Endometriosis?», *Geburtshilfe Frauenheilkunde*, 81, n.º 2, febrero de 2021, págs. 191-199, <https://doi.org/10.1055/a-1207-0557>.

18. Fariba Almassinokiani *et al.*, «Effects of Vitamin D on Endometriosis-Related Pain: A Double-Blind Clinical Trial», *Medical Science Monitor*, 22, diciembre de 2016, págs. 4960-4066, <https://doi.org/10.12659/MSM.901838>.

19. Javad Sharifi-Rad *et al.*, «Turmeric and Its Major Compound Curcumin on Health: Bioactive Effects and Safety Profiles for Food, Pharmaceutical, Bio-

technological and Medicinal Applications», *Frontiers in Pharmacology*, 11, septiembre de 2020, <https://doi.org/10.3389/fphar.2020.01021>.

20. Justin Sinclair *et al.*, «Effects of Cannabis Ingestion on Endometriosis-Associated Pelvic Pain and Related Symptoms», *PLoS One*, 16, n.º 10, 2021, pág. e0258940, <https://doi.org/10.1371/journal.pone.0258940>.

Capítulo 6. Síndrome del ovario poliquístico

1. Gurkan Bozdag *et al.*, «The Prevalence and Phenotypic Features of Polycystic Ovary Syndrome: A Systematic Review and Meta-Analysis», *Human Reproduction*, 31, n.º 12, 2016, págs. 2841-2855, <https://doi.org/10.1093/humrep/dew218>.

2. Helena J. Teede *et al.*, «Recommendations from the International Evidence-Based Guideline for the Assessment and Management of Polycystic Ovary Syndrome», *Human Reproduction*, 33, n.º 9, septiembre de 2018, págs. 1602-1618, <https://doi.org/10.1093/humrep/dey256>.

3. Rotterdam ESHRE/ASRM-Sponsored PCOS Consensus Workshop Group, «Revised 2003 Consensus on Diagnostic Criteria and Long-Term Health Risks Related to Polycystic Ovary Syndrome», *Fertility and Sterility*, 81, n.º 1, enero de 2004, págs. 19-25, <https://doi.org/10.1016/j.fertnstert.2003.10.004>.

4. Sehar Toosy, Ravinder Sodi y Joseph M. Pappachan, «Lean Polycystic Ovary Syndrome (PCOS): An Evidence-Based Practical Approach», *Journal of Diabetes and Metabolic Disorders*, 17, n.º 2, 2018, págs. 277-285, <https://doi.org/10.1007/s40200-018-0371-5>.

5. John C. Marshall y Andrea Dunaif, «Should All Women with PCOS Be Treated for Insulin Resistance?», *Fertility and Sterility*, 97, n.º 1, enero de 2012, págs. 18-22, <https://doi.org/10.1016/j.fertnstert.2011.11.036>.

6. Toosy, Sodi y Pappachan, «Lean Polycystic Ovary Syndrome».

7. Anderson Sanches Melo, Rui Alberto Ferriani y Paula Andrea Navarro, «Treatment of Infertility in Women with Polycystic Ovary Syndrome: Approach to Clinical Practice», *Clinics*, 70, n.º 11, noviembre de 2015, págs. 765-769, <https://doi.org/10.6061/clinics/2015(11)09>.

8. Sebastian Franik *et al.*, «Aromatase Inhibitors (Letrozole) for Subfertile Women with Polycystic Ovary Syndrome», *Cochrane Database of Systematic Reviews*, 5, n.º 5, 2018, pág. CD010287, <https://doi.org/10.1002/14651858.CD010287.pub3>.

9. Bharti Kalra, Sanjay Kalra y J. B. Sharma, «The Inositols and Polycystic Ovary Syndrome», *Indian Journal of Endocrinology and Metabolism*, 20, n.º 5, septiembre/octubre de 2016, págs. 720-724, <https://doi.org/10.4103/2230-8210.189231>.

10. H. Gjønnæss, «Late Endocrine Effects of Ovarian Electrocautery in Women with Polycystic Ovary Syndrome», *Fertility and Sterility*, 69, n.º 4, 1998, págs. 697-701, <https://doi.org/10.1016/s0015-0282(98)00006-5>.

11. Chan-Hee Kim y Seon-Heui Lee, «Effectiveness of Lifestyle Modification in Polycystic Ovary Syndrome Patients with Obesity: A Systematic Review and Meta-Analysis», *Life*, 12, n.º 2, 2022, pág. 308, <https://doi.org/10.3390/life12020308>.

12. David Scott *et al.*, «Exploring Factors Related to Changes in Body Composition, Insulin Sensitivity and Aerobic Capacity in Response to a 12-Week Exercise Intervention in Overweight and Obese Women with and Without Polycystic Ovary Syndrome», *PloS One*, 12, n.º 8, agosto de 2017, pág. e0182412, <https://doi.org/10.1371/journal.pone.0182412>; Chenzhao Ding *et al.*, «Sleep and Obesity», *Journal of Obesity and Metabolic Syndrome*, 27, n.º 1, 2018, págs. 4-24, <https://doi.org/10.7570/jomes.2018.27.1.4>.

13. Lauren Thau, Jayashree Gandhi y Sandeep Sharma, «Physiology, Cortisol», en *StatPearls*, Treasure Island, Florida, StatPearls Publishing, actualizado por última vez el 29 de agosto de 2022, <https://www.ncbi.nlm.nih.gov/books/NBK538239/>.

Capítulo 7. Quistes ováricos

1. «Ovarian Cysts», Preguntas Frecuentes, Colegio Norteamericano de Obstetras y Ginecólogos, actualizado por última vez en noviembre de 2021, <https://www.acog.org/womens-health/faqs/ovarian-cysts>.

2. Committee on Gynecologic Practice, Society of Gynecologic Oncologists, «ACOG Committee Opinion Number 280: The Role of the Generalist Obstetrician-Gynecologist in the Early Detection of Ovarian Cancer», *Obstetrics and Gynecology*, 100, n.º 6, diciembre de 2002, págs. 1413-1416, <https://doi.org/10.1016/s0029-7844(02)02630-3>.

3. Roa Alammari, Michelle Lightfoot y Hye-Chun Hur, «Impact of Cystectomy on Ovarian Reserve: Review of the Literature», *Journal of Minimally Invasive Gynecology*, 24, n.º 2, 2017, págs. 247-257, <https://doi.org/10.1016/j.jmig.2016.12.010>.

4. Maria C. Cusimano *et al.*, «Association of Bilateral Salpingo-Oophorectomy with All Cause and Cause Specific Mortality: Population Based Cohort Study», *BMJ*, 375, n.º 8318, diciembre de 2021, pág. e067528, <https://doi.org/10.1136/bmj-2021-067528>.

5. Cathleen M. Rivera *et al.*, «Increased Cardiovascular Mortality After Early Bilateral Oophorectomy», *Menopause*, 16, n.º 1, 2009, págs. 15-23, <https://doi.org/10.1097/gme.0b013e31818888f7>.

Capítulo 8. Disfunción del suelo pélvico

1. Bonnie Rochman, «Why France Pays for Postpartum Women to 'Re-Educate' Their Vagina», *Time*, 22 de febrero de 2012, <https://healthland.time.com/2012/02/22/why-france-pays-for-postpartum-women-to-re-educate-their-vagina/>.

2. K. H. Moore *et al.*, «Crouching Over the Toilet Seat: Prevalence Among British Gynaecological Outpatients and Its Effect upon Micturition», *British Journal of Obstetrics and Gynaecology*, 98, n.° 6, junio de 1991, págs. 569-572, <https://doi.org/10.1111/j.1471-0528.1991.tb10372.x>.

3. Amit Thour y Raman Marwaha, «Amitriptyline», en *StatPearls*, Treasure Island, Florida, StatPearls Publishing, actualizado por última vez el 16 de febrero de 2023, <https://www.ncbi.nlm.nih.gov/books/NBK537225/>.

4. Rebecca H. Stone *et al.*, «A Systematic Review of Intravaginal Diazepam for the Treatment of Pelvic Floor Hypertonic Disorder», *Journal of Clinical Pharmacology*, 60, n.° S2, diciembre de 2020, págs. S110-120, <https://doi.org/10.1002/jcph.1775>.

5. Fei-Chi Chuang, Tsai-Hwa Yang y Hann-Chorng Kuo, «Botulinum Toxin A Injection in the Treatment of Chronic Pelvic Pain with Hypertonic Pelvic Floor in Women: Treatment Techniques and Results», *Lower Urinary Tract Symptoms*, 13, n.° 1, enero de 2021, págs. 5-12, <https://doi.org/10.1111/luts.12334>.

Capítulo 9. Prolapso de los órganos pélvicos

1. Sarah Hamilton Boyles, Anne M. Weber y Leslie Meyn, «Procedures for Pelvic Organ Prolapse in the United States, 1979-1997», *American Journal of Obstetrics and Gynecology*, 188, n.° 1, 2003, págs. 108-115, <https://doi.org/10.1067/mob.2003.101>.

2. Julija Makajeva, Carolina Watters y Panos Safioleas, «Cystocele», en *StatPearls*, Treasure Island, Florida, StatPearls Publishing, actualizado por última vez el 17 de octubre de 2022, <https://www.ncbi.nlm.nih.gov/books/NBK564303/>; Chunbo Li, Yuping Gong y Bei Wang, «The Efficacy of Pelvic Floor Muscle Training for Pelvic Organ Prolapse: A Systematic Review and Meta-Analysis», *International Urogynecology Journal*, 27, n.° 7, 2016, págs. 981-992, <https://doi.org/10.1007/s00192-015-2846-y>.

3. «Pelvic Organ Prolapse (POP): Surgical Mesh Considerations and Recommendations», Administración de Alimentos y Medicamentos de Estados Unidos, actualizado por última vez el 16 de agosto de 2021, <https://www.fda.gov/

medical-devices/urogynecologic-surgical-mesh-implants/pelvic-organ-prolapse-pop-surgical-mesh-considerations-and-recommendations>.

4. Shameem Abbasy y Kimberly Kenton, «Obliterative Procedures for Pelvic Organ Prolapse», *Clinical Obstetrics and Gynecology*, 53, n.º 1, marzo de 2010, págs. 86-98, <https://doi.org/10.1097/GRF.0b013e3181cd4252>.

Capítulo 10. Incontinencia urinaria

1. I. Milsom y M. Gyhagen, «The Prevalence of Urinary Incontinence», *Climacteric: The Journal of the International Menopause Society*, 22, n.º 3, 2019, págs. 217-222, <https://doi.org/10.1080/13697137.2018.1543263>.

2. William Sheridan *et al.*, «Weight Loss with Bariatric Surgery or Behaviour Modification and the Impact on Female Obesity-Related Urine Incontinence: A Comprehensive Systematic Review and Meta-Analysis», *Clinical Obesity*, 11, n.º 4, agosto de 2021 pág. e12450, <https://doi.org/10.1111/cob.12450>.

3. Nicola Adanna Okeahialam *et al.*, «Pelvic Floor Muscle Training: A Practical Guide», *BMJ*, 378, n.º 8352, septiembre de 2022, pág. e070186, <https://doi.org/10.1136/bmj-2022-070186>.

4. Monica M. Christmas *et al.*, «Menopause Hormone Therapy and Urinary Symptoms: A Systematic Review», *Menopause*, 30, n.º 6, junio de 2023, págs. 672-685, <https://doi.org/10.1097/GME.0000000000002187>.

5. David R. Staskin y Scott A. MacDiarmid, «Using Anticholinergics to Treat Overactive Bladder: The Issue of Treatment Tolerability», en «Overactive Bladder: Issues and Management», comp. John P. Lavelle y Mickey Karram, suplemento 1, *American Journal of Medicine*, 119, n.º 3, marzo de 2006, págs. 9-15, <https://doi.org/10.1016/j.amjmed.2005.12.011>.

6. Michael K. Flynn *et al.*, «Outcome of a Randomized, Double-Blind, Placebo Controlled Trial of Botulinum A Toxin for Refractory Overactive Bladder», *Journal of Urology*, 181, n.º 6, junio de 2009, págs. 2608-2615, <https://doi.org/10.1016/j.juro.2009.01.117>.

7. Paul D. M. Pettit y Anita Chen, «Implantable Neuromodulation for Urinary Urge Incontinence and Fecal Incontinence: A Urogynecology Perspective», *Urologic Clinics of North America*, 39, n.º 3, agosto de 2012, págs. 397-404, <https://doi.org/10.1016/j.ucl.2012.06.004>.

8. Ferdinando Fusco *et al.*, «Updated Systematic Review and Meta-Analysis of the Comparative Data on Colposuspensions, Pubovaginal Slings, and Midurethral Tapes in the Surgical Treatment of Female Stress Urinary Incontinence», *European Urology*, 72, n.º 4, octubre de 2017, págs. 567-591, <https://doi.org/10.1016/j.eururo.2017.04.026>.

9. «Obstetric Fistula», Organización Mundial de la Salud, 19 de febrero de 2018, <https://www.who.int/news-room/facts-in-pictures/detail/10-facts-on-obstetric-fistula>.

Capítulo 11. Disfunción sexual

1. Muhammad Tayyeb y Vikas Gupta, «Dyspareunia», en *StatPearls*, Treasure Island, Florida, StatPearls Publishing, actualizado por última vez el 11 de junio de 2022, <https://www.ncbi.nlm.nih.gov/books/NBK562159/>.

2. Ronald W. Lewis *et al.*, «Epidemiology/Risk Factors of Sexual Dysfunction», *Journal of Sexual Medicine*, 1, n.º 1, julio de 2004, págs. 35-39, <https://doi.org/10.1111/j.1743-6109.2004.10106.x>.

3. Jan L. Shifren *et al.*, «Sexual Problems and Distress in United States Women: Prevalence and Correlates», *Obstetrics and Gynecology*, 112, n.º 5, noviembre de 2008, págs. 970-978, <https://doi.org/10.1097/AOG.0b013e3181898cdb>.

4. Anna Fuchs *et al.*, «The Impact of COVID-19 on Female Sexual Health», *International Journal of Environmental Research and Public Health*, 17, n.º 19, 2020, pág. 7152, <https://doi.org/10.3390/ijerph17197152>.

5. Marcalee Alexander *et al.*, «Randomized Trial of Clitoral Vacuum Suction Versus Vibratory Stimulation in Neurogenic Female Orgasmic Dysfunction», *Archives of Physical Medicine and Rehabilitation*, 99, n.º 2, febrero de 2018, págs. 299-305, <https://doi.org/10.1016/j.apmr.2017.09.001>; J. Denil, D. A. Ohl y C. Smythe, «Vacuum Erection Device in Spinal Cord Injured Men: Patient and Partner Satisfaction», *Archives of Physical Medicine and Rehabilitation*, 77, n.º 8, agosto de 1996, págs. 750-753, <https://doi.org/10.1016/s0003-9993(96)90252-x>.

6. «How to Choose Lubricants and Vaginal Moisturizers for Pleasure and Safety», *Our Bodies Ourselves Today*, Universidad de Suffolk, modificado por última vez en julio de 2022, <https://ourbodiesourselves.org/health-info/how-to-choose-lubricants-and-vaginal-moisturizers-for-pleasure-and-safety/>.

7. Jennifer Hays *et al.*, «Effects of Estrogen plus Progestin on Health-Related Quality of Life», *New England Journal of Medicine*, 348, n.º 19, mayo de 2003, págs. 1839-1854, <https://doi.org/10.1056/NEJMoa030311>.

8. Marcela González *et al.*, «Sexual Function, Menopause and Hormone Replacement Therapy (HRT)», *Maturitas*, 48, n.º 4, agosto de 2004, págs. 411-420, <https://doi.org/10.1016/j.maturitas.2003.10.005>.

9. David D. Rahn *et al.*, «Vaginal Estrogen for Genitourinary Syndrome of Menopause: A Systematic Review» *Obstetrics and Gynecology*, 124, n.º 6, diciem-

bre de 2014, págs. 1147-1156, <https://doi.org/10.1097/AOG.0000000000000526>.

10. Susan R. Davis *et al.*, «Global Consensus Position Statement on the Use of Testosterone Therapy for Women», *Journal of Clinical Endocrinology and Metabolism*, 104, n.º 10, octubre de 2019, págs. 4660-4066, <https://doi.org/10.1210/jc.2019-01603>.

11. Rashmi Baid y Rakesh Agarwal, «Flibanserin: A Controversial Drug for Female Hypoactive Sexual Desire Disorder», *Industrial Psychiatry Journal*, 27, n.º 1, enero/junio de 2018, págs. 154-157, <https://doi.org/10.4103/ipj.ipj_20_16>.

12. Robert Taylor Segraves *et al.*, «Bupropion Sustained Release for the Treatment of Hypoactive Sexual Desire Disorder in Premenopausal Women», *Journal of Clinical Psychopharmacology*, 24, n.º 3, junio de 2004, págs. 339-342, <https://doi.org/10.1097/01.jcp.0000125686.20338.c1>.

13. Danielle Mayer y Sarah E. Lynch, «Bremelanotide: New Drug Approved for Treating Hypoactive Sexual Desire Disorder», *The Annals of Pharmacotherapy*, 54, n.º 7, julio de 2020, págs. 684-690, <https://doi.org/10.1177/1060028019899152>.

14. Rosemary Basson *et al.*, «Efficacy and Safety of Sildenafil Citrate in Women with Sexual Dysfunction Associated with Female Sexual Arousal Disorder», *Journal of Women's Health and Gender-Based Medicine*, 11, n.º 4, mayo de 2002, págs. 367-377, <https://doi.org/10.1089/152460902317586001>.

15. H. George Nurnberg *et al.*, «Sildenafil Treatment of Women with Antidepressant-Associated Sexual Dysfunction: A Randomized Controlled Trial», *JAMA*, 300, n.º 4, 2008, págs. 395-404, <https://doi.org/10.1001/jama.300.4.395>.

16. M. S. Alexander *et al.*, «Sildenafil in Women with Sexual Arousal Disorder Following Spinal Cord Injury», *Spinal Cord*, 49, n.º 2, febrero de 2011, págs. 273-279, <https://doi.org/10.1038/sc.2010.107>.

Capítulo 12. Afecciones vulvovaginales

1. «Vaginal Yeast Infection (Thrush): Overview», InformedHealth.org, Colonia, Alemania, Institute for Quality and Efficiency in Health Care, actualizado por última vez el 19 de junio de 2019, <https://www.ncbi.nlm.nih.gov/books/NBK543220/>.

2. Jack D. Sobel, «Vulvovaginal Candidosis», *Lancet*, 369, n.º 9577, junio de 2007, págs. 1961-1971, <https://doi.org/10.1016/S0140-6736(07)60917-9>.

3. Makella S. Coudray y Purnima Madhivanan, «Bacterial Vaginosis—A Brief Synopsis of the Literature», *European Journal of Obstetrics and Gynecology*

and Reproductive Biology, 245, febrero de 2020, págs. 143-148, <https://doi.org/10.1016/j.ejogrb.2019.12.035>.

4. «Chlamydia—CDC Detailed Fact Sheet», Centros para el Control y la Prevención de Enfermedades, actualizado por última vez el 11 de abril de 2023, <https://www.cdc.gov/std/chlamydia/stdfact-chlamydia-detailed.htm>.

5. «Sexually Transmitted Infections (STIs)», Fact Sheets, OMS, 22 de agosto de 2022, <https://www.who.int/news-room/fact-sheets/detail/sexually-transmitted-infections-(stis)>.

6. «Genital Herpes—CDC Detailed Fact Sheet», Centros para el Control y la Prevención de Enfermedades, actualizado por última vez el 22 de julio de 2021, <https://www.cdc.gov/std/herpes/stdfact-herpes-detailed.htm>.

7. Anthony Capria, Nayha Tahir y Mary Fatehi, «Vulva Cancer», en *StatPearls*, Treasure Island, Florida, StatPearls Publishing, actualizado el 9 de enero de 2023, <https://www.ncbi.nlm.nih.gov/books/NBK567798/>.

8. Andrew T. Goldstein *et al.*, «Vulvodynia: Assessment and Treatment», *Journal of Sexual Medicine*, 13, n.º 4, abril de 2016, págs. 572-590, <https://doi.org/10.1016/j.jsxm.2016.01.020>.

9. Rahn *et al.*, «Vaginal Estrogen for Genitourinary Syndrome of Menopause».

10. «Statement from FDA Commissioner Scott Gottlieb, M.D., on Efforts to Safeguard Women's Health from Deceptive Health Claims and Significant Risks Related to Devices Marketed for Use in Medical Procedures for "Vaginal Rejuvenation"», artículo publicado por la Administración de Alimentos y Medicamentos, actualizado por última vez el 2 de agosto de 2018, <https://www.fda.gov/news-events/press-announcements/statement-fda-commissioner-scott-gottlieb-md-efforts-safeguard-womens-health-deceptive-health-claims>.

11. Jonia Alshiek *et al.*, «AUGS Clinical Consensus Statement: Vaginal Energy-Based Devices», *Female Pelvic Medicine and Reconstructive Surgery*, 26, n.º 5, mayo de 2020, págs. 287-298, <https://doi.org/10.1097/SPV.0000000000000872>.

12. Divya A. Patel *et al.*, «Risk Factors for Recurrent Vulvovaginal Candidiasis in Women Receiving Maintenance Antifungal Therapy: Results of a Prospective Cohort Study», *American Journal of Obstetrics and Gynecology*, 190, n.º 3, marzo de 2004, págs. 644-653, <https://doi.org/10.1016/j.ajog.2003.11.027>.

Capítulo 13. Síndrome premenstrual y trastorno disfórico premenstrual

1. Meir Steiner, «Premenstrual Syndrome and Premenstrual Dysphoric Disorder: Guidelines for Management», *Journal of Psychiatry and Neuroscience*, 25,

n.° 5, 2000, págs. 459-468, <https://www.ncbi.nlm.nih.gov/pmc/articles/PMC1408015/>.

2. Patrick Michael Shaughn O'Brien *et al.*, «Towards a Consensus on Diagnostic Criteria, Measurement and Trial Design of the Premenstrual Disorders: The ISPMD Montreal Consensus», *Archives of Women's Mental Health*, 14, n.° 1, 2011, págs. 13-21, <https://doi.org/10.1007/s00737-010-0201-3>.

3. Steiner, «Premenstrual Syndrome».

4. Sara V. Carlini y Kristina M. Deligiannidis, «Evidence-Based Treatment of Premenstrual Dysphoric Disorder: A Concise Review», *Journal of Clinical Psychiatry*, 81, n.° 2, marzo/abril de 2020, págs. 19ac13071, <https://doi.org/10.4088/JCP.19ac13071>.

5. «YAZ Full Prescribing Information», Administración de Alimentos y Medicamentos de Estados Unidos, revisado por última vez en marzo de 2011, <https://www.accessdata.fda.gov/drugsatfda_docs/label/2011/021676s008lbl.pdf>.

6. Uriel Halbreich *et al.*, «Efficacy of Intermittent, Luteal Phase Sertraline Treatment of Premenstrual Dysphoric Disorder», *Obstetrics and Gynecology*, 100, n.° 6, diciembre de 2002, págs. 1219-1229, <https://doi.org/10.1016/s0029-7844(02)02326-8>.

7. P. Casson *et al.*, «Lasting Response to Ovariectomy in Severe Intractable Premenstrual Syndrome», *American Journal of Obstetrics and Gynecology*, 162, n.° 1, enero de 1990, págs. 99-105, <https://doi.org/10.1016/0002-9378(90)90830-z>.

8. Rodica Siminiuc y Dinu Turcanu, «Impact of Nutritional Diet Therapy on Premenstrual Syndrome», *Frontiers in Nutrition*, 10, 2023, pág. 1079417, <https://doi.org/10.3389/fnut.2023.1079417>.

Capítulo 14. Perimenopausia y menopausia

1. «Menopause 101: A Primer for the Perimenopausal», North American Menopause Society, consultado el 20 de junio de 2023, <https://www.menopause.org/for-women/menopauseflashes/menopause-symptoms-and-treatments/menopause-101-a-primer-for-the-perimenopausal>.

2. «Menopause 101», North American Menopause Society.

3. Elisabeth A. Erekson, Deanna K. Martin, y Elena S. Ratner, «Oophorectomy: The Debate Between Ovarian Conservation and Elective Oophorectomy», *Menopause*, 20, n.° 1, enero de 2013, págs. 110-114, <https://doi.org/10.1097/gme.0b013e31825a27ab>.

4. Sindhu Prabakaran, Arielle Schwartz y Gina Lundberg, «Cardiovascular

Risk in Menopausal Women and Our Evolving Understanding of Menopausal Hormone Therapy: Risks, Benefits, and Current Guidelines for Use», *Therapeutic Advances in Endocrinology and Metabolism*, 12, 2021, <https://doi.org/10.1177/20420188211013917>.

5. Arun S. Karlamangla, Sherri-Ann M. Burnett-Bowie y Carolyn J. Crandall, «Bone Health During the Menopause Transition and Beyond», *Obstetrics and Gynecology Clinics of North America*, 45, n.° 4, diciembre de 2018, págs. 695-708, <https://doi.org/10.1016/j.ogc.2018.07.012>.

6. John Paciuc, «Hormone Therapy in Menopause», *Advances in Experimental Medicine and Biology*, 1242, 2020, págs. 89-120, <https://doi.org/10.1007/978-3-030-38474-6_6>.

7. Committee on Gynecologic Practice, «ACOG Committee Opinion No. 556: Postmenopausal Estrogen Therapy; Route of Administration and Risk of Venous Thromboembolism», *Obstetrics and Gynecology*, 121, n.° 4, 2013, págs. 887-890, <https://doi.org/10.1097/01.AOG.0000428645.90795.d9>.

8. JoAnn E. Manson *et al.*, «Estrogen Plus Progestin and the Risk of Coronary Heart Disease», *New England Journal of Medicine*, 349, n.° 6, agosto de 2003, págs. 523-534, <https://doi.org/10.1056/NEJMoa030808>.

9. Paola Villa *et al.*, «Cardiovascular Risk/Benefit Profile of MHT», *Medicina*, 55, n.° 9, 2019, pág. 571, <https://doi.org/10.3390/medicina55090571>.

10. Shilpa N. Bhupathiraju *et al.*, «Vaginal Estrogen Use and Chronic Disease Risk in the Nurses' Health Study», *Menopause*, 26, n.° 6, junio de 2019, págs. 603-610, <https://doi.org/10.1097/GME.0000000000001284>.

11. R. A. Lobo *et al.*, «Depo-Medroxyprogesterone Acetate Compared with Conjugated Estrogens for the Treatment of Postmenopausal Women», *Obstetrics and Gynecology*, 63, n.° 1, enero de 1984, págs. 1-5, <https://pubmed.ncbi.nlm.nih.gov/6318170/>.

12. Morris Notelovitz, «Clinical Opinion: The Biologic and Pharmacologic Principles of Estrogen Therapy for Symptomatic Menopause», *MedGenMed: Medscape General Medicine*, 8, n.° 1, 2006, pág. 85, <https://www.ncbi.nlm.nih.gov/pmc/articles/PMC1682006/>.

13. Committee on Gynecologic Practice and the American Society for Reproductive Medicine Practice Committee, «ACOG Committee Opinion 532: Compounded Bioidentical Menopausal Hormone Therapy», *Obstetrics and Gynecology*, 120, agosto de 2012, págs. 411-415, <http://doi.org/10.1097/AOG.0b013e318268049e>; NAMS 2022 Hormone Therapy Position Statement Advisory Panel, «The 2022 Hormone Therapy Position Statement of the North American Menopause Society», *Menopause*, 29, n.° 7, 2022, págs. 767-794, <https://doi.org/10.1097/GME.0000000000002028>.

14. Committee on Practice Bulletins—Gynecology y Clarisa Gracia,

«ACOG Practice Bulletin No. 141: Management of Menopausal Symptoms», *Obstetrics and Gynecology*, 123, n.º 1, enero de 2014, págs. 202-216,<https://doi.org/10.1097/01.AOG.0000441353.20693.78>.

15. Heidi D. Nelson *et al.*, «Nonhormonal Therapies for Menopausal Hot Flashes: Systematic Review and Meta-Analysis», *JAMA*, 295, n.º 17, mayo de 2006, págs. 2057-2071, <https://doi.org/10.1001/jama.295.17.2057>.

16. «FDA Approves Novel Drug to Treat Moderate to Severe Hot Flashes Caused by Menopause», artículo publicado por la Administración de Alimentos y Medicamentos de Estados Unidos, 12 de mayo de 2023, <https://www.fda.gov/news-events/press-announcements/fda-approves-novel-drug-treat-moderate-severe-hot-flashes-caused-menopause>.

17. Samuel Lederman *et al.*, «Fezolinetant for Treatment of Moderate-to-Severe Vasomotor Symptoms associated with Menopause (SKYLIGHT 1): A Phase 3 Randomised Controlled Study», *Lancet*, 401, n.º 10382, abril de 2023, págs. 1091-1102, <https://doi.org/10.1016/S0140-6736(23)00085-5>; «Veozah Full Prescribing Information», Astellas Pharma, mayo de 2023, <https://www.astellas.com/us/system/files/veoza_huspi.pdf>.

18. Oscar H. Franco *et al.*, «Use of Plant-Based Therapies and Menopausal Symptoms: A Systematic Review and Meta-analysis», *JAMA*, 315, n.º 23, junio de 2016, págs. 25542563, <https://doi.org/10.1001/jama.2016.8012>.

19. Nancy E. Avis *et al.*, «A Randomized, Controlled Pilot Study of Acupuncture Treatment for Menopausal Hot Flashes», *Menopause*, 15, n.º 6, diciembre de 2008, págs. 1070-1078, <https://doi.org/10.1097/gme.0b013e31816d5b03>.

20. Allison J. Huang *et al.*, «An Intensive Behavioral Weight Loss Intervention and Hot Flushes in Women», *Archives of Internal Medicine*, 170, n.º 13, julio de 2010, págs. 1161-1167, <https://doi.org/10.1001/archinternmed.2010.162>.

21. «Nonhormonal Management of Menopause-Associated Vasomotor Symptoms: 2015 Position Statement of the North American Menopause Society», *Menopause*, 22, n.º 11, noviembre de 2015, págs. 1155-1174, <https://doi.org/10.1097/GME.0000000000000546>.

Capítulo 15. Esterilidad

1. Shea O. Rutstein e Iqbal H. Shah, «Infecundity, Infertility, and Childlessness in Developing Countries—DHS Comparative Reports No. 9», Organización Mundial de la Salud, 29 de septiembre de 2004, <https://www.who.int/publications/m/item/infecundity-infertility-and-childlessness-in-developing-countries—dhs-comparative-reports-no.-9>.

2. American College of Obstetricians and Gynecologists Committee on

Gynecologic Practice, «Committee Opinion No. 589: Female Age-Related Fertility Decline», *Fertility and Sterility*, 101, n.º 3, marzo de 2014, págs. 633-634, <https://doi.org/10.1016/j.fertnstert.2013.12.032>.

3. W. Hamish B. Wallace y Thomas W. Kelsey, «Human Ovarian Reserve from Conception to the Menopause», *PLoS One*, 5, n.º 1, enero de 2010, pág. e8772, <https://doi.org/10.1371/journal.pone.0008772>.

4. «Primary Ovarian Insufficiency», Diseases and Conditions, Mayo Clinic, 27 de octubre de 2021, <https://www.mayoclinic.org/diseases-conditions/premature-ovarian-failure/symptoms-causes/syc-20354683>.

5. Hoda Maaly Harb *et al.*, «Hydrosalpinx and Pregnancy Loss: A Systematic Review and Meta-Analysis», *Reproductive Biomedicine Online*, 38, n.º 3, marzo de 2019, págs. 427-441, <https://doi.org/10.1016/j.rbmo.2018.12.020>.

6. WHO Scientific Group, «Recent Advances in Medically Assisted Conception», *WHO Technical Report Series*, 820, Ginebra, OMS, 1992, <https://apps.who.int/iris/handle/10665/38679>.

7. Ashok Agarwal *et al.*, «A Unique View on Male Infertility Around the Globe», *Reproductive Biology and Endocrinology*, 13, n.º 37, 2015, <https://doi.org/10.1186/s12958-015-0032-1>.

8. The Practice Committee of the American Society for Reproductive Medicine, «Effectiveness and Treatment for Unexplained Infertility», *Fertility and Sterility*, 86 n.º 5, suplemento 1, noviembre de 2006, págs. S111-114, <https://doi.org/10.1016/j.fertnstert.2006.07.1475>.

9. Alison Taylor, «ABC of Subfertility: Extent of the Problem», *BMJ*, 327, n.º 7412, 2003, págs. 434-436, <https://doi.org/10.1136/bmj.327.7412.434>; S. J. Chua *et al.*, «Age-Related Natural Fertility Outcomes in Women Over 35 Years: A Systematic Review and Individual Participant Data Meta-Analysis», *Human Reproduction*, 35, n.º 8, agosto de 2020, págs. 1808-1820, <https://doi.org/10.1093/humrep/deaa129>.

10. «ART and Multiple Births», Assisted Reproductive Technology (ART), Centros para el Control y la Prevención de Enfermedades, modificado por última vez el 1 de abril de 2016, <https://www.cdc.gov/art/key-findings/multiple-births.html>.

11. Annick Delvigne y Serge Rozenberg, «Epidemiology and Prevention of Ovarian Hyperstimulation Syndrome (OHSS): A Review», *Human Reproduction Update*, 8, n.º 6, noviembre de 2002, págs. 559-577, <https://doi.org/10.1093/humupd/8.6.559>.

12. Audrey J. Gaskins *et al.*, «Predicted Probabilities of Live Birth Following Assisted Reproductive Technology Using United States National Surveillance Data from 2016 to 2018», *American Journal of Obstetrics and Gynecology*, 228, n.º 5, mayo de 2023, págs. 557.e1–e10, <https://doi.org/10.1016/j.ajog.2023.01.014>.

13. Practice Committee of the American Society for Reproductive Medicine and the Practice Committee for the Society for Assisted Reproductive Technologies, «Guidance on the Limits to the Number of Embryos to Transfer: A Committee Opinion», *Fertility and Sterility*, 116 n.° 3, septiembre de 2021, págs. 651-654, <https://doi.org/10.1016/j.fertnstert.2021.06.050>.

14. David Adamson *et al.*, «ICMART Preliminary World Report 2015», ESHRE, Viena, Austria, 25 de junio de 2019, <https://www.icmartivf.org/wp-content/uploads/ICMART-ESHRE-WR2015-FINAL-20200901.pdf>.

15. Alice Goisis *et al.*, «The Demographics of Assisted Reproductive Technology Births in a Nordic Country», *Human Reproduction*, 35, n.° 6, mayo de 2020, págs. 1441-1450, <https://doi.org/10.1093/humrep/deaa055>; Daphna Birenbaum-Carmeli, «Thirty-Five Years of Assisted Reproductive Technologies in Israel», *Reproductive Biomedicine and Society Online*, 2, junio de 2016, págs. 16-23, <https://doi.org/10.1016/j.rbms.2016.05.004>.

16. Jing Zhao *et al.*, «Whether Vitamin D Was Associated with Clinical Outcome After IVF/ICSI: A Systematic Review and Meta-Analysis», *Reproductive Biology and Endocrinology*, 16, n.° 1, 2018, pág. 13, <https://doi.org/10.1186/s12958-018-0324-3>.

17. Edgardo Somigliana *et al.*, «Single Oral Dose of Vitamin D3 Supplementation Prior to In Vitro Fertilization and Embryo Transfer in Normal Weight Women: The SUNDRO Randomized Controlled Trial», *American Journal of Obstetrics and Gynecology*, 225, n.° 3, abril de 2021, págs. 283.e1-e10, <https://doi.org/10.1016/j.ajog.2021.04.234>.

18. Panagiota Florou *et al.*, «Does Coenzyme Q_{10} Supplementation Improve Fertility Outcomes in Women Undergoing Assisted Reproductive Technology Procedures? A Systematic Review and Meta-Analysis of Randomized-Controlled Trials», *Journal of Assisted Reproduction and Genetics*, 37, n.° 10, octubre de 2020, págs. 2377-2387, <https://doi.org/10.1007/s10815-020-01906-3>.

19. Lin Xu *et al.*, «The Effect of Dehydroepiandrosterone (DHEA) Supplementation on IVF or ICSI: A Meta-Analysis of Randomized Controlled Trials», *Geburtshilfe und Frauenheilkunde*, 79, n.° 7, julio de 2019, págs. 705-712, <https://doi.org/10.1055/a-0882-3791>.

20. Dong-mei Huang *et al.*, «Acupuncture for Infertility: Is It an Effective Therapy?», *Chinese Journal of Integrative Medicine*, 17, n.° 5, 2011, págs. 386-395, <https://doi.org/10.1007/s11655-011-0611-8>.

Capítulo 16. Abortos espontáneos

1. A. García-Enguídanos *et al.*, «Risk Factors in Miscarriage: A Review», *European Journal of Obstetrics, Gynecology, and Reproductive Biology*, 102, n.º 2, mayo de 2002, págs. 111-119, <https://doi.org/10.1016/s0301-2115(01)00613-3>.

2. D. K. Edmonds *et al.*, «Early Embryonic Mortality in Women», *Fertility and Sterility*, 38, n.º 4, octubre de 1982, págs. 447-453, <https://pubmed.ncbi.nlm.nih.gov/7117572/>.

3. Carla Dugas y Valori H. Slane, «Miscarriage», en *StatPearls*, Treasure Island, Florida, StatPearls Publishing, actualizado por última vez el 27 de junio de 2022, <https://www.ncbi.nlm.nih.gov/books/NBK532992/>.

4. Andrea Altieri *et al.*, «Epidemiology and Aetiology of Gestational Trophoblastic Diseases», *Lancet: Oncology*, 4, n.º 11, noviembre de 2003, págs. 670-678, <https://doi.org/10.1016/s1470-2045(03)01245-2>.

5. Kevin M. Elias, Ross S. Berkowitz y Neil S. Horowitz, «State-of-the-Art Workup and Initial Management of Newly Diagnosed Molar Pregnancy and Postmolar Gestational Trophoblastic Neoplasia», *Journal of the National Comprehensive Cancer Network*, 17, n.º 11, noviembre de 2019, págs. 1396-1401, <https://doi.org/10.6004/jnccn.2019.7364>.

6. Ciro Luise *et al.*, «Outcome of Expectant Management of Spontaneous First Trimester Miscarriage: Observational Study», *BMJ*, 324, n.º 7342, abril de 2002, págs. 873-875, <https://doi.org/10.1136/bmj.324.7342.873>.

7. Sarita Sonalkar *et al.*, «Management of Early Pregnancy Loss with Mifepristone and Misoprostol: Clinical Predictors of Treatment Success from a Randomized Trial», *American Journal of Obstetrics and Gynecology*, 223, n.º 4, octubre de 2020, págs. 551.e1-e7, <https://doi.org/10.1016/j.ajog.2020.04.006>.

8. Joe Leigh Simpson y Sandra Ann Carson, «Genetic and Nongenetic Causes of Pregnancy Loss», *Global Library of Women's Medicine*, actualizado por última vez en enero de 2013, <https://doi.org/10.3843/GLOWM.10319>.

9. Maria C. Magnus *et al.*, «Role of Maternal Age and Pregnancy History in Risk of Miscarriage: Prospective Register Based Study», *BMJ*, 364, n.º l869, marzo de 2019, <https://doi.org/10.1136/bmj.l869>.

10. Seyyedeh Neda Kazemi *et al.*, «COVID-19 and Cause of Pregnancy Loss During the Pandemic: A Systematic Review», *PloS One*, 16, n.º 8, agosto de 2021, pág. e0255994, <https://doi.org/10.1371/journal.pone.0255994>.

11. Adam J. Devall *et al.*, «Progestogens for Preventing Miscarriage: A Network Meta-Analysis», *Cochrane Database of Systematic Reviews*, 4, n.º 4, 2021, pág. CD013792, <https://doi.org/10.1002/14651858.CD013792.pub2>.

12. Leela Sharath Pillarisetty y Heba Mahdy, «Recurrent Pregnancy Loss», en *StatPearls*, Treasure Island, Florida, StatPearls Publishing, actualizado por

última vez el 6 de septiembre de 2022, <https://www.ncbi.nlm.nih.gov/books/NBK554460/>.

13. Kirsten Duckitt y Aysha Qureshi, «Recurrent miscarriage», *BMJ Clinical Evidence*, 2015, octubre de 2015, pág. 1409, <https://www.ncbi.nlm.nih.gov/pmc/articles/PMC4610348/>.

Capítulo 17. Diversidad de género

1. «How Many Adults and Youth Identify as Transgender in the United States», Williams Institute, UCLA Law, actualizado por última vez en junio de 2022, <https://williamsinstitute.law.ucla.edu/publications/trans-adults-united-states/>.

2. Russell B. Toomey, Amy K. Syvertsen y Maura Shramko, «Transgender Adolescent Suicide Behavior», *Pediatrics*, 142, n.º 4, octubre de 2018, pág. e20174218, <https://doi.org/10.1542/peds.2017-4218>.

3. Diana M. Tordoff *et al.*, «Mental Health Outcomes in Transgender and Nonbinary Youths Receiving Gender-Affirming Care», *JAMA Network Open*, 5, n.º 2, febrero de 2022, pág. e220978, <https://doi.org/10.1001/jamanetwork open.2022.0978>.

4. «Gender and Health», Health Topics, Organización Mundial de la Salud, consultado el 7 de julio de 2023, <https://www.who.int/health-topics/gender# tab=tab1>.

5. Anna Brown, «About 5% of Young Adults in the U.S. Say Their Gender Is Different from Their Sex Assigned at Birth», Pew Research Center, 7 de junio de 2022, <https://pewrsr.ch/3Qi2Ejd>.

6. Jason Rafferty *et al.*, «Policy Statement, American Academy of Pediatrics: Ensuring Comprehensive Care and Support for Transgender and Gender-Diverse Children and Adolescents», *Pediatrics*, 142, n.º 4, octubre de 2018, pág. e20182162, <https://doi.org/10.1542/peds.2018-2162>; Committee on Gynecologic Practice and Committee on Health Care for Underserved Women, «ACOG Committee Opinion 832: Health Care for Transgender and Gender Diverse Individuals», *Obstetrics and Gynecology*, 137, n.º 3, marzo de 2021, pág. e75-88, <https://doi.org/10.1097/AOG.0000000000004294>.

7. «Attacks on Gender-Affirming and Transgender Health Care», American College of Physicians, 24 de abril de 2023, <https://www.acponline.org/advocacy/state-health-policy/attacks-on-gender-affirming-and-transgender-health-care>.

8. Tordoff *et al.*, «Mental Health Outcomes».

9. «Transgender Health Position Statement», Pediatric Endocrine Society,

diciembre de 2020, <https://www.endocrine.org/-/media/endocrine/files/advocacy/position-statement/position_statement_transgender_health_pes.pdf>.

10. Maria Anna Theodora Catharina van der Loos *et al.*, «Continuation of Gender-Affirming Hormones in Transgender People Starting Puberty Suppression in Adolescence: A Cohort Study in the Netherlands», *Lancet: Child and Adolescent Health*, 6, n.º 12, diciembre de 2022, págs. 869-875, <https://doi.org/10.1016/S2352-4642(22)00254-1>.

11. Caroline Salas-Humara *et al.*, «Gender Affirming Medical Care of Transgender Youth», *Current Problems in Pediatric and Adolescent Health Care*, 49, n.º 9, septiembre de 2019, pág. 100683, <https://doi.org/10.1016/j.cppeds.2019.100683>.

12. E. Coleman *et al.*, «Standards of Care for the Health of Transgender and Gender Diverse People, Version 8», *International Journal of Transgender Health*, 23, suplemento 1, septiembre de 2022, págs. S1-259, <https://doi.org/10.1080/26895269.2022.2100644>.

Capítulo 18. Intersexualidad

1. J. Money, J. G. Hampson y J. L. Hampson, «Hermaphroditism: Recommendations Concerning Assignment of Sex, Change of Sex and Psychologic Management», *Bulletin of the Johns Hopkins Hospital*, 97, n.º 4, octubre de 1955, págs. 284-300, <https://pubmed.ncbi.nlm.nih.gov/13260819/>.

2. «What Is Intersex? », Intersex Society of North America, modificado por última vez en 2008, <https://isna.org/faq/what_is_intersex/>.

3. «Intersex People: OHCHR and the Human Rights of LGBTI People», Oficina del Alto Comisionado de las Naciones Unidas para los Derechos Humanos, consultado el 30 de junio de 2023, <https://www.ohchr.org/en/sexual-orientation-and-gender-identity/intersex-people>.

4. Melanie Blackless *et al.*, «How Sexually Dimorphic Are We? Review and Synthesis», *American Journal of Human Biology*, 12, n.º 2, marzo/abril de 2000, págs. 151-166, <https://doi.org/10.1002/(SICI)1520-6300(200003/04)12:2<151::AID-AJHB1>3.0.CO;2-F>; Ieuan A. Hughes *et al.*, «Consequences of the ESPE/LWPES Guidelines for Diagnosis and Treatment of Disorders of Sex Development», *Best Practice and Research Clinical Endocrinology and Metabolism*, 21, n.º 3, septiembre de 2007, págs. 351-365, <https://doi.org/10.1016/j.beem.2007.06.003>.

5. A. S. Freiberg *et al.*, «XX/XY Chimerism Encountered During Prenatal Diagnosis», *Prenatal Diagnosis*, 8, n.º 6, julio de 1988, págs. 423-426, <https://doi.org/10.1002/pd.1970080606>.

6. Peter A. Lee *et al.*, «Global Disorders of Sex Development Update Since 2006: Perceptions, Approach and Care», *Hormone Research in Paediatrics*, 85, n.º 3, abril de 2016, págs. 158-180, <https://doi.org/10.1159/000442975>.

Capítulo 19. Cáncer

1. Jan M. M. Walboomers *et al.*, «Human Papillomavirus Is a Necessary Cause of Invasive Cervical Cancer Worldwide», *Journal of Pathology*, 189, n.º 1, septiembre de 1999, págs. 12-19, <https://doi.org/10.1002/(SICI)1096-9896(199909)189:1<12::AID-PATH431>3.0.CO;2-F>.

2. David Viveros-Carreño, Andreina Fernandes y Rene Pareja, «Updates on Cervical Cancer Prevention», *International Journal of Gynecological Cancer*, 33, n.º 3, marzo de 2023, págs. 394-402, <https://doi.org/10.1136/ijgc-2022-003703>.

3. «Cervical Cancer Elimination Initiative», Organización Mundial de la Salud, consultado el 30 de junio de 2023, <https://www.who.int/initiatives/cervical-cancer-elimination-initiative#cms>.

4. Anthony A. Bamigboye y Jonathan Morris, «Oestrogen Supplementation, Mainly Diethylstilbestrol, for Preventing Miscarriages and Other Adverse Pregnancy Outcomes», *Cochrane Database of Systematic Reviews*, 2003, n.º 3, julio de 2003, pág. CD004353, <https://doi.org/10.1002/14651858.CD004353>.

5. Harrell W. Chesson *et al.*, «The Estimated Lifetime Probability of Acquiring Human Papillomavirus in the United States», *Sexually Transmitted Diseases*, 41, n.º 11, noviembre de 2014, págs. 660-664, <https://doi.org/10.1097/OLQ.0000000000000193>.

6. Silvia de Sanjose *et al.*, «Human Papillomavirus Genotype Attribution in Invasive Cervical Cancer: A Retrospective Cross-Sectional Worldwide Study», *Lancet: Oncology*, 11, n.º 11, noviembre de 2010, págs. 1048-1056, <https://doi.org/10.1016/S1470-2045(10)70230-8>.

7. «Efficacy of Gardasil 9», Merck Vaccines, consultado el 30 de junio de 2023, <https://www.merckvaccines.com/gardasil9/efficacy/>.

8. «Gardasil 9», Administración de Alimentos y Medicamentos de Estados Unidos, actualizado por última vez el 28 de abril de 2023, <https://www.fda.gov/vaccines-blood-biologics/vaccines/gardasil-9>.

9. «Safety of HPV Vaccines», Global Advisory on Vaccine Safety, Organización Mundial de la Salud, 15 de julio de 2017, <https://www.who.int/groups/global-advisory-committee-on-vaccine-safety/topics/human-papillomavirus-vaccines/safety>.

10. «Updated Cervical Cancer Screening Guidelines», Practice Advisory,

Colegio Estadounidense de Obstetras y Ginecólogos, abril de 2021, <https://www.acog.org/clinical/clinical-guidance/practice-advisory/articles/2021/04/updated-cervical-cancer-screening-guidelines>.

11. «The American Cancer Society Guidelines for the Prevention and Early Detection of Cervical Cancer», American Cancer Society, revisado por última vez el 22 de abril de 2021, <https://www.cancer.org/cancer/types/cervical-cancer/detection-diagnosis-staging/cervical-cancer-screening-guidelines.html>.

12. Megan A. Clarke *et al.*, «Association of Endometrial Cancer Risk with Postmenopausal Bleeding in Women: A Systematic Review and Meta-Analysis», *JAMA Internal Medicine*, 178, n.° 9, septiembre de 2018, págs. 1210-1022, <https://doi.org/10.1001/jamainternmed.2018.2820>.

13. J. Carugno, «Clinical Management of Vaginal Bleeding in Postmenopausal Women», *Climacteric: The Journal of the International Menopause Society*, 23, n.° 4, 2020, págs. 343-349, <https://doi.org/10.1080/13697137.2020.1739642>.

14. «Vaginal and Vulvar Cancers Statistics», División para la Prevención y el Control del Cáncer, Centros para el Control y la Prevención de Enfermedades, actualizado por última vez el 8 de junio de 2023, <https://www.cdc.gov/cancer/vagvulv/statistics/index.htm>.

15. Kristin Rojas y Ashley Stuckey, «Breast Cancer Epidemiology and Risk Factors», *Clinical Obstetrics and Gynecology*, 59, n.° 4, diciembre de 2016, págs. 651-672, <https://doi.org/10.1097/GRF.0000000000000239>.

16. Collaborative Group on Hormonal Factors in Breast Cancer, «Breast Cancer and Hormonal Contraceptives: Collaborative Reanalysis of Individual Data on 53 297 Women with Breast Cancer and 100 239 Women Without Breast Cancer from 54 Epidemiological Studies», *Lancet*, 347, n.° 9017, junio de 1996, págs. 1713-1727, <https://doi.org/10.1016/s0140-6736(96)90806-5/>.

17. Yana Vinogradova, Carol Coupland y Julia Hippisley-Cox, «Use of Hormone Replacement Therapy and Risk of Breast Cancer: Nested Case-Control Studies Using the QResearch and CPRD Databases», *BMJ*, 2020, n.° 371, octubre de 2020, pág. m3873, <https://doi.org/10.1136/bmj.m3873>.

18. D. Ford *et al.*, «Risks of Cancer in BRCA1-Mutation Carriers», *Lancet*, 43, n.° 8899, 1984, págs. 692-695, <https://doi.org/10.1016/S0140-6736(94)91578-4>.

19. Mara Y. Roth *et al.*, «Self-Detection Remains a Key Method of Breast Cancer Detection for U.S. Women», *Journal of Women's Health*, 20, n.° 8, agosto de 2011, págs. 1135-1139, <https://doi.org/10.1089/jwh.2010.2493>.

20. Committee on Practice Bulletins—Gynecology, «Practice Bulletin 179: Breast Cancer Risk Assessment and Screening in Average-Risk Women», *Obstetrics and Gynecology*, 130, n.° 1, julio de 2017, págs. e1-16, <https://doi.org/10.1097/AOG.0000000000002158>.

21. Committee on Practice Bulletins, «Practice Bulletin 179».

22. Organización Mundial de la Salud, «WHO Position Paper on Mammography Screening: Summary of Recommendations», modificado por última vez en 2014, <https://paho.org/hq/dmdocuments/2015/WHO-ENG-Mammography-Factsheet.pdf>.

23. «Breast Cancer Screening: Thermogram No Substitute for Mammogram», FDA Consumer Updates, Administración de Alimentos y Medicamentos de Estados Unidos, modificado por última vez el 13 de enero de 2021, <https://www.fda.gov/consumers/consumer-updates/breast-cancer-screening-thermogram-no-substitute-mammogram>.

24. «Cancer Stat Facts: Female Breast Cancer», Surveillance, Epidemiology, and End Results Program, National Cancer Institute, consultado el 30 de junio de 2023, <https://seer.cancer.gov/statfacts/html/breast.html>.

Capítulo 20. Anticonceptivos

1. Marcos de Bastos *et al.*, «Combined Oral Contraceptives: Venous Thrombosis», *Cochrane Database of Systematic Reviews*, 3, 2014, pág. CD010813, <https://doi.org/10.1002/14651858.CD010813.pub2>.

2. Paola Devis y M. Grace Knuttinen, «Deep Venous Thrombosis in Pregnancy: Incidence, Pathogenesis and Endovascular Management», *Cardiovascular Diagnosis and Therapy*, 7, suplemento 3, diciembre de 2018, págs. S309-319, <https://doi.org/10.21037/cdt.2017.10.08>.

3. «Contraception», Centros para el Control y la Prevención de Enfermedades, Departamento de Salud y Servicios Humanos de Estados Unidos, actualizado por última vez el 1 de mayo de 2023, <https://www.cdc.gov/reproductivehealth/contraception/index.htm>.

4. «Birth Control Methods», Oficina para la Salud de las Mujeres, Departamento de Salud y Servicios Humanos de Estados Unidos, modificado por última vez el 29 de diciembre de 2022, <https://www.womenshealth.gov/a-z-topics/birth-control-methods>.

5. «Contraception», Centros para el Control y la Prevención de Enfermedades.

6. «Xulane Prescribing Information», Daily Med, National Library of Medicine, National Institutes of Health, modificado por última vez en marzo de 2022, <https://dailymed.nlm.nih.gov/dailymed/fda/fdaDrugXsl.cfm?type=display&setid=f7848550-086a-43d8-8ae5-047f4b9e4382>.

7. Andrew M. Kaunitz, Raquel Arias y Michael McClung, «Bone Density Recovery After Depot Medroxyprogesterone Acetate Injectable Contraception

Use», *Contraception*, 77, n.º 2, febrero de 2008, págs. 67-76, <https://doi.org/10.1016/j.contraception.2007.10.005>.

8. «Contraception», Centros para el Control y la Prevención de Enfermedades.

9. «Contraception», Centros para el Control y la Prevención de Enfermedades.

10. M. E. Ortiz y H. B. Croxatto, «The Mode of Action of IUDs», *Contraception*, 36, n.º 1, julio de 1987, págs. 37-53, <https://doi.org/10.1016/0010-7824(87)90060-6>; F. Alvarez *et al.*, «New Insights on the Mode of Action of Intrauterine Contraceptive Devices in Women», *Fertility and Sterility*, 49, n.º 5, mayo de 1988, págs. 768-773, <https://pubmed.ncbi.nlm.nih.gov/3360166/>.

11. Margarete Hidalgo *et al.*, «Bleeding Patterns and Clinical Performance of the Levonorgestrel-Releasing Intrauterine System (Mirena) up to Two Years», *Contraception*, 65, n.º 2, febrero de 2002, págs. 129-132, <https://doi.org/10.1016/s0010-7824(01)00302-x>.

12. «Contraception», Centros para el Control y la Prevención de Enfermedades.

13. Anna F. Glasier *et al.*, «Ulipristal Acetate Versus Levonorgestrel for Emergency Contraception: A Randomised Non-inferiority Trial and Meta-Analysis», *Lancet*, 375, n.º 9714, febrero de 2010, págs. 555-562, <https://doi.org/10.1016/S0140-6736(10)60101-8>.

14. Task Force on Postovulatory Methods of Fertility Regulation, «Randomised Controlled Trial of Levonorgestrel Versus the Yuzpe Regimen of Combined Oral Contraceptives for Emergency Contraception», *Lancet*, 352, n.º 9126, 1998, págs. 428–33, <https://pubmed.ncbi.nlm.nih.gov/9708750/>; Glasier, «Ulipristal Acetate Versus Levonorgestrel», págs. 555-562, <https://pubmed.ncbi.nlm.nih.gov/20116841/>.

15. Kelly Cleland *et al.*, «The Efficacy of Intrauterine Devices for Emergency Contraception: A Systematic Review of 35 Years of Experience», *Human Reproduction*, 27, n.º 7, julio de 2012, págs. 1994-2000, <https://doi.org/10.1093/humrep/des140>.

16. Tara C. Jatlaoui y Kathryn M. Curtis, «Safety and Effectiveness Data for Emergency Contraceptive Pills Among Women with Obesity: A Systematic Review», *Contraception*, 94, n.º 6, diciembre de 2016, págs. 605-611, <https://doi.org/10.1016/j.contraception.2016.05.002>.

17. Organización Mundial de la Salud, Departamento de Salud Reproductiva e Investigación y Johns Hopkins Bloomberg School of Public Health/Center for Communication Programs, *Family Planning: A Global Handbook for Providers*, edición de 2018, Baltimore y Ginebra, CCP y OMS, 2018.

18. «Contraception», Centros para el Control y la Prevención de Enfermedades.

19. «Today Sponge: Consumer Information Leaflet», Mayer Laboratories,

consultado el 30 de junio de 2023, <https://www.todaysponge.com/pdf/todaysponge-pi2.pdf>.

20. «Contraception», Centros para el Control y la Prevención de Enfermedades.

21. «Phexxi Full Prescribing Information», Administración de Alimentos y Medicamentos de Estados Unidos, mayo de 2020, <https://www.accessdata.fda.gov/drugsatfda_docs/label/2020/208352s000lbl.pdf>.

22. Michael A. Thomas *et al.*, «A Novel Vaginal pH Regulator: Results from the Phase 3 AMPOWER Contraception Clinical Trial», *Contraception: X*, 2, 2020, pág. 100031, <https://doi.org/10.1016/j.conx.2020.100031>.

23. «How Effective Are Cervical Caps?», Planned Parenthood, consultado el 30 de junio de 2023, <https://www.plannedparenthood.org/learn/birth-control/cervical-cap/how-effective-are-cervical-caps>.

24. W. Bounds *et al.*, «The Diaphragm with and Without Spermicide: A Randomized, Comparative Efficacy Trial», *Journal of Reproductive Medicine*, 40, n.º 11, noviembre de 1995, págs. 764-774, <https://pubmed.ncbi.nlm.nih.gov/8592310/>.

25. «Pull Out Method», Cleveland Clinic, actualizado por última vez el 15 de septiembre de 2022, <https://my.clevelandclinic.org/health/articles/24174-pull-out-method>.

26. «Natural Family Planning as a Means of Preventing Pregnancy», Kaiser Family Foundation, 14 de mayo de 2018, <https://www.kff.org/womens-health-policy/fact-sheet/natural-family-planning-as-a-means-of-preventing-pregnancy>.

27. R. A. Hatcher *et al.*, comps., «Table 26–1: Percentage of Women Experiencing an Unintended Pregnancy During the First Year of Typical Use and the First Year of Perfect Use of Contraception and the Percentage of Continuing Use», en *Contraceptive Technology*, 21.ª ed., Nueva York, Ayer Company, 2018, pág. 844.

Capítulo 21. Histerectomía

1. «Health Services Research on Hysterectomy and Alternatives», Agencia para la Investigación y la Calidad del Cuidado de la Salud, Departamento de Salud y Servicios Humanos de Estados Unidos, modificado por última vez en agosto de 1998, <https://archive.ahrq.gov/research/hysterec.htm>.

2. Vanessa L. Jacoby *et al.*, «Factors Associated with Undergoing Bilateral Salpingo-Oophorectomy at the Time of Hysterectomy for Benign Conditions», *Obstetrics and Gynecology*, 113, n.º 6, junio de 2009, págs. 1259-1267, <https://doi.org/10.1097/AOG.0b013e3181a66c42>.

3. Colegio Estadounidense de Obstetras y Ginecólogos, «Practice Bulletin No. 89: Elective and Risk-Reducing Salpingo-Oophorectomy», *Obstetrics and Gynecology*, 111, n.° 1, enero de 2008, págs. 231-241, <https://doi.org/10.1097/01.AOG.0000291580.39618.cb>.

4. Anne Lethaby, Asima Mukhopadhyay y Raj Naik, «Total Versus Subtotal Hysterectomy for Benign Gynaecological Conditions», *Cochrane Database of Systematic Reviews*, 4, abril de 2012, pág. CD004993, <https://doi.org/10.1002/14651858.CD004993.pub3>.

5. C. Y. Deng *et al.*, «Effect of Premenopausal Hysterectomy on Ovarian Function», *Acta Academiae Medicinae Sinicae*, 24, n.° 6, diciembre de 2002, págs. 639-642, <https://europepmc.org/article/med/12905696>.

6. Erik Ingelsson *et al.*, «Hysterectomy and Risk of Cardiovascular Disease: A Population-Based Cohort Study», *European Heart Journal*, 32, n.° 6, marzo de 2011, págs. 745-750, <https://doi.org/10.1093/eurheartj/ehq477>.

7. Jan-Paul W. R. Roovers *et al.*, «Hysterectomy and Sexual Wellbeing: Prospective Observational Study of Vaginal Hysterectomy, Subtotal Abdominal Hysterectomy, and Total Abdominal Hysterectomy», *BMJ*, 327, n.° 7418, 2003, págs. 774-778, <https://doi.org/10.1136/bmj.327.7418.774>; Julia C. Rhodes *et al.*, «Hysterectomy and Sexual Functioning», *JAMA*, 282, n.° 20, noviembre de 1999, págs. 1934-1941, <https://doi.org/10.1001/jama.282.20.1934>.

Capítulo 22. Ligadura de trompas

1. «The Childfree Friendly Doctors List», foro Childfree, Reddit, consultado el 1 de julio de 2023, <https://www.reddit.com/r/childfree/wiki/doctors/>.

2. Henrik Falconer *et al.*, «Ovarian Cancer Risk After Salpingectomy: A Nationwide Population-Based Study», *Journal of the National Cancer Institute*, 107, n.° 2, enero de 2015, pág. dju410, <https://doi.org/10.1093/jnci/dju410>.

3. Susan D. Hillis *et al.*, «Poststerilization Regret: Findings from the United States Collaborative Review of Sterilization», *Obstetrics and Gynecology*, 93, n.° 6, junio de 1999, págs. 889-895, <https://doi.org/10.1016/s0029-7844(98)00539-0>.

4. Sonya Borrero *et al.*, «Medicaid Policy on Sterilization—Anachronistic or Still Relevant?», *New England Journal of Medicine*, 370, n.° 2, enero de 2014, págs. 102-104, <https://doi.org/10.1056/NEJMp1313325>.

5. Alexandra Minna Stern, «Sterilized in the Name of Public Health: Race, Immigration, and Reproductive Control in Modern California», *American Journal of Public Health,* 95, n.° 7, julio de 2005, págs. 1128-1138, <https://doi.org/10.2105/AJPH.2004.041608>.

6. Gwen P. Gentile *et al.*, «Hormone Levels Before and After Tubal Sterilization», *Contraception*, 73, n.º 5, mayo de 2006, págs. 507-511, <https://doi.org/10.1016/j.contraception.2005.12.002>.

7. Caroline Costello *et al.*, «Effect of Interval Tubal Sterilization on Sexual Interest and Pleasure», *Obstetrics and Gynecology*, 100, n.º 3, septiembre de 2002, págs. 511-517, <https://doi.org/10.1016/s0029-7844(02)02042-2>.

Capítulo 23. Aborto

1. R. K. Jones y J. Jerman, «Population Group Abortion Rates and Lifetime Incidence of Abortion: United States, 2008–2014», *American Journal of Public Health*, 112, n.º 9, septiembre de 2022, págs. 1284-1296, <https://doi.org/10.2105/AJPH.2017.304042>.

2. Katherine Kortsmit *et al.*, «Abortion Surveillance—United States, 2019», *Morbidity and Mortality Weekly Report: Surveillance Summaries*, 70, n.º SS-9, noviembre de 2021, págs. 1-29, <http://dx.doi.org/10.15585/mmwr.ss7009a1>.

3. Kate Zernike, «Five Women Sue Texas over the State's Abortion Ban», *New York Times*, 6 de marzo de 2023, <https://www.nytimes.com/2023/03/06/us/texas-abortion-ban-suit.html>.

4. Megan Specia, «How Savita Halappanavar's Death Spurred Ireland's Abortion Rights Campaign», *New York Times*, 27 de mayo de 2018, <https://www.nytimes.com/2018/05/27/world/europe/savita-halappanavar-ireland-abortion.html>.

5. Jonathan Bearak *et al.*, «Unintended Pregnancy and Abortion by Income, Region, and the Legal Status of Abortion: Estimates from a Comprehensive Model for 1990–2019», *Lancet: Global Health*, 8, n.º 9, septiembre de 2020, págs. e1152-1161, <https://doi.org/10.1016/S2214-109X(20)30315-6>.

6. Bella Ganatra *et al.*, «Global, Regional, and Subregional Classification of Abortions by Safety, 2010–14: Estimates from a Bayesian Hierarchical Model», *Lancet*, 390, n.º 10110, noviembre de 2017, págs. 2372-2381, <https://doi.org/10.1016/S0140-6736(17)31794-4>.

7. Iqbal Shah y Elisabeth Ahman, «Unsafe Abortion: Global and Regional Incidence, Trends, Consequences, and Challenges», *Journal of Obstetrics and Gynaecology Canada*, 31, n.º 12, diciembre de 2009, págs. 1149-1158, <https://pubmed.ncbi.nlm.nih.gov/20085681/>.

8. Rachel Benson Gold, «Lessons from Before *Roe*: Will Past Be Prologue?», *Guttmacher Report on Public Policy*, 6, n.º 1, marzo de 2003, <https://www.guttmacher.org/sites/default/files/article_files/gr060108.pdf>.

9. Lisa Rosenbaum, «Perilous Politics—Morbidity and Mortality in the Pre-

Roe Era», *New England Journal of Medicine*, 381, n.º 10, septiembre de 2019, págs. 893-895, <https://doi.org/10.1056/NEJMp1910010>.

10. Janie Benson, Kathryn Andersen y Ghazaleh Samandari, «Reductions in Abortion-Related Mortality Following Policy Reform: Evidence from Romania, South Africa and Bangladesh», *Reproductive Health*, 8, diciembre de 2011, pág. 39, <https://doi.org/10.1186/1742-4755-8-39>.

11. Eugene Declercq *et al.*, «The U.S. Maternal Health Divide: The Limited Maternal Health Services and Worse Outcomes of States Proposing New Abortion Restrictions», Issue Briefs, *Commonwealth Fund*, 14 de diciembre de 2022, <https://doi.org/10.26099/z7dz-8211>.

12. Amanda Jean Stevenson, Leslie Root y Jane Menken, «The Maternal Mortality Consequences of Losing Abortion Access», *SocArXiv*, junio de 2022, <https://doi.org/10.31235/osf.io/7g29k>.

13. «Abortion», Fact Sheets, Organización Mundial de la Salud, modificado por última vez el 25 de noviembre de 2021, <https://www.who.int/news-room/fact-sheets/detail/abortion>.

14. «More Than 75 Health Care Organizations Release Joint Statement in Opposition to Legislative Interference», Colegio Estadounidense de Obstetras y Ginecólogos, 7 de julio de 2022, <https://www.acog.org/news/news-releases/2022/07/more-than-75-health-care-organizations-release-joint-statement-in-opposition-to-legislative-interference>.

15. Committee on Practice Bulletins—Gynecology and the Society of Family Planning, «Practice Bulletin Number 255: Medication Abortion up to 70 Days of Gestation», *Obstetrics and Gynecology*, 136, n.º 4, octubre de 2020, págs. e31-47, <https://doi.org/10.1097/AOG.0000000000002158>.

16. «Information About Mifepristone for Medical Termination of Pregnancy Through Ten Weeks Gestation», Administración de Alimentos y Medicamentos de Estados Unidos, actualizado por última vez el 23 de marzo de 2023, <https://www.fda.gov/drugs/postmarket-drug-safety-information-patients-and-providers/information-about-mifepristone-medical-termination-pregnancy-through-ten-weeks-gestation>.

17. Committee on Practice Bulletins, «Practice Bulletin 255».

18. Dustin Costescu *et al.*, «Clinical Practice Guideline: Medical Abortion», *Journal of Obstetrics and Gynaecology Canada*, 38, n.º 4, 2016, págs. 366-389, <https://doi.org/10.1016/j.jogc.2016.01.002>.

19. Kortsmit *et al.*, «Abortion Surveillance».

Capítulo 24. Exploraciones ginecológicas e intervenciones ambulatorias

1. Lili Church *et al.*, «Analgesia for Colposcopy: Double-Masked, Randomized Comparison of Ibuprofen and Benzocaine Gel», *Obstetrics and Gynecology*, 97, n.° 1, enero de 2001, págs. 5-10, <https://doi.org/10.1016/s0029-7844(00)01084-x>.
2. Bernd C. Schmid *et al.*, «Forced Coughing Versus Local Anesthesia and Pain Associated with Cervical Biopsy: A Randomized Trial», *American Journal of Obstetrics and Gynecology*, 199, n.° 6, diciembre de 2008, págs. 641.E1-E3, <https://doi.org/10.1016/j.ajog.2008.07.017>.
3. Laureen M. Lopez *et al.*, «Interventions for Pain with Intrauterine Device Insertion», Cochrane Database of Systematic Reviews 2015, n.° 7, julio de 2015, pág. CD007373, <https://doi.org/10.1002/14651858.CD007373.pub3>.
4. Ahmed M. Abbas *et al.*, «Medications for Pain Relief in Outpatient Endometrial Sampling or Biopsy: A Systematic Review and Network Meta-Analysis», *Fertility and Sterility*, 112, n.° 1, julio de 2019, págs. 140-148, <https://doi.org/10.1016/j.fertnstert.2019.03.028>.

ÍNDICE ONOMÁSTICO Y DE MATERIAS

Este libro se terminó de imprimir en los talleres
de Rotoprint by Domingo en junio de 2025.

No es histeria ha sido posible gracias al trabajo de su autora, la doctora Karen Tang, así como de la traductora Ana Pedrero Verge, el diseñador José Ruiz-Zarco, el equipo de Realización Planeta, la directora editorial Marcela Serras, la editora ejecutiva Rocío Carmona, la editora Ana Marhuenda, y el equipo comercial, de comunicación y marketing de Diana.

En Diana hacemos libros que fomentan el autoconocimiento e inspiran a los lectores en su propósito de vida. Si esta lectura te ha gustado, te invitamos a que la recomiendes y que así, entre todos, contribuyamos a seguir expandiendo la conciencia.